Magdalena Villarreal

Pandemia SARS-COV-2 COVID-19

Magdalena Villarreal

Pandemia SARS-COV-2 COVID-19

Posible enfermedad de origen zoonotico

Editorial Académica Española

Imprint

Any brand names and product names mentioned in this book are subject to trademark, brand or patent protection and are trademarks or registered trademarks of their respective holders. The use of brand names, product names, common names, trade names, product descriptions etc. even without a particular marking in this work is in no way to be construed to mean that such names may be regarded as unrestricted in respect of trademark and brand protection legislation and could thus be used by anyone.

Cover image: www.ingimage.com

Publisher:
Editorial Académica Española
is a trademark of
Dodo Books Indian Ocean Ltd., member of the OmniScriptum S.R.L Publishing group
str. A.Russo 15, of. 61, Chisinau-2068, Republic of Moldova Europe
Printed at: see last page
ISBN: 978-613-9-40554-1

INDICE DE FIGURAS   PAG

ESTE ESTUDIO DEL CORONAVIRUS SARS-CoV-2 O COVID-19 ES UNA SEMBLANZA A NIVEL MUNDIAL Y EN PARTICULAR EN LA REPÚBLICA MEXICANA, ES UNICAMENTE DOCUMENTAL, SIN EMBARGO A TRAVES DE LAS DIVERSAS LECTURAS DE LAS QUE SE COMPONEN ESTOS APUNTES SURGIERON DESDE UN INICIO VARIAS PREGUNTAS Y TAMBIEN NOS PLANTEAMOS POSIBLES HIPOTESIS QUE EXPONEMOS A CONTINUACIÓN:

APUNTES SOBRE SARS-CoV-2 - COVID-19

EL CORONAVIRUS IDENTIFICADO A FINALES DE 2019 Y CAUSANTE DEL ORIGINARIAMENTE BAUTI-ZADO COMO "BROTE DE WUHAN", QUE SE TRA-TARÁ A CONTINUACIÓN, ERA HASTA AHORA DESCONOCIDO COMO POSIBLE ENFERMEDAD DE TIPO ZOONOTICO.

I. ANTECEDENTES

El 17 de noviembre de 2019 sería la fecha del primer caso en el mundo del nuevo coronavirus y el paciente uno sería una persona de 55 años de Wuhan, China. Ahora los científicos tratan de identificar al paciente cero: *el primer contagio de animal a humano*[1]. El 31 de diciembre de 2019 la Comisión Municipal de Salud y Sanidad de Wuhan (provincia de Hubei, China) informó sobre un grupo de 27 casos de neumonía de etiología desconocida, incluyendo siete casos graves, con una exposición común a un mercado mayorista de marisco, pescado y animales vivos en la ciudad de Wuhan. El inicio de los síntomas fue el 8 de diciembre de 2019: fiebre, tos seca, disnea y hallazgos radiológicos de infiltrados pulmonares bilaterales [2].

Por otra parte, el Centro Chino para el Control y Prevención de Enfermedades (CCDC), dijo el 29 de diciembre que un hospital en Wuhan admitió a **4 individuos con neumonía, quienes trabajaban en un mercado de esa ciudad. El hospital reportó esto al CCDC, cuyo equipo en la ciudad inició una investigación. El equipo encontró más casos relacionados al mercado y el 30 de diciembre las autoridades de salud de Wuhan reportaron los casos al CCDC, que envió expertos a Wuhan para apoyar la investigación. Se obtuvieron muestras de estos pacientes para realizar análisis de laboratorio. Al cabo de unos días, se identificó el nuevo coronavirus SARS-CoV-2, provisionalmente denominado 2019-nCoV, como agente causal** [3,4].

 Los investigadores lograron establecer que el SARS-CoV-2 (el nombre del virus que causa el COVID-19) no es una invención humana, sino que es producto de la naturaleza. "Pudimos determinar, a partir de decodificar el material genético del nuevo coronavirus, que no se trata de una creación de laboratorio, sino que es producto de la evolución natural", le dijo a BBC Mundo el doctor Robert E. Garry, profesor de la Universidad de Tulane, EE.UU., y uno de los miembros del equipo de investigación.

El primer caso de COVID-19 se detectó en la Ciudad de México el 27 de febrero del 2020, se trató de un mexicano que había viajado a Italia y tenía síntomas leves; pocas horas después se confirmó otro caso en el estado de Sinaloa y un tercer caso, nuevamente, en la Ciudad de México. El primer fallecimiento por esta enfermedad en el país ocurrió el 18 de marzo de 2020 [5].

Hasta el año (2019), el coronavirus humano más conocido era el SARS-CoV o SARS-CoV1, Síndrome Respiratorio Agudo y Severo que infecta el tracto respiratorio tanto en su parte superior como inferior, fue identificado por primera vez a finales de febrero de 2003, que fue cuando la Organización Mundial de la Salud (OMS) comenzó a tener reportes de una enfermedad respiratoria iniciada en la provincia China de Guangdong, para entonces se informaba de 305 casos con 5 muertes que se habían iniciado desde el mes de noviembre del año 2002 [6]. **Por otra parte, la primera notificación fue en Asia el 26 de febrero de 2003, por parte del Dr. Carlo Urbani de la OMS, quien la diagnosticó en un hombre de**

negocios de 48 años que había viajado desde la provincia de Guangdong en China, a través de Hong Kong, hasta Hanoi, en Vietnam y quien murió a causa de dicha enfermedad. Equipos de la OMS fueron desplazados a la región. El Dr Carlo Urbani observó que se estaba ante una epidemia y que numerosos trabajadores de la salud habían enfermado agudamente en dos de las dos ciudades antes mencionadas, resultado de estas observaciones la OMS lanza el 12 de marzo una alerta mundial describiendo lo que se dio en llamar el Síndrome Respiratorio Agudo Severo (SARS) y recomienda una serie de medidas de prevención para la contención de la epidemia dentro de los medios intrahospitalarios y entre la población general. El doctor Urbani murió posteriormente a causa del SARS el 29 de marzo de 2003 a la edad de 46 años. Se presentaron brotes importantes entre noviembre 2002 y Julio 2003 en Canadá, China, incluidos Hong Kong y Taiwán, Singapur y Vietnam. En pocos meses la enfermedad se propagó en más de dos docenas de países en Norteamérica, Sudamérica, Australia, África, Europa y Asia antes de que se pudiera contener el brote global de 2003. La OMS a fecha de 10 de julio de 2003 había comunicado: hubo un total 8437 casos con 812 muertes. En la actualidad no existen áreas con transmisión local[7].

 (SARS)1 desde noviembre de 2002 hasta finales de junio de 2003 produjo 8.422 casos y 916 defunciones, en 29 países de los cinco continentes, y por ello fue la Organiza-ción Mundial de la Salud emitiera una alerta sanitaria global denominada la primera pandemia del siglo XXI. El 5 de julio de 2003 la OMS anunció que se hallaba bajo control en todo el mundo[8,9]. Entre el 20-30% de pacientes requirieron ventilación mecánica y tuvo una mortalidad cercana al 10% (cifra superior en personas ancianas y con comorbilidades).

Posteriormente, en septiembre de 2012, se identificó en Arabia Saudí un nuevo tipo de co-ronavirus que fue a la postre bautizado como coronavirus del Síndrome Respiratorio de Oriente Medio (MERS)2 y que motivó la emisión de otra alerta sanitaria mundial por parte de la OMS. Parecía que el virus MERS no se transmi-tía fácilmente de persona a persona, y la mayoría de personas infectadas (con origen zoonótico) no transmiten el virus; sin embargo, se reportaron algunos casos de transmisión entre humanos en Francia o Túnez. Hacia fina-les de 2013, se habían registrado 124 casos confirmados en Arabia Saudí, con un balance de 52 muertes. Más tarde, a mediados de 2014, se reportaron 2 casos de infección por este vi-rus en EE.UU., en profesionales de la salud que habían estado en Arabia Saudí y volvieron a América) y, a mediados de 2015, también se re-gistró un brote importante en Corea del Sur (uno de los mayores fuera de Oriente Medio), cuando un hombre que había viajado a Oriente Medio visitó 4 hospitales diferentes en Seúl para tratar su enfermedad. Hasta diciembre de 2019, se han confirmado –por pruebas de labo-ratorio– un total 2.494 casos y 858 muertes por infección por MERS-CoV en un total de 27 países, lo que supone una tasa de mortalidad del 34,4%[10].

Según la OMS Desde el 2012 se han notificado casos de MERS en 27 países, el 80% de ellos en Arabia Saudita.

El estudio "Un caso para el origen antiguo de los coronavirus", publicado en 2013 en el Journal of Virology, dice que el ancestro común más reciente de estos virus tiene unos 10.000 años, pero que es probable que las primeras versiones de los coronavirus hayan existido durante millones de años. Los coronavirus, que suelen vivir en murciélagos y pájaros, son innumerables, pero solo siete de ellos -hasta el año 2020- pueden causar enfermedades en humanos:

Son los denominados HCoVs (Human coronavirus). Cuatro de ellos:
-       HCoV-229E,
-       HCoV-NL63,
-       HCoV-HKU1, y
-       HCoV-OC43

Suelen causar un resfriado común, pero pueden ser graves en personas inmunodeprimidas. Los otros tres tipos de coronavirus que han causado brotes de enfermedades graves en humanos son el SARS-CoV-1 (2002-

2003), **MERS-CoV (2012-actualidad) y ahora el SARS-CoV-2 (2019), que se desconoce hasta cuándo estará presente**[11] (Grafica 1).

Grafica 1. SARS-CoV (2002-2003) MERS-CoV 2012 y SARS-CoV2 2019

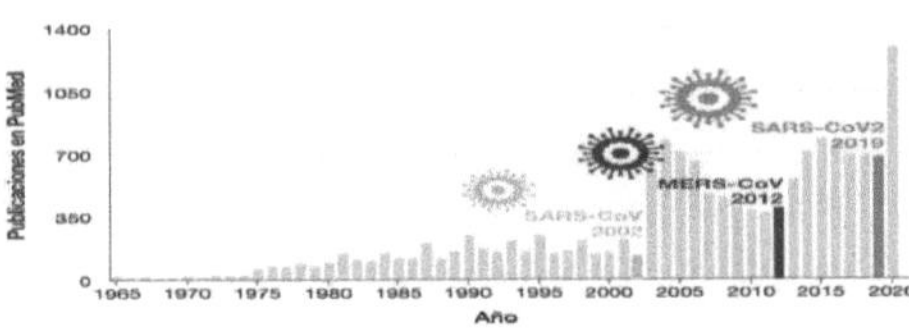

Fuente: Citas para la entrada 'coronavirus' en la base de datos PubMed. Se representa el número de publicaciones anuales (hasta el 22 marzo 2020), destacándose los años en los que se produjeron los brotes de SARS-CoV, MERS-CoV y SARS-CoV-2

II.   SARS-CoV-2 - COVID-19

Se informó de la presencia de COVID-19 por primera vez a fines de 2019 en Wuhan, China, Acotando el origen del coronavirus SARS-CoV-2 (que ha sido denominado nuevo coronavirus, 2019-nCoV), el 10 de enero 2020, científicos del Instituto de Virología de Wuhan, dirigidos por el profesor Yong-Zhen Zhang, publicaron la primera secuencia genómica del SARS-CoV-2, posiblemente la pieza más crucial del rompecabezas, después de analizar muestras nasales de pacientes infectados. El código genético completo revelaría exactamente qué era y cómo podría extenderse. "Tan pronto como vimos esa primera secuencia, supimos de inmediato que era un tipo de coronavirus, y que era 80% idéntico al SARS", dice Andersen[12]**. Desde entonces la infección se ha extendido ampliamente en China y en todo el mundo. Los hallazgos sitúan la tasa de mortalidad general del virus en 2,3%, mientras en Hubei, la provincia más afectada, la tasa de mortalidad es del 2,9% en comparación con solo el 0,4% en el resto del país**[13]**. La OMS anunció el 11 de marzo de 2020 que el brote de covid-19 ya podía considerarse una *pandemia* (el brote epidémico afecta a más de un continente y que los casos de cada país ya no sean importados sino provocados por trasmisión comunitaria).**

La Secretaría de Salud de la República Mexicana informa que ya hay 232 mil 564 decesos por COVID-19 al 27 de junio de 2021 (Imagen 1). Autoridades de la Secretaría de Salud del gobierno de México informaron que este 26 de junio México acumula dos millones 503 mil 408 contagios, 1,988,096 recuperados Entre las personas que fallecieron, las comorbilidades principales encontradas fueron la hipertensión con el 16.87 %, la obesidad con el 14.01 %, la diabetes con el 12.97 %, y por último el tabaquismo con el 7.26%. *Actualizado: 26-06-2021 Fuente: DGE.. Con estas cifras, México se sitúa como el cuarto país con más decesos, por detrás de Estados Unidos, Brasil e India, y el decimoquinto en número de contagios confirmados, según el recuento de la Universidad Johns Hopkins.

Gráfico 2. del coronavirus en México

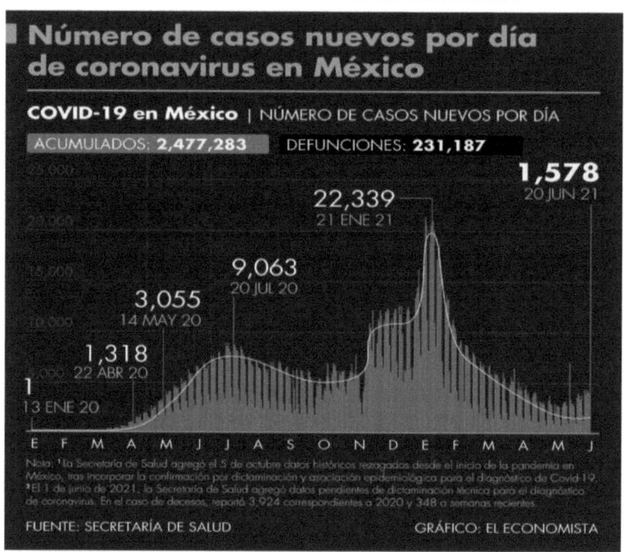

CITAS EN EL TEXTO

1. **Beatriz Palomar.** 2020. China identifica al paciente uno del coronavirus: todo empezó el 17 de noviembre. Madrid

2.   **Gobierno de España**. 2020.Dirección General de Salud Pública. Calidad e Innovación. Centro de Coordinación de Alertas y Emergencias Sanitarias Página 1 de 5 Secretaria General de Sanidad. Dirección General de Salud Pública, Calidad e Innovación. Actualización n° 43. Enfermedad por el coronavirus (COVID-19)

3.   **Katherine Juliana Morataya Ruiz**. 2020. COVID-19

4.   **Consejo General de Colegios Oficiales de Farmacéuticos**. 2020

5.   **La Secretaría de Salud. SSA**. 2020. Infección por el coronavirus SARS-CoV-2 (COVID-19). SSA confirma primera muerte por coronavirus en México». politico.mx

6.   **Epidemiological and Clinical Aspects** of Suspect Severe Acute Respiratory síndrome (SARS)Cases-UnitedStates,2003. http://www.cdc.gov./ncidod/sars/htm

7.   **FUNDACIÓN IO**. SARS (SÍNDROME AGUDO RESPIRATORIO SEVERO). One Health en Enfermedades Infecciosas, Medicina Tropical y del Viajero

8.   **Peiris JS.M, Yuen KY**, Osterhaus A, Stöhr K. The Severe Acute Respiratory Syndrome.N Engl J Med, 349 (2003), pp. 2431-41 http://dx.doi.org/10.1056/NEJMra032498 | Medline. SARS: The first new plague of the 21st century. Oxford: Blackwell; 2004

9.   **https://www.who.int/csr/sars/en/**.   Información   disponible   en: https://www.who.int/emergen-cies/mers-cov/en/

10.   **Rodríguez-Morales AJ, MacGregor K, Kanagarajah S, Patel D, Schlagenhauf P**. 2020. Going global – Travel and the 2019 novel coronavirus. Travel Med Infect Dis. 101578. j.tmaid.

11.   **Claire Press & Bugyeong Jung**. 2020.BBC News. Coronavirus: lo que los científicos han descubierto sobre el covid-19 en los 6 primeros meses de la pandemia

12.   **BBC News Mundo**. 2020. (Centers for Disease Control and Prevention: 2019 Novel Coronavirus y World Health Organization's Novel Coronavirus (COVID-2019) situation reports.

13.   **Salud**. 2020. Un estudio publicado este martes, el "más completo" desde que comenzó el brote según Pekín, ofrece un análisis detallado de las tendencias generales de los más de 70.000 casos de covid-19. Publicaciones Semana S.2/18/2020

III. NOMBRE

Coronavirus (CoV). Esta palabra se refiere a toda una familia de virus, la de los coronavirus, que, vistos al microscopio electrónico, los viriones se reconocen por una pequeña "corona" que presentan a su alrededor y que justifica su nombre. Muestran un anillo de estructuras redondeadas, similar a la corona de gases que rodea al Sol. **Algunos causan enfermedades**[1,2] **que van desde el resfriado común hasta el SRAS (síndrome respiratorio agudo severo).** Los **virus de esta familia también pueden causar varias enfermedades en los animales según la Organización Mundial de la Salud (OMS, 2020).**

IV. NOMBRE CIENTÍFICO

El síndrome respiratorio agudo severo por Coronavirus 2, (por sus siglas en inglés como Severe acute respiratory syndrome SARS-CoV-2). SARS-CoV-2 representa el coronavirus 2... La enfermedad que SARS-CoV-2

causa se llama COVID-19….. <u>nombre oficial</u> que el Comité Internacional sobre la Taxonomía de los Virus (ICTV) le dio en febrero 2020, al último miembro de la vieja familia de los coronavirus y que está causando temor en el mundo. La Organización Mundial de la Salud (OMS) anunció el nombre para COVID-19 el 11 de febrero de 2020. Después de que se originó en Wuhan, China en diciembre de 2019[3].

V. SIGNIFICADO

COVID-19. El nombre está compuesto por *Corona* (CO) *Virus* (VI) y D () (que en ingles significa enfermedad)[4], mientras que el *19* es por el año en que surgió este brote, identificado en diciembre 2019.

VI. ETIOLOGIA

El agente causal de la COVID-19 es el virus (SARS-CoV-2), es un tipo de Orthocoronavirinae[5,6.] Fue descubierto y aislado por primera vez en Wuhan, China, tras provocar la epidemia de enfermedad por coronavirus de 2019-2020. Parece tener un *origen zoonótico*, es decir, que pasó de un huésped animal (un murciélago) a uno humano[7].

> Los CoV son agentes patógenos que pueden ser transmitidos a los animales y al hombre (ZOONOSIS); tienen una distribución mundial[8]. La Organización Mundial de la Salud (OMS) define las zoonosis como aquellas enfermedades que se transmiten de forma natural de los animales vertebrados al hombre, y viceversa. Aunque ordinariamente no se transmiten del hombre a los animales.

El genoma del virus está formado por una sola cadena de ARN, y se clasifica como virus ARN monocatenario positivo. Su secuencia genética se ha aislado a partir de una muestra obtenida de un paciente afectado por neumonía en la ciudad china de Wuhan[9].

Los virus se clasifican en base a su morfología, composición química y modo de replicación. Los virus son Agentes filtrables – Parásitos

intracelulares obligados – Incapaces de hacer energía o proteínas **independientemente de una célula huésped.**

VII. TAXONOMIA

Actualmente se utilizan juntos ICTV (Comité Internacional De Taxonomía de Virus) y la clasificación de David Baltimore. **Se dividió a los virus** en **3 órdenes, 56 familias,** más **de 230 géneros** y **de 1500 especies** según: **Tipo de ácido nucleico, número de cadenas** y **presencia o ausencia de envuelta lipídica. El concepto de especie es muy importante desde un punto de vista taxonómico. Según estudios filogenéticos el International Committe on Taxonomy of Viruses (2020) los coronavirus comprenden:**

A.   **más de 4 dominios**[10].

B.   **Reino Riboviria de los virus que abarca todos los virus de ARN y los viroides que se replican por medio de polimerasas de ARN dependientes de ARN.**

C.   **Orden Nidovirales,** [11]

D.   **Familia Coronaviridae,**

E.   **Subfamilia orthocoronavirinae comúnmente conocido como coronavirus, es una de las dos subfamilias de la familia Coronaviridae que se subdivide en:**

F.   **Géneros: Los géneros de coronavirus son cuatro (alfa, beta, gamma y delta: a, b, c y d):**

    I.   **alfa, Alphacoronavirus** anteriormente conocido **como Coronavirus grupo 1 (CoV-1) con 12 subgéneros y 17 especies. Incluye los subgrupos 1a y 1b coronavirus** humano **(HCoV-229E y -NL63).**

    II.   **★beta, Betacoronavirus** *anteriormente* **conocido como Coronavirus grupo 2 (CoV-2) con 5 subgéneros y 11 especies….Estos virus están envueltos, y pertenecen a la clase IV de la clasificación de Baltimore. El séptimo coronavirus detectado con capacidad de**

infectar a humanos, se denominó SARS-CoV-2 y la enfermedad que causa COVID-19.

III. gamma, Gammacoronavirus con 2 subgéneros y 2 especies y

IV. delta, Deltacoronavirus con 4 subgéneros y 7 especies (Fig. 1 y 2).

Hasta el momento se sabe que los coronavirus de tipo *alfa* y *beta* infectan a los humanos–como el síndrome respiratorio de Oriente Medio (MERS-CoV) y el síndrome respiratorio agudo severo (SARS-CoV)[12].

G.   A su vez, los Betacoronavirus están formados por 5 subgéneros denominados:

Embecovirus, Hibecovirus, Merbecovirus, Nobecovirus y Sarbecovirus.-------Dentro del subgénero Merbecovirus se incluye la <u>especie coronavirus</u> relacionado con el síndrome respiratorio de Oriente Medio (MERS) y dentro del *subgénero Sarbecovirus* se incluye una única especie denominada coronavirus relacionado con síndrome respiratorio severo agudo (SARS). Existen otros dos Betacoronavirus incluidos en el subgénero Embecovirus (HCoV-HKU1 y BetaCoV1)[13],[14].

H.   Especies, Los nombres de las especies en general, toman la forma de: [enfermedad] virus. Cerca de 2600 especies virales se han descrito[15]. Los coronavirus representan una gran familia de virus. Actualmente existen 39 especies diferentes de coronavirus que infectan diversas especies de mamíferos y aves. Estas especies clasificadas en 27 subgéneros[16].

I.   Además contienen varios <u>linajes virales y</u> Betacoronavirus consiste en cuatro linajes también se nombran ocasionalmente usando letras — griegas o numéricamente [17]:

El linaje A (subgénero Embevirus) incluye HCoV-OC43 y HCoV-HKU1 (varias especies).

★ *El linaje B* (subgénero Sarbecovirus) incluye **SARS-CoV (varias especies)** y **SARS-CoV 2 (inicialmente 2019-nCoV)** (Esquema 1).

El linaje C (subgénero Merbecovirus) incluye el coronavirus de murciélago Tylonycteris HKU4 (BtCoV-HKU4), **el coronavirus de murciélago** Pipistrellus HKU5 (BtCoV-HKU5) **y MERS-CoV (varias especies).**

El linaje D (subgénero Nobecovirus) incluye el coronavirus de murciélago Rousettus HKU9 (BtCoV-HKU9-1)[18].

J. **Incluyen Geno grupos filogenéticamente similares (Fig 3) (clasificar a los seres vivos dando cuenta de su historia evolutiva) de virus ARN monocatenario con una nucleocápside helicoidal y puntas en forma de corona en la superficie del virus, de donde esta familia de virus adquiere su nombre, poseen envoltura cuyos viriones pueden medir entre aproximadamente 50 y 200 nm de diámetro. Su material genético es el de mayor tamaño dentro de los virus de ARN, con genomas que van desde los 26 a 32 kilonucleótidos[18, 19].**

Fig 1. Géneros de coronavirus de la subfamilia orthocoronavirinae

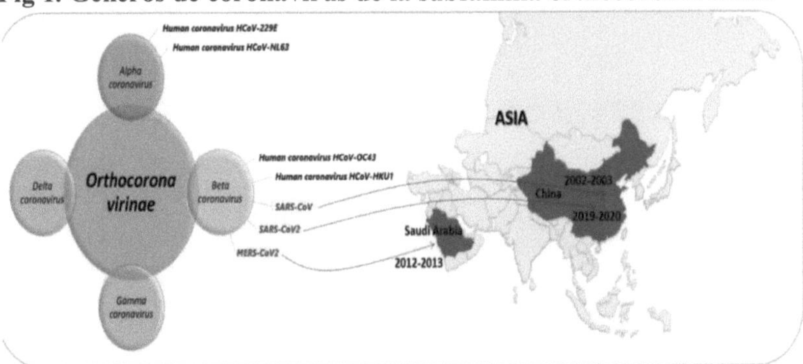

Fuente: Chan, J. F. W., Lau, S. K. P., To, K. K. W., Cheng, V. C. C., Woo, P. C. Y., & Yuen, K.-Y. (2015). Middle East Respiratory Syndrome Coronavirus: Another Zoonotic Betacoronavirus Causing SARS-Like Disease. Clinical Microbiology Reviews, 28(2), 465–522. http://doi.org/10.1128/CMR.00102-14. Relacionado con: filogenética

Esquema 1. Coronavirus alfa, Beta, Delta y Gamma

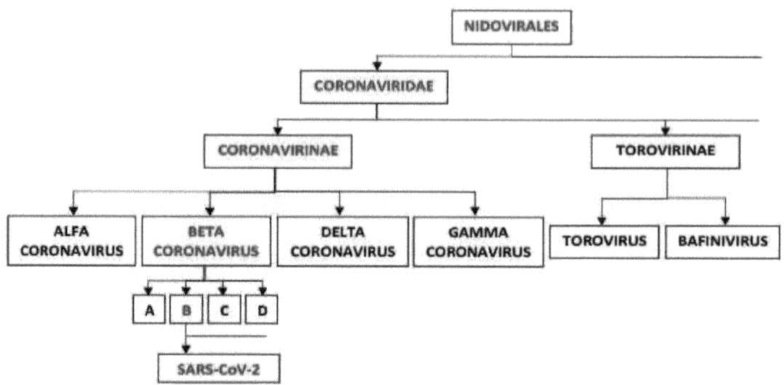

Fuente: airtecnics@airtecnics.com

Fig 2. Taxonomia

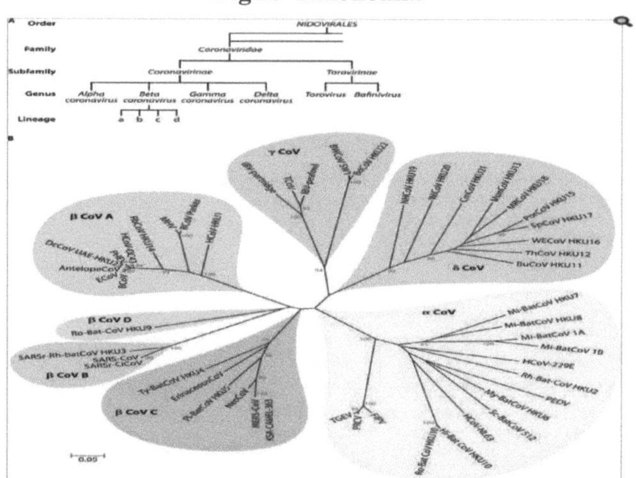

Fuente: Chan, J. F. W., Lau, S. K. P., To, K. K. W., Cheng, V. C. C., Woo, P. C. Y., & Yuen, K.-Y. (2015). Middle East Respiratory Syndrome Coronavirus: Another Zoonotic Betacoronavirus Causing SARS-Like Disease. Clinical Microbiology Reviews, 28(2), 465–522. http://doi.org/10.1128/CMR.00102-14

Fig 3. Filogenetica

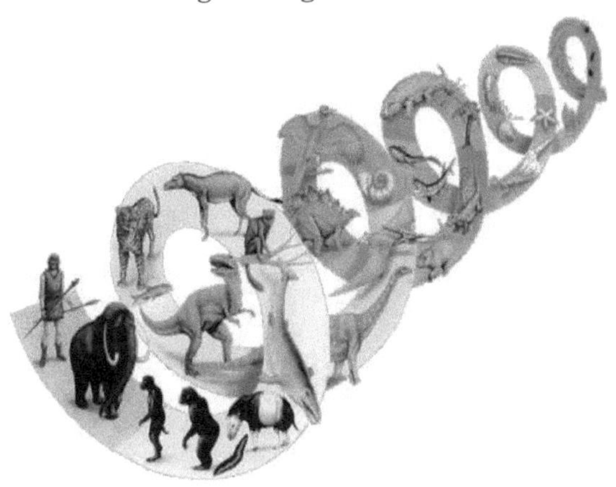

Fuente: (normas APA). Título not: Filogenia.Sitio:Definición MX. Fecha: 16/04/2015. Autor: Editorial Definicion MX.URL: https:definición.mx/filogenia/.Lugar:Ciudad de México

Por microscopía electrónica, los viriones (Fig. 4) se reconocen por una pequeña "corona" que presentan a su alrededor y que justifica su nombre. La morfologia de los viriones presentan proyecciones de la envoltura o peplómeros, pico viral (S) que son proteínas que salen de la superficie del virus y determinan el tropismo de acogida por su hospedador [20].

Fig 4. Estructura del virión del covid-19

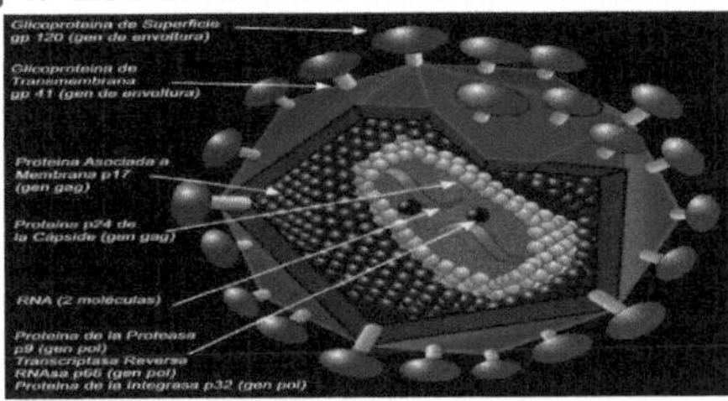

Fuente: Lauren Surí. Publicado el 25 de ago. de 2012

El análisis filogenético del virus COVID-19, ha revelado que está estrechamente **RELACIONADO CON OTROS CORONAVIRUS responsables de otros brotes, como *BatCoV* y RatG13 en China en 2013,**

con quien TIENE *93% DE IDENTIDAD*. Interesantemente, presenta una mayor divergencia con SARS-CoV (*79% de identidad*) y con MERS-CoV (*50% de identidad*). Los científicos de la facultad de Ciencias de la Vida de la Universidad de Pekín, así como el Instituto Pasteur de Shanghai, sugieren que existen **DOS TIPOS DE COVID-19, SIENDO UNO MÁS VIRULENTO QUE EL OTRO**. Sin embargo, se requieren análisis más exhaustivos para confirmar la idea[21].

CITAS EN EL TEXTO

1.   **Chen et al.** 2020
2.   **Consejo Nacional de Ciencia y Tecnología** (CONACYT). México. 2020
3.   **Lois Zoppi, BA.** 2020. *Reviewed by Emily Henderson, B.Sc.* El sistema de nombramiento detrás de SARS-CoV-2. News-Medical life science. Last Updated
4.   **BBC News Mundo.** 2020
5.   **Gorbalenya, A. E.; Baker, S. C.; Baric, R. S.; de Groot, R. J.; Drosten, C.; Gulyaeva, A. 6. A.; Haagmans, B. L.; Lauber, C.; Leontovich, A. M.; Neuman, B. M.; Penzar, D.; Poon, L. L. M.; Samborskiy, D.; Sidorov, I. A.; Sola, I.; Ziebuhr, J.** 2020 «Severe acute respiratory syndrome-related coronavirus: The species and its viruses – a statement of the Coronavirus Study Group». bioRxiv (en inglés). doi:10.1101/2020.02.07.937862. Archivado desde el original el 11 de febrero de 2020
6.   **Centros para el Control y Prevención de Enfermedades (EE. UU.),** 2020.ed. (20 de enero de 2020). «Enfermedad del Coronavirus 2019 (COVID-19). Respuestas a las preguntas más frecuentes». Archivado desde el original el 26 de marzo de 2020.
7.   **Zhou, Peng; Yang, Xing-Lou; Wang, Xian-Guang; Hu, Ben; Zhang, Lei; Zhang, Wei; Si, Hao-Rui; Zhu, Yan; Li, Bei; Huang, Chao-Lin; Chen, Hui-Dong; Chen, Jing; Luo, Yun; Guo, Hua; Jiang, Ren-Di; Liu, Mei-Qin; Chen, Ying; Shen, Xu-Rui; Wang, Xi; Zheng, Xiao-Shuang; Zhao, Kai; Chen, Quan-Jiao; Deng, Fei; Liu, Lin-Lin; Yan, Bing; Zhan, Fa-Xian; Wang, Yan-Yi; Xiao, Gengfu; Shi, Zheng-Li** .2020. «Discovery of a novel coronavirus associated with the recent pneumonia outbreak in humans and its potential bat origin». bioRxiv (en inglés): 2020.01.22.914952. doi:10.1101/2020.01.22.914952. Archivado desde el original el 24 de enero de 2020.
8.   **Semillero de Zoonosis,** Grupo de Investigación BIOECOS, Fundación Universitaria Autónoma de las Américas, Pereira, Risaralda, Colombia
9.   **Centros para el Control y Prevención de Enfermedades (EE. UU.).** 2020. ed. (10 de enero de 2020). «Novel coronavirus (2019-nCoV), Wuhan, China». www.cdc.gov (en inglés). Archivado desde el original el 11 de enero de 2020.
10.   **International Committee on Taxonomy of Viruses (ICTV).** 2019 «Virus Taxonomy: 2019 Release» (html).
11.   **Wikipedia.** 2020. la enciclopedia libre.
12.   **Paules C.I., Marston H.D., Fauci A.S.** Coronavirus infections-more than just the common cold. JAMA. 2020; 323:707–708
13.   **International Committee on Taxonomy Viruses** 2020. Coronaviridae Study Group of the International Committee on Taxonomy Viruses 2020
14.   **http://ictvonline.org**

15.   **Instituto de Salud de San Carlos.** INFORME DEL GRUPO DE ANALISIS CIENTÍFICO DE CORONAVIRUS DEL ISCIII (GACC-ISCIII) ORIGEN DEL SARS-COV-2. 8 de abril de 2020

16.   **Cotten, Matthew; Lam, Tommy T.; Watson, Simon J.; Palser, Anne L.; Petrova, Velislava; Grant, Paul; Pybus, Oliver G.; Rambaut, Andrew et al.** 2013. «Full-Genome Deep Sequencing and Phylogenetic Analysis of Novel Human Betacoronavirus - Vol. 19 No. 5 - May 2013 - CDC». Emerging Infectious Diseases 19 (5): 736-42B. PMC 3647518. PMID 23693015. doi:10.3201/eid1905.130057.

Para el linaje B1«ECDC Rapid Risk Assessment - Severe respiratory disease associated with a novel coronavirus». 19 Feb 2013.

17.   **Carter JB, Saunders VA.** 2013. Virology: principles and applications. 2nd ed. Chichester, West Sussex: John Wiley & Sons

18.   **WHO.** «Middle East respiratory syndrome coronavirus (MERS-CoV) ». 2019

2010). «Coronavirus Genomics and Bioinformatics Analysis». *Viruses* **2** (8): 1804-1820. ISSN 1999-4915. PMC 3185738. PMID 21994708. doi:10.3390/v2081803.

19.   **Chen, Nanshan; Zhou, Min; Dong, Xuan; Qu, Jieming; Gong, Fengyun; Han, Yang; et al.** (30 de enero de 2020). «Epidemiological and clinical characteristics of 99 cases of 2019 novel coronavirus pneumonia in Wuhan, China: a descriptive study». *The Lancet* (15 de febrero de 2020) **395** (10223): 507-513. doi:10.1016/S0140-6736(20)30211-7.

20.   **coronavirusalert.com** ›2020

21.   **Leticia Cedillo-Barrón, Verónica Lopez-Perrusquilla, Julio García-. Cordero y Giovani Visososo-Carvajal.** 2020. COVID-19, la enfermedad viral que se diseminó en el mundo

VIII.   CARACTERISTICAS GENERALES DEL VIRUS SARS-CoV-2 (COVID-19)

SARS-CoV-2 (Covid-19). El genoma más grande entre los virus de RNA. Coronavirus está formado por una sola cadena de ácido ribonucleico muy larga de aproximadamente 30,000 pares de bases nitrogenadas no segmentados. Pertenecen al Grupo IV de la clasificación de Baltimore y se clasifica como un virus ARN monocatenario (+ssRNA), (es decir, de una sola hebra) polaridad positiva, de 26-32 kb de longitud[1,2]. Esta cadena de RNA se asemeja, estructuralmente a un RNA mensajero (RNAm) de células eucarióticas, ya que, presenta un capuchón metilado (cap) en el extremo 5' y una cola poliadenilada (poli-A) en el extremo 3', lo que le da un gran parecido a los RNAm de la célula huésped. Estructuralmente los coronavirus son virus esféricos de 80-120 nm de diámetro, de forma helicoidal (Fig. 5), El Colegios Farmacéuticos de España dice de 100-160 nm de diámetro. son virus envueltos con envuelta de bicapa lipídica[3] (Cuadro 1 y Fig 6).

El genoma del coronavirus presenta *gran parecido al ARN mensajero del hospedador*[4]. Esto permite que el **ARN** se adhiera a los ribosomas para su traducción. **Este genoma viral contiene <u>al menos 6 marcos abiertos de lectura (ORF).</u> El genoma de SARS-CoV-2 <u>se puede dividir en tres tercios</u>.** *Los dos primeros tercios* **(más cerca del extremo 5') representa aproximadamente el 67% del genoma del virus codifican para el gen de la replicasa viral. Este gen está constituido por dos ORF (ORF 1a y ORF 1b) (Mousavizadeh & Ghasemi), permitiendo que el ARN viral sea traducido con la maquinaria del mismo huésped.**

Esta replicasa es la **primera proteína que es sintetizada. Además, se codifican varias proteínas que no están separadas entre ellas, sino que se sintetizan como largas cadenas de aminoácidos que deberán ser digeridas (cortadas) para generar** *16 proteínas no estructurales (non-structural proteins, nsp).* **Este hecho diferencial en el ciclo del virus constituye uno de sus posibles talones de Aquiles.**

El último tercio del genoma (más cerca del extremo 3') codifica los genes de las *4 proteínas estructurales* **principales (proteína (S), proteína (M), proteína (E) y proteína (N)) y lo genes de las proteínas accesorias (proteína (HE), 3, 7a,** entre otras).

Fig 5. Simetría helicoidal

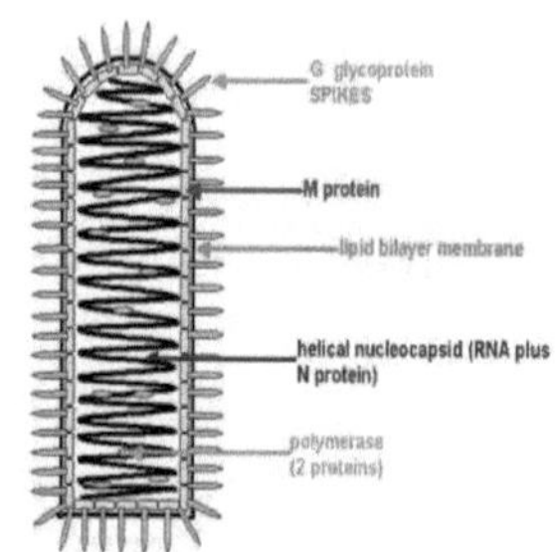

Fuente: M.Sc. Vanessa V. Valdez. Los Virus. el 1 de may de 2010.

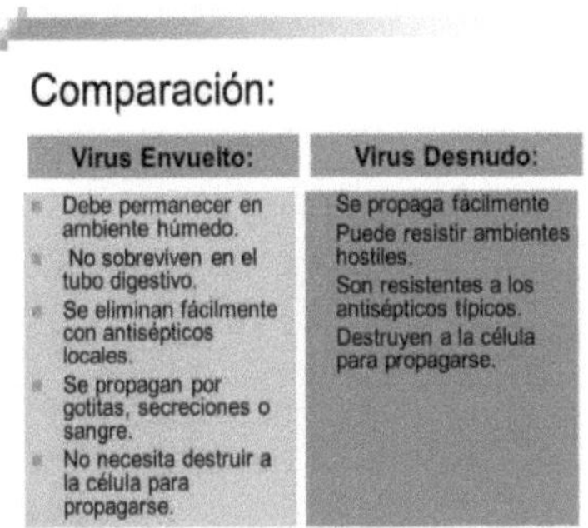

Fuente: Los virus. Publicada por Gonzalo
Vidal Díaz. Modificado hace 5 años

Fig 6. Virus helicoidal envuelto

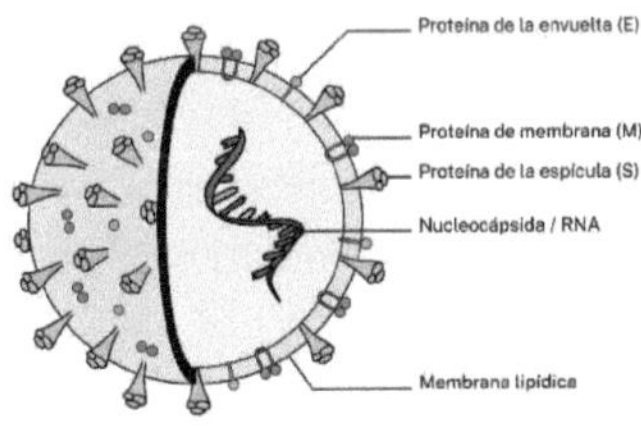

Fuente: ADN Institute. 2020

Por otro lado, el material genético, es decir, el responsable de **guardar la información, en el caso de los coronavirus, es ARN** (Como curiosidad, se puede decir que es un virus… **¡con apenas 11 genes!**[5].

La estructura de la partícula viral Covid 19 tiene una capside (capucha, envoltura de grasa) que junto con el genoma constituye *la nucleocápside* **(Fig. 7). Donde se encuentra** el **genoma viral** (al que se encuentran unidas múltiples **copias de la proteína N o proteína de nucleocápside). La nucleocápside adopta una estructura helicoidal** con un **diámetro de 9 a 11 nm** presenta **forma de ovillo rodeado de la envoltura lipidica en la que se**

insertan las proteínas virales: S, E, N y M y de aproximadamente de 29,891 bases nitrogenadas que codifican para 9860 aminoácidos[6,7,8] .

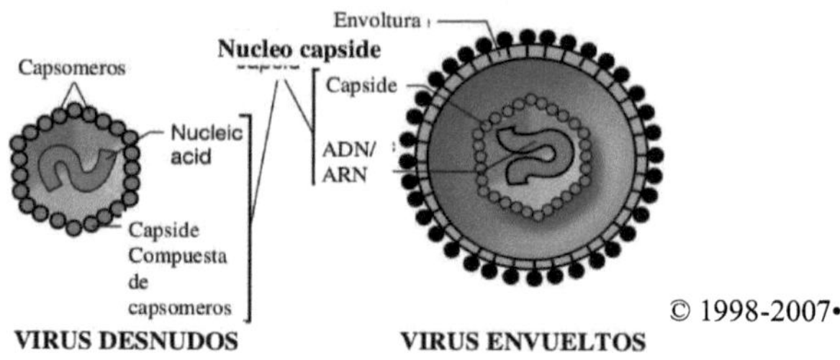

Fig 7. Nucleocapside del virion envuelto

Debido a que no pueden reproducirse por sí mismos (sin un hospedero). *Son Parásitos Intracelulares Obligados.* los virus no se consideran vivos porque no tienen estructura celular que es una característica fundamental de todos los organismos que habitan nuestro planeta.

La clasificación biológica propuesta por Carl Woese en 1977, mediante el sistema de los tres dominios clasifica el árbol de la vida en tres grupos:

1 y 2. Las procariontes se pueden dividir en dos linajes, o líneas de descendencia distintos: Archaea y Bacteria. Hoy en día, se considera que estos grupos forman dos de los tres dominios de la vida.
3. El tercer dominio (Eukarya) incluye todos los eucariontes, tales como plantas, animales y hongos. La diferencia principal entre células eucariotas y procariotas es que las células eucariotas tienen un núcleo, es donde las células almacenan su ADN mientras que las procariotas carecen de núcleo[9].

Los dos dominios procariontes, Bacteria y Archaea, se separaron en las etapas tempranas de la evolución de la vida. Woese se basó en las diferencias encontradas en la secuencia del ARN ribosomal de la subunidad menor, para concluir que **estos grupos** se desarrollaron por separado de un progenitor común llamado *progenote*[10]. **Las células procariotas son por lo general más pequeñas y simples que las células eucariotas. No tienen un núcleo u otros organelos unidos por membrana. En las células procariotas, el ADN, o material genético, forma una sola larga cadena que se enrosca en sí misma. El ADN está ubicado en la parte central de la célula.**

Todas las células de los seres vivos, independientemente de que sean de animales, vegetales, hongos o bacterias, tienen un seguido de estructuras comunes a todas ellas (nucleo con el material genético), mitocondrias (para la respiración celular), **retículo endoplasmático** (síntesis de proteínas y lípidos), etc. **Los coronavirus si bien son "partículas infectivas", y se dice que están "activos", "atenuados" o "destruidos", pero está** aceptado **globalmente** que no forman parte de los seres vivos[10]. **Entonces, ¿dónde entran los virus? No están formados por células, por lo que no pueden formar parte de ninguno de estos tres dominios. ¿Tendríamos que formar un cuarto dominio para ellos?. Este es el debate actual.**
los virus son muy pequeños, mucho más pequeños que las **células de los seres vivos Para hacernos una idea,** de **humanos** en el mundo hay 7.000 millones. **Pues bien, el número de virus que hay se estima que es de un 1 seguido de 31 ceros. En un solo milímetro cabrían 10.000 virus puestos en fila. Para visualizarlos se requiere de microscopios electrónicos dotados de una tecnología muy compleja. Los virus son capaces de entrar en las células de animales, plantas, hongos e incluso de infectar a bacterias** [11]. **Los virus son las ESTRUCTURAS MÁS ABUNDANTES DE LA TIERRA. Si bien es cierto que algunos de ellos son causantes de algunas de las enfermedades humanas más temidas,** *la mayoría de las especies son inocuas para los humanos.* **Se cree que podrían existir millones de especies diferentes de virus, encontrándose la mayoría de ellas en los océanos.; Son estructuras muy simples están formados por una cubierta proteica y un núcleo central que contiene el genoma. Basicamente son solo paquetes de ácido nucleico, proteínas, enzimas** y **lipidos**[12] **(Fig 8 y 9). Son parásitos intracelulares**

obligados ya que **no realizan ninguna función vital fuera de las células.** Cuando **entran en las células (infección) utilizan la maquinaria celular para generar nuevos virus (replicación).**

Fig 8. Membrana viral lipídica y enzimas de covid-19

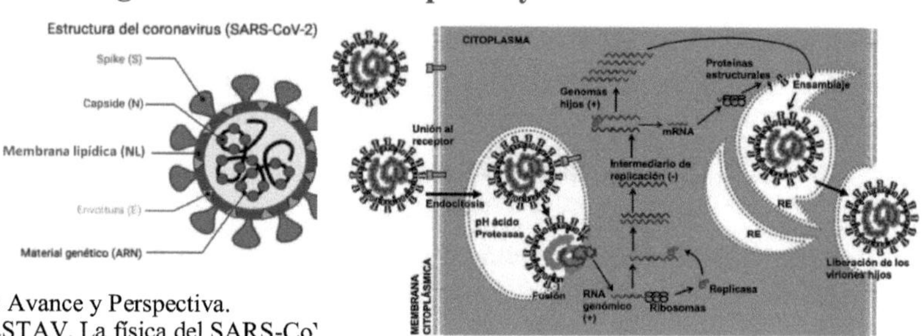

Fuente: Avance y Perspectiva. CINVESTAV. La física del SARS-Co' 2, mayo 2020

Fuente: Ars Pharm vol.61 no.2 Granada abr./jun. 2020 Epub 20-Jul-2020

los virus estan protegidos por una envoltura **(llamada cápside),** una **membrana lipídica exterior y/o bicapa lipídica (Fig 9). La bicapa lipídica es la barrera que mantiene a iones, proteínas y otras moléculas donde se necesitan evitando su dispersión. representa uno de los puntos débiles del virus** y **sobre el que más fácilmente podemos actuar para impedir la transmisión**[13].

La bicapa fosfolipídica que forma la envoltura de los **nuevos viriones se obtiene por gemación de alguna membrana del sistema de membranas de la célula hospedera, y a esa envoltura en formación se van incorporando las diferentes proteínas intrínsecas codificadas por el ARN viral,** mediante **la interacción de sus** *dominios hidrofóbicos* **con el** *ambiente apolar interno* **de la bicapa lipídica.**

Fig 9. Bicapa de lípidos

La bicapa lipidica sólo mide 5 a 10 nm (nanómetros) de espesor[14.] Las membranas están compuestas por fosfolípidos anfifílicos o anfipaticas (Fórmula quimica 1). Los fosfolípidos son un tipo de lípidos saponificables que componen las membranas celulares, compuestos por una molécula de alcohol (glicerol o de esfingosina), a la que se unen dos ácidos grasos (1,2-diacilglicerol) y un grupo fosfato.

El fosfato se une mediante un enlace fosfodiéster a otras moléculas, que generalmente contienen nitrógeno, como colina, serina o etanolamina y muchas veces posee una carga eléctrica). Los fosfolípidos Tienen una *cabeza fosfato hidrofílica* y *una cola hidrofóbica* que consiste en dos cadenas de ácidos grasos. El carácter *anfipático* de los fosfolípidos les permite su autoasociación a través de interacciones *hidrofóbicas* entre las porciones de ácido graso de cadena larga de moléculas adyacentes de tal forma que las cabezas polares se proyectan fuera, hacia el agua donde pueden interaccionar con las moléculas proteicas y la cola apolar se proyecta hacia el interior de la bicapa lipídica[1]

Fórmula química 1. Fosfolípidos anfifílicos o anfipaticas

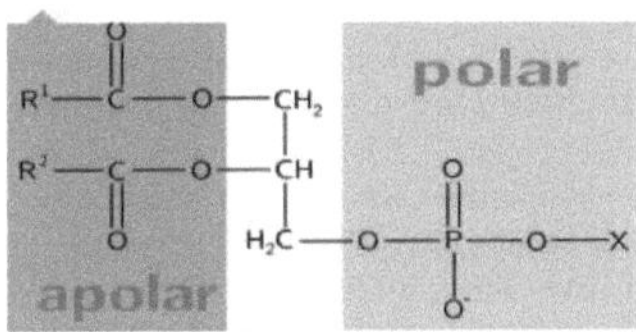

Fuente: Wikipedia, la enciclopedia libre- Molécula anfifílica

Así como las cabezas, las colas de los lípidos también pueden afectar las propiedades de la membrana que determina la fase de la bicapa. La bicapa puede adoptar un estado de fase de gel sólido a temperaturas bajas, pero se puede someter a una transición de fase de un estado fluido a temperaturas más altas, las propiedades químicas de las colas de los lípidos influencian a qué temperatura ocurre esto. El empaquetamiento de los lípidos dentro de la bicapa afecta a sus propiedades mecánicas, incluyendo la resistencia al estiramiento y flexión. Muchas de las propiedades han sido estudiadas con bicapas artificiales "modelo" producidas en un laboratorio.

Las vesículas hechas por bicapas artificiales también se utilizan clínicamente para suministrar fármacos. Proteínas integrales de la membrana funcionan cuando se incorporan en una bicapa lipídica, y están sujetas fuertemente a la bicapa lipídica con la ayuda de una cáscara de lípidos anular[16].

CITAS EN EL TEXTO
1.   **Cui, et al** 2020
2.   **Fields Virology**, 2013
3.   **Saenz Peña, Chaco.** Universidad Nacional del Nordeste. Fac. de Agroindustrias, República Argentina
4.   **M. Palacios Cruz,a E. Santos,b M.A. Velázquez Cervantes,c and M. León Juárez C.** 2020. COVID-19, una emergencia de salud pública mundial., 2019) (Colegio Oficial de Biólogos de la Comunidad de Madrid C/ Jordán no 8, esc. int. 5ª planta. 28010 Madrid
5.   **Consejo General de Colegios Farmacéuticos.** 2020. Coronavirus: COVID-19.
6.   **Mario Rodríguez.** 2020.Los coronavirus son una subfamilia de virus de RNA que comparten unas características claves para su determinación. ¿Cuáles son? ¿Cómo se replican? ¿Qué enfermedades causan?
7.   **Cui, et al 2020.** Fields Virology, 2013,
8.   **Mario Rodriguez.** 2020
9.   **Li G, Fan Y, Lai Y, Han T, Li Z, Zhou P, Pan P, Wang W, Hu D, Liu X, Zhang Q, Wu J.J** 2020 .Med Virol. Coronavirus infections and immune responses. Apr;92(4):424-432. doi:10.1002/jmv.25685. Epub 2020 Feb 7. Review) (Dr.Octavio Binvignat G. Dr. Juan Matias Santos Dr. Gustavo Constella E. Facultad de Medicina Universidad de Talca. 2019
 10.   **Jaime Gómez Márquez.** 2020 Catedrático de Bioquímica y Biología Molecular en USC **Moreira, D. y López-García, P.** 2009 Diez razones para excluir virus del árbol de la vida Nature Reviews Microbiology, 7 (4), 306-311 DOI: 10.1038 / nrmicro2108
11.   **P. Bertran Prieto.** 2020 Medicina General por MédicoPlus
12.   **Centro Nacional de Biotecnología** (CNB) de Madrid. En España existe un nodo de EMBL
13.   **Academic rigor, journalistic flair**, 2020
14.   **Alsaadi EAJ, Jones IM.** 2019. Membrane binding proteins of coronaviruses. Future Virol. (2019) 14(4), 275–286. Disponible en: https://www.futuremedicine.com/doi/10.2217/fvl-2018-0144
15.   **Divecha, Nullin; Irvine, Robin F**. 1995. «Phospholipid signaling» (PDF, 0.04 MB). Cell 80 (2): 269-278. PMID 7834746. doi:10.1016/0092-8674(95)90409-3
16.   **Wikimedia Commons** alberga una categoría multimedia sobre Bicapa lipídica. 2020. Esta página se editó por última vez el 19 abr a las 12:28

IX. ESTRUCTURA, COMPOSICIÓN DE LA PARTÍCULA VIRAL, ORGANIZACIÓN DEL GENOMA Y PROTEÍNAS CODIFICADAS

LA PARTÍCULA VIRAL madura y estructural se denomina VIRIÓN (Cuadro 2) consiste básicamente de un bloque de material genético (un

acido nucleico: ARN rodeado de una envoltura proteica externa (cápside) y una bicapa lipidica que encierran y protegen al **genoma viral** de la acción de nucleasas y otros factores adversos del medio ambiente exterior. **Ademas** le sirven como vehículo para permitir su transmisión de una célula a otra[1]. **El virion puede tambien contener ciertas** enzimas **escenciales u accesorias y otras proteinas**[2]. **Adicionalmente, se han identificado otras proyecciones cortas formadas por dímeros de las proteínas HE (Hemaglutinina-Esterasa).**

La capside de las proteinas unidas a los acidos nucléicos pueden asociarse con el GENOMA para formar la Nucleoplaside (Fig 10 y 11). **Asimismo, las proteinas de la cápside contienen los** determinados **antigénicos contra los que el sistema inmune del huesped elaborará la respuesta de anticuerpos en defensa del organismo**[3].

Cuadro 2. Estructura de un virion

Fuente: 2021 SlidePlayer.es Inc

Fig 10. Estructura Coronavirus

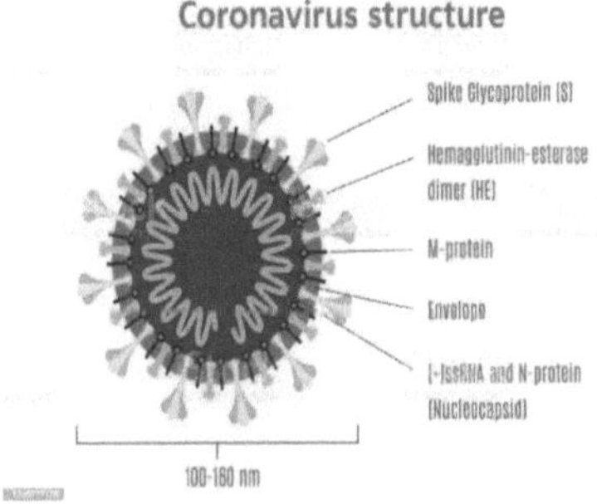

Fuente: ¡Stock. By Getty Images

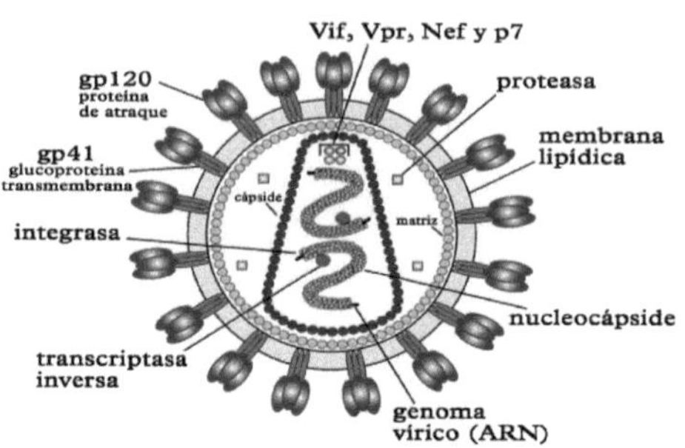

Fuente: hivo:800px-HIV Viron es.png - Wikipedia, la enciclopedia libre

X.   PROTEÍNAS SARS-CoV-2

El genoma de 2019-nCov que contiene 29903 (~ 30 kb) bases en una sola hebra de ARN lineal, con una cabeza 5′ metilada y una cola 3′ poliadenilada, con *15 marcos de lectura abiertos (ORFs)* **codificando** *proteínas en el sentido de 5' a 3'.* **El genoma se inicia tras la cabeza 5′** *con una poliproteína ORF1ab* que se escinde en dos por un corte proteolítico, dando lugar a *ORF1a y ORF1b* (Fig. 12 y Fig. 13). ORF1ab, una cadena de proteínas[4]. Los que, al comienzo de la infección, serán traducidos directamente en dos poliproteínas de gran tamaño llamadas *pp1a y pp1ab.* Estas poliproteínas posteriormente serán procesadas **proteolíticamente** *para generar 16 proteínas no estructurales (nsps),* **las cuales estarán implicadas en la replicación del genoma viral y en la transcripción de RNAm subgenómicos (sgRNAs).**

El primer ORF (= marco de lectura abierto es la parte de un gen que **contiene el potencial de ser traducido a una proteína). Un ORF es un tramo continuo de codones que contienen un codón de inicio y un codón de paro, por lo general AUG para** el inicio **y UAA, UAG o UGA como codones** de **paro.** *Codifica para* **aproximadamente** *16 proteínas no estructurales,* *mientra que los ORF restantes* codifican *para proteínas accesorias y no estructurales*[5].

Tras la inserción del genoma vírico en el genoma de la célula infectada humana, la maquinaria de traducción del huésped es secuestrada para la traducción de las poliproteínas y las proteasas virales esenciales.

Fig 12. Poliproteína orf1ab

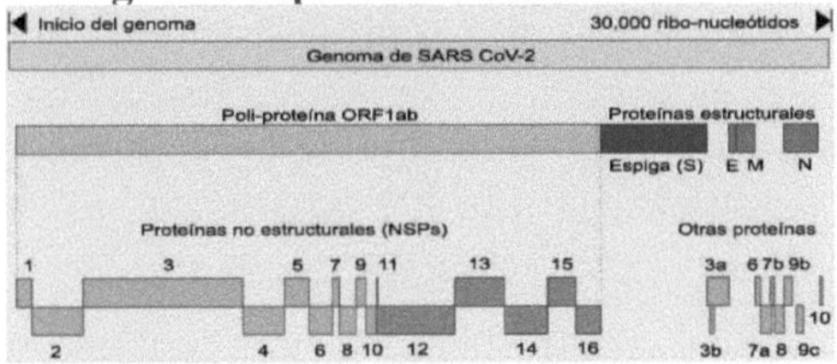

Fuente: Dr. Gerardo Valadez. 5/4/2020

El virus SARS-CoV-2 deposita su ARN en el citoplasma de la célula, y allí toma contacto con los ribosomas, los centros celulares de traducción del material genético y en los que se sintetizan las proteínas[6].

Fig 13. Marcos de lectura orf1a y orf1b

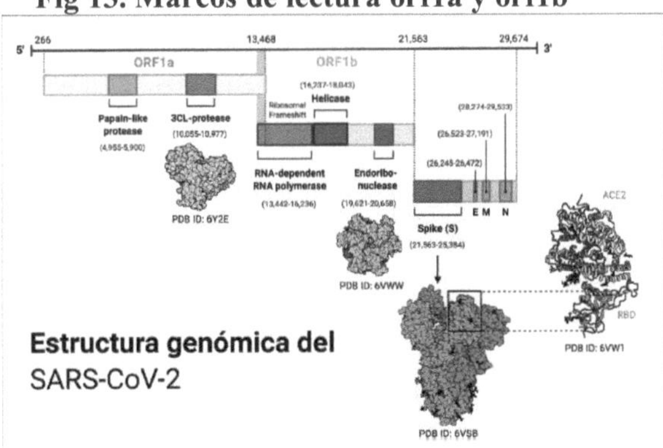

Fuente: by Ángel Aledo-Serrano. ResearchGate GmbH. © 2008-2020

Fig. 13 ---Más cerca del extremo 5 se codifican las dos <u>poliproteínas</u> de gran tamaño llamadas pp1a y pp1ab que se dividen en 16 proteínas no estructurales (NSPs), las cuales estarán implicadas en la replicación del genoma viral y en la transcripción de RNAm subgenómicos (sgRNAs)[7,8]. Más cerca del extremo 3 se codifican los genes de las 4 proteínas estructurales principales y lo genes de las proteínas accesorias, entre otras[9]. Hay otros genes importantes del SARS-CoV-2 que actúan cuando el virus ya está dentro de la célula. Son el de la ARN polimerasa dependiente de ARN (RdRp), una enzima que replica el genoma del virus, y los de las proteasas virales esenciales. La proteasa C3CLpro y la proteasa PLpro, que intervienen en el procesamiento de las proteínas virales. Estos genes tienen una similitud con los del SARS de un 95%, 85% y 83%, respectivamente.

Polyprotein 1a (pp1a) comprende la proteína no-estructural (NSPs) 1 a 11 mientras que Polyprotein 1ab (pp1ab) Incluyen NSPs 12 a NSP 16.

En la poliproteína 1a/1ab, están unidas todas las proteínas que formarán el complejo de replicación-transcripción en vesículas de doble membrana. A partir de dicho complejo, se sintetizan diversos ARN subgenómicos codificantes para los polipéptidos y proteínas (estructurales y no estructurales) que determinan la biología del virus y la simetría helicoidal de su nucleocápsida[10].

Algunas NSPs forman un complejo de replicación/transcripción (ARN polimerasa dependiente de ARN, RdRp), que utiliza el ARN genómico de la cadena (+) como plantilla junto con la ARN polimerasa dependiente de ARN o ARN replicasa (ARN, RdRp), dirigida por ADN sintetiza una plantilla de cadena de ARN de longitud completa.

El ARN genómico de la cadena (+) producido a través del proceso de replicación se convierte en el genoma de la nueva partícula viral. Esta plantilla se utiliza para replicar el genoma completo de ARN y generar las plantillas individuales de mARN subgenómico necesarias para la traducción de las proteínas estructurales y accesorias **virales. Las nuevas proteínas estructurales y accesorias recién sintetizadas son transferidas desde el retículo endoplasmático al aparato de Golgi, donde se ensamblan los nuevos viriones. Finalmente, los viriones maduros de SARS-CoV-2 se exocitan y se liberan de la célula huésped al ambiente para repetir el ciclo de infección**[11]. Esquema 2. **Representación esquemática de la organización del genoma del SARS-CoV-2 y de las proteínas que codifica, ilustrándose con mayor detalle las poliproteínas pp1a y pp1ab que contienen las proteasas PL y 3CL. Las poliproteínas (pp1a y pp1ab) se dividen** en 16 **proteínas efectoras no estructurales mediante 3CLpro y PLpro**

Las cuatro proteínas estructurales están codificadas en el extremo 3' del genoma: y, al igual que otras nueve proteínas accesorias codificadas en esta región, no son traducidas directamente por los ribosomas de la célula infectada, sino que se sintetizan a partir de **RNA subgenómicos (sgRNA) generados** por una proteína **viral encargada de replicar (copiar) el genoma del virus (nsp12). En la actualidad todavía no conocemos si todas estas proteínas accesorias se sintetizan en los pacientes CoVid19, y de hecho los estudios más recientes no han conseguido detectar todos los sgRNA**[12].

Esquema 2. Proteínas que codifica SARS-CoV-2 mediante las proteasas 3CLpro Y PLpro

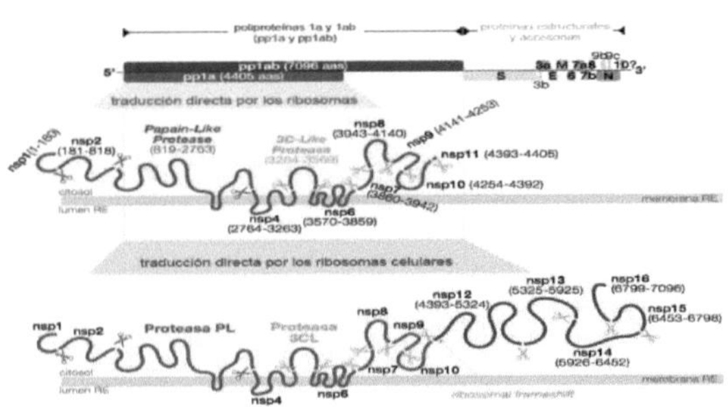

Fuente. MeTOdE. Ismael Mingarro y Iñaki Tuñón. 25/06/2020

PROTEINAS ESTRUCTURALES, NO ESTRUCTURALES Y ACCESORIAS

A. **SARS-COV-2 CODIFICA 4 PROTEÍNAS ESTRUCTURALES**

1. la glicoproteína **S** (spike protein), y sus subunidades: S1 y S2
2. la proteína **E** (envelope)
3. la glicoproteína **M** (membrane) y
4. la nucleoproteína **N** (nucleocapsid) **(Fig. 14 y 15)**.

En la estructura de la partícula viral. Adicionalmente, se han identificado otras proyecciones cortas formadas por:

B. **PROTEÍNAS "NO ESTRUCTURALES"**: nsp1 a nsp16. Y La HEMAGLUTININA-ESTERASA (HE), 3a/b y 4a/b. la HE se ha observado en algunos *beta-coronavirus*[13].

C. Así como las **ACCESORIAS**: 3ª, 3b, 6, 7ª, 7b, 8, 9b, 9c, 10????

PROTEINAS ESTRUCTURALES:

1. PROTEÍNA S

Función principal

Se proyecta en forma de espículas y en el caso de SARS CoV-2 es de mayor longitud, ya que tiene entre 16 a 21 nm (Fig. 14, 15 y 16). Se ha descrito que en el caso de SARS-CoV, MERS-CoV y SARS-CoV-2 la proteína tiene entre 1104 a 1273 aminoácidos y aproximadamente 200 residuos, en la posición 318-510 comprende una subunidad (N)-terminal denominada S1 y una subunidad C-terminal denominada S2[14]. Además, es la proteína que tiene la actividad de *fusión de la membrana viral con la celular* y de esta manera permite liberar el genoma viral en el interior de la célula que va a infectar[15].

La glicoproteína S es clivada en dos péptidos del mismo tamaño:
S1 y S2.....
Sintetizada como grandes moléculas precursoras por enzimas proteolíticas

una proteasa celular furina-like. **El sitio de clivaje es un pentapéptido altamente básico.**

Fig 14. Cuatro proteínas estructurales SARS-CoV2

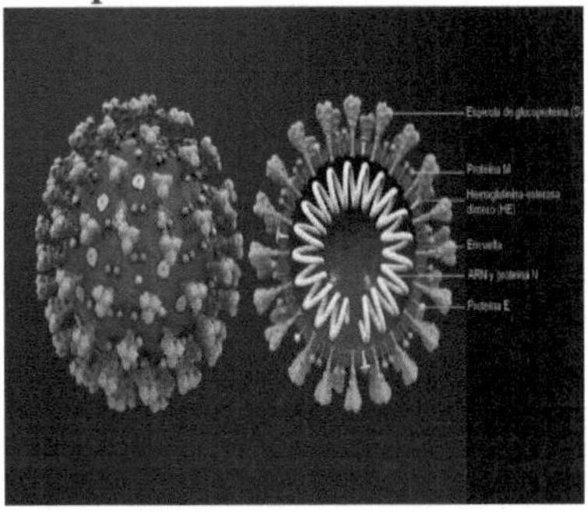

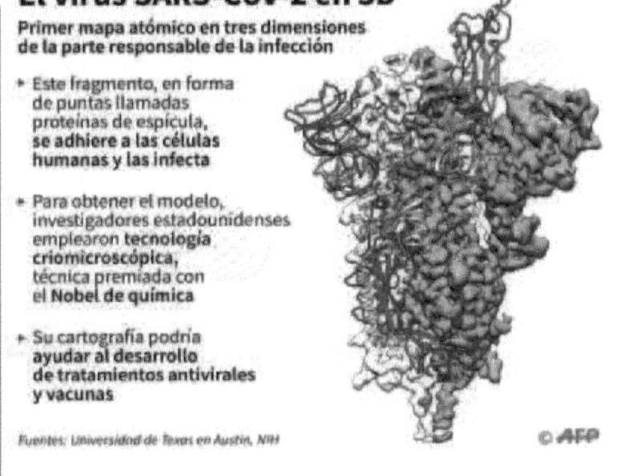

Fuente: Colegio Oficial de Biólogos de Comunuidad de Madrid. C/Jordan n°828010. Madrid. Abril 2020

Fig 15. Proteínas estructurales SARS-CoV2

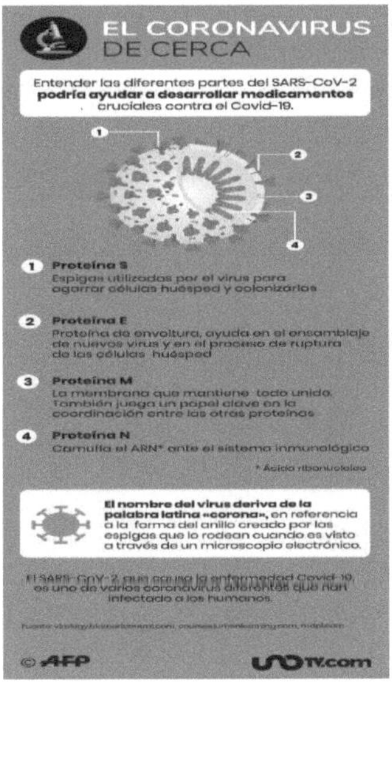

Fig 16. Proteína spike (S)

Coronavirus (S) contiene dos secciones principales que se separan durante el proceso de entrada a la célula huésped: • S1, que incluye un dominio de *unión* al receptor • S2, que incluye un dominio transmembrana (*fusión*).

En la subunidad S1, se encuentra el **dominio de unión al receptor (RBD)** de las células que infecta y, por lo tanto, es la proteína determinante del tropismo del virus. Abarcando ~ 200 aminoácidos, y los estudios estructurales han revelado que el RBD consta de dos subdominios: Subdominios centrales y externos. El <u>subdominio RBD</u> es responsable de que la proteína S se organice en espículas en forma de trímero.
El dominio S1 tiene a su vez dos subdominios: • N-terminal (NTD), que finaliza con un aa que posee un grupo amino libre (-NH2) • C-terminal (CTD), que termina en un grupo carboxilo (-COOH). Tanto el dominio N-terminal como el dominio C terminal de S1 pueden unirse a los receptores del hospedador. El subdominio externo contiene 2 bucles expuestos en la superficie que se unen con ACE2 por sus siglas en inglés Angiotensin-Converting Enzyme 2[16].

El dominio S2 (de tipo C-terminal) contiene dos regiones, HR1 y HR2, en las que se repiten grupos de siete aminoácidos *(llamados heptads),* que contienen residuos hidrófugos que participan en la fusión de las membranas. Los dominios HR1 y HR2 son *targets terapéuticos*, pues se conocen fármacos que inhiben su acción, evitando o dificultando la fusión[17] (Figuras 17,18 y 19).

Fig 17. (S1) RBD: subdominios externo y central. (S2) con sus 2 regiones: HR1 Y HR2

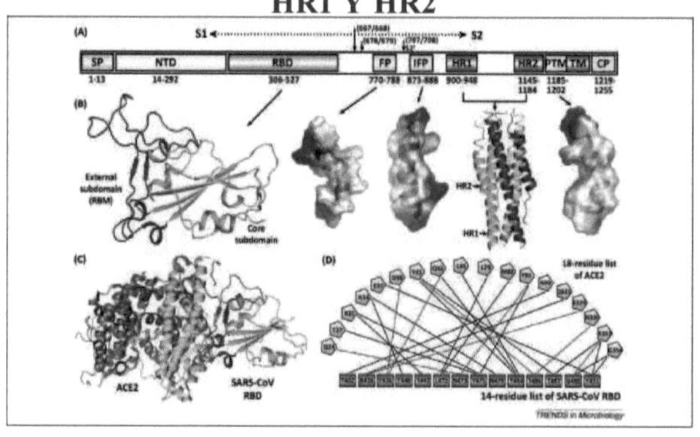

Fig 18. Pre y Post fusión de SPIKE proteína   Fig 19. Pos fusión de Spike
y ACE2

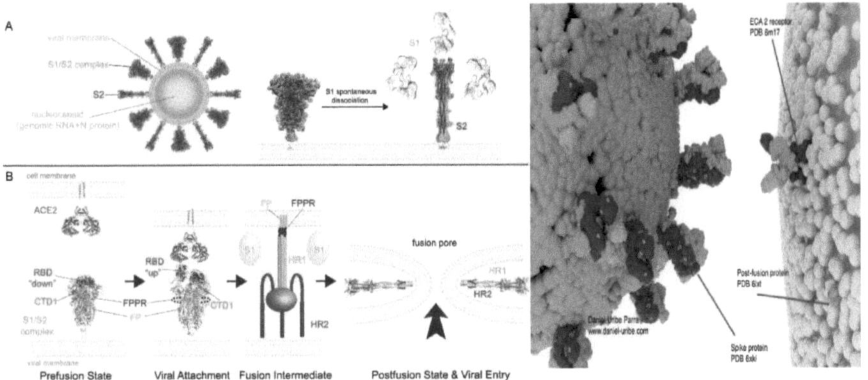

Fuente:Science doi: 10.1126/science.abd4251   Fuente:www.biorxiv.org

(A) Cambios estructurales independientes de una célula objetivo. Sugerimos que los puntos de la prefusión y del postfusion estén presentes en la superficie del virion maduro y el cociente entre ellos pueda variar (diagrama del virion). **Los picos de postfusión en el virión son formados por S2 después de que S1 se disocia en ausencia de ACE2. (B) Reordenamientos estructurales dependientes de ACE2. La transición estructural de la prefusión a la conformación de postfusión que induce la fusión de membranas probablemente procede de la siguiente manera: 1) FPPR sujeta RBD a través de CTD1 en el** trímero de prefusión S, pero **ocasionalmente se voltea fuera de su posición y permite que un RBD muestree la conformación _hacia arriba_. 2) La unión de RBD a ACE2 crea un FPPR flexible que permite la exposición del sitio de escisión S2' inmediatamente _aguas arriba_ del péptido de fusión adyacente (FP). La escisión en el sitio S2', y quizás también el sitio S1/S2, libera las restricciones estructurales en el péptido de fusión e inicia una cascada de eventos de replegamiento en S2, probablemente acompañados por la**

disociación completa de S1. **3) Formación de la larga bobina central** de tres hebras enrollada y plegado hacia atrás de HR2. **4)** Formación de la estructura de postfusión de S2 que une las dos membranas, facilitando la formación de un poro de fusión y la **entrada viral.**

2.   PROTEÍNA DE ENVOLTURA E

Es un polipéptido pequeño que se encuentra en *cantidades limitadas* en la envoltura viral. <u>Durante el ciclo de replicación, se expresa abundantemente dentro la célula **infectada**</u>. La mayoría de la misma se encuentra localizada en el sitio de *tráfico intracelular, como el complejo de Golgi,* donde *participa en el ensamblado de la partícula* y se considera que es muy importante en la producción y maduración de partícula viral[18].

3.   PROTEÍNA DE MEMBRANA M

Es la *proteína estructural más abundante, y la responsable de darle la forma al virión* (Fig. 20). El monómero M, que oscila entre 25 y 30 kDa, es una *proteína de membrana que está incrustada en la envoltura a través de tres dominios transmembrana.* El extremo amino constituye un **ectodominio pequeño;** mientras que el **endodominio C-terminal es la mayor parte de la molécula** y están situados en el **interior del virión** o en la cara citoplasmática de la membrana intracelular. El ectodominio puede ser modificado por glicosilación, lo cual influye, tanto en el **tropismo de los órganos a infectar,** como en la capacidad inductora de interferón (IFN) de algunos coronavirus. Asimismo, esta proteína *colabora en la fijación de la nucleocápside a la membrana de estructuras internas tales como el complejo de Golgi y es la responsable del transporte transmembrana de nutrientes, la liberación del virión y la formación de la envoltura*[19].

Fig 20. Proteína de membrana, M. CoVID-19

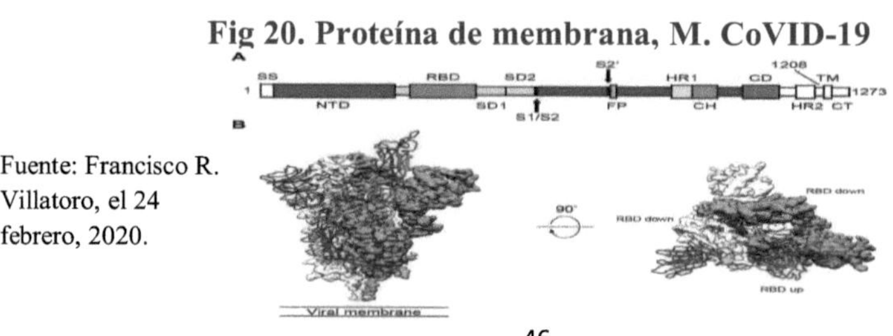

Fuente: Francisco R. Villatoro, el 24 febrero, 2020.

46

4.   LA PROTEÍNA N

 (43 a 50 KDa) *conforma la nucleocápside helicoidal uniéndose a lo largo de todo el genoma viral.* Esta proteína es fosforilada en un número discreto de serinas y treoninas. Aunque el rol de esta fosforilación aún no ha sido determinado se ha sugerido que está relacionado a funciones regulatorias. Por ejemplo, *la fosforilación dispara un cambio conformacional en N aumentando su afinidad por el RNA viral*[20]. La proteína N contiene 2 dominios, ambos capaces de reconocer el RNA viral. Además, se ha reportado que *N se une a nsp3 (proteína no estructural 3) para dirigir el genoma al complejo de replicación y transcripción, así como el empaquetado de la nucleocápside. También funciona como antagonista del interferón y un represor de RNA de interferencia codificado por el virus.* Otra importante función es su *asociación con otra proteína estructural: M* [21]. La proteína N está en el interior del virión asociada al RNA viral, y las otras tres proteínas están asociadas a la envuelta viral.

Las proteinas de la CAPSIDE se encuentran unidas a los acidos nucleicos pueden asociarse con el GENOMA para formar la NUCLEOPLACIDE. Asimismo, las proteínas de la cápside contienen los determinantes antigénicos contra los que el sistema inmune del huésped elaborará la respuesta de anticuerpos en defensa del organismo[22]....

B.   PROTEÍNAS NO ESTRUCTURALES Y ACCESORIAS
PROTEÍNAS NO ESTRUCTURALES (NSP1 a NSP16)
Funciones específicas

La mayoría de las proteínas no-estructurales, nsp1 a nsp16, han sido reportadas con funciones específicas de procesamiento proteolítico, durante el proceso de replicación de los coronavirus. Entre las funciones se destacan RNA polimerasa, RNA-dependiente, helicasa, metil-transferasa y endoribonucleasa y tienen funciones en la *supresión del sistema Inmune innato.* Sin embargo, las funciones de algunas de ellas aún son desconocidas o solo están predichas por estudios bioinformáticos[23].

Proteína NSP1---saboteador celular

Ralentiza la síntesis de las proteínas propias de la célula infectada, incluidas algunas (interferón) que podrían luchar contra el virus invasor.

Proteína NSP2---misteriosa

Según algunos modelos está implicada en la organización de los endosomas (corpúsculos sub-celulares) de la célula infectada.

Proteina NSP3---etiqueta-des marcaje y corte[24]

Es una proteína de gran tamaño (elevado peso molecular) con dos funciones trascendentes. Actúa como un supervisor que distribuye las tareas de las demás proteínas virales; e inutiliza proteínas celulares que podrían entorpecer la función de las proteínas víricas.

De manera usual una célula etiqueta las proteínas que hay que eliminar en su propia <u>fábrica de desguace celular</u>. NSP3 bloquea este proceso celular que podría dirigirse a eliminar las proteínas víricas por su condición de extrañas.

Proteína NSP4---crea burbujas

Contribuye a formar burbujas intracelulares donde se ensamblan las nuevas partículas víricas (viriones).

Proteína NSP5---tijera moleculares

Esta proteína actúa a modo de modista que corta otras proteínas víricas para prevenir (y/o corregir) posibles errores de diseño durante su síntesis[24].

Proteína NSP6---fábrica de vacuolas

Actúa en coordinación con las proteínas NSP4 en la formación de burbujas celulares donde se ensamblan los nuevos viriones (partículas víricas).

Proteínas NSP7 y NSP8---asistentes de copiado

NSP7 y NSP8 ayudan a otra trascendente proteína (NSP12) en la **replicación del ARN vírico**, proceso que precisa de una retro transcripción (ARN vírico ® ADN vírico), posterior inserción en el genoma de la célula, seguida de la transcripción y traducción usando las enzimas y ribosomas de la propia célula infectada.

Proteína NSP9 ---proteína en el núcleo reactor de la célula Esta proteína se infiltra en diminutos canales de la membrana del núcleo celular. ¿Influye en el transporte de molécula hacia el núcleo, y desde al éste al citosol? Se ignora.

Proteína NSP10---camuflaje genético
La proteína vírica NSP10, conjuntamente con NSP16, camuflan a las proteínas víricas evitando su destrucción por las proteínas antivirales que se hallan en todas las células humanas.

Proteína NSP11---
A la que se le supone una función relacionada con la proteína NSP12.

ProteínaNSP12---proteína fotocopiadora
Ensambla letras (nucleótidos) en nuevos genomas de virus en formación. Un medicamento, __Remdesivir__, de Gilead Sciences, interfiere la función de la proteína NSP12 en diversos coronavirus, razón por la que se está usando en la actual pandemia por SARS-Covid-19. posee actividad de RNA polimerasa dependiente de RNA, con ayuda de una primasa (proteína NSP8)[24,25]

Proteína NSP13---proteína que desenrolla el ARN vírico
Es una proteína que desenrolla en ARN. Se encuadra en un grupo de proteínas ubicuas involucradas en la __topología de los ácidos nucleicos.__ con actividad de helicasa [24]

Proteína NSP14---proteína lector de pruebas
Durante la duplicación del ARN vírico (al igual que se produce durante la replicación de ADN de cualquier especie, humanos incluidos) se producen errores. Un conjunto de proteínas se encarga de corregirlos, a la manera de los correctores de estilo que antaño existían en todas las publicaciones escritas. NSP14 es el corrector de estilo de la replicación del genoma de coronavirus SARS-Covid-19. Involucrada en la actividad de metiltransferasa[24,25]

ProteínaNSP15---proteína limpiadora

Esta proteína elimina fragmentos del ARN vírico como estrategia de elusión frente a las defensas de la célula infectada.

Proteína NSP16---otra proteína de camuflaje

En conjunción con NSP10 (ver antes en este mismo texto) actúan como proteínas de camuflaje frente a las defensas de la célula infectada. Involucrada en la actividad de metiltransferasa[24,25] (Tabla 1).

Tabla 1. Proteínas virales no estructurales y sus funciones principales

nsp	funciones
nsp1	Degradación del ARNm celular. Facilita la propagación del virus en las células
nsp2	Desconocida
nsp3	Procesamiento de la poliproteína. Componente esencial del complejo replicación/transcripción. Bloquea la respuesta inmune innata del hospedador, promoviendo la expresión de citoquinas
nsp4	Formación de vesículas de doble membrana
nsp5	Proteasa similar a quimotripsina (3CLpro), proteasa principal (Mpro), intervienen en la escisión de polipéptidos. Inhibición de la señalización de interferón
nsp6	Restricción de la expansión del autofagosoma. Formación de vesículas de doble membrana
nsp7	Cofactor con nsp8 y nsp12
nsp8	Cofactor con nsp7 y nsp12. Primasa
nsp9	Dimerización y unión al ARN viral
nsp10	Cofactor para la activación de enzimas replicativas
nsp11	Desconocida
nsp12	Actividad ARN-polimerasa-ARN dependiente
nsp13	Actividad ARN-helicasa, 5'trifosfatasa
nsp14	Actividad exorribonucleasa
nsp15	Endorribonucleasa. Evasión de sensores de virus ARN doble cadena

Fuente: Melina Elizabeth Herrera. RIUS · ISSN 2683-7544 (impresa) // ISSN 2683-8001 (en línea) 2020. N.º 2 · 7–14

PROTEINAS ACCESORIAS

HEMAGLUTININA-ESTERASA (HES)

Funciones especificas

Además de las proteínas estructurales y accesorias de SARS-CoV-2 se han identificado en su estructura otras proyecciones cortas formadas por dímeros de las proteínas transmembranales HEs (HE, 3a/b y 4a/b.) (Hemaglutinina-Esterasa) la cual se han observado en algunos betacoronavirus[26]. Los ORF que las codifican se ubican entre los genes de las proteínas estructurales. Los monómeros HE de coronavirus (CoV) están formados por los mismos tres dominios que son: dominio de esterasa / hidrolasa central, dominio de lectina de unión al receptor y dominio proximal de membrana que es pequeño. Los dos monómeros del dímero HE en CoV involucran las mismas dos regiones de contacto (CR 1 y 2) ... CR1 contiene el dominio de unión al receptor y la región de contacto 2 que contiene el dominio proximal de la membrana. La hemaglutinina esterasa es una glicoproteína que poseen ciertos virus con envoltura y la utilizan como mecanismo invasor.

HEs ayuda en la unión y destrucción de ciertos receptores de ácido siálico que se encuentran en la superficie de la célula huésped (Estas proteínas se traducen del RNA genómico (junto con las estructurales)[27]. La enzima HE *también influye en el transporte intracelular*. Se ha demostrado que la acilación de la hemaglutinina-esterasa juega un papel esencial en la *replicación del ensamblaje de partículas de virus* (Esquema 3).

Esquema 3. Hemaglutinina-esterasa (HE)

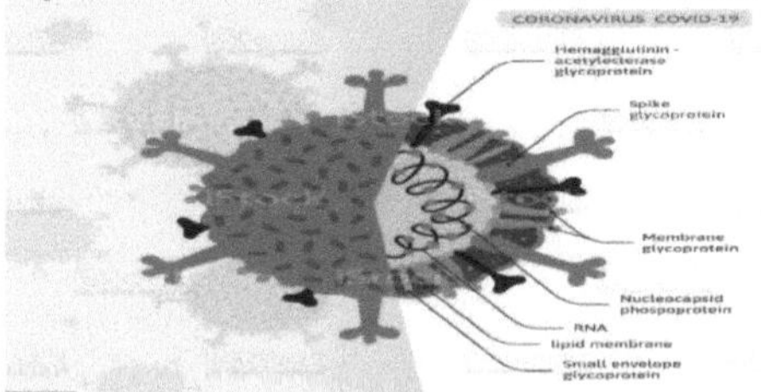

Fuente: <u>Aleksandra Kholodova</u>. 13 de marzo de 2020

Se ha demostrado que la acilación (El compuesto que provee el grupo acilo es denominado el grupo acilante) de la hemaglutinina-esterasa, juega un papel esencial en el ensamblaje de partículas de virus.

Las diferentes actividades enzimáticas de HEs incluyen:

- **actividad de unión al receptor, implica la unión de HEs al ácido N-acetil-9-O-acetilneuramínico (9-O-Ac-Neu5Ac)** de glicolípidos y glicoproteínas.

- **actividad de hidrólisis del receptor (esterasa) permite partículas de virus para escapar de la célula infectada eliminando** un grupo acetilo de la posición **C9** de los **residuos terminales 9-O-Ac-Neu5Ac.**

- **actividad de fusión de membranas ayuda a incorporar el genoma viral en el citoplasma de la célula huésped al mejorar la unión entre la envoltura viral y la membrana de la célula huésped**[28].

- **sirven como receptor viral.**

Además de estas actividades enzimáticas, se ha descubierto que las proteínas de fusión de hemaglutinina-esterasa (HEF) son la principal proteína de espiga única que combina todas las actividades enzimáticas enumeradas anteriormente.

PROTEÍNAS ORF (3a, 3b, 6, 7a, 7b, 8, 9b, 9c y 10) otra investigación (3a, 6, 7a, 7b, 8)

Entre los genes estructurales de CoVs se intercalan ORFs que codifican proteínas no esenciales. En un experimento reciente para caracterizar las funciones del gen del SARS-CoV-2, se obtuvieron 9 ORF de proteínas accesorias predichas (3a, 3b, 6, 7a, 7b, 8, 9b, 9c y 10) codón optimizado y expresado con éxito en células humanas, con la excepción de ORF3b. La evidencia reciente muestra que *los genes accesorios del SRAS-CoV se expresan en el huésped durante la infección*, sus funciones siguen siendo poco claras. En la actualidad, hay una gama de funciones propuestas para las **proteínas accesorias, incluyendo *la modulación de la patogenicidad viral y la replicación, además de actuar como inductores de muerte celular y antagonistas de interferón (IFN)*[29]**. (Esquema 4).

Sin embargo, otro estudio reciente que utilizó la secuenciación de nano bolas de ADN concluyó que el SARS-CoV-2 expresa solo cinco ORF accesorios canónicos (3a, 6, 7a, 7b, 8)[30] (Esquema 5).

Esquema 4. Los ARN subgenómicos del SARS-COV-2 consisten en orf1a, orf1b, orfs, orfe, orfm, orfn, orf3a, orf6, orf7a, orf7b, orf8 y orf10

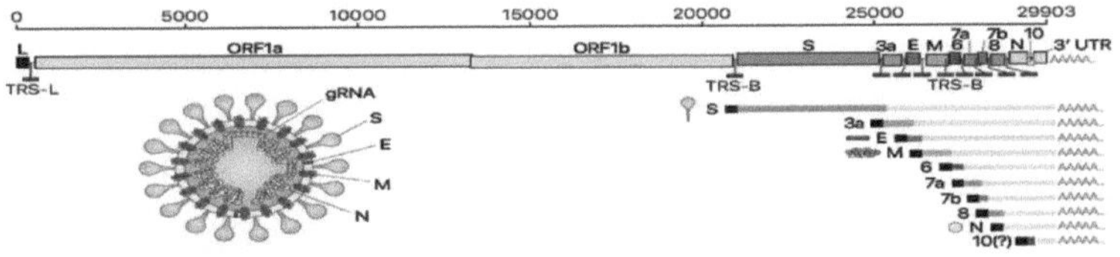

Imagen: IBS. Biotech Magazine & News.

El esquema se describe a continuación: Composición de ARN genómicos y subgenómicos de SARS-CoV-2. Los científicos saben que los ARN del SARS-CoV-2 consisten en ORF1a, ORF1b, ORFS, ORFE, ORFM, ORFN, ORF3a, ORF6, ORF7a, ORF7b, ¿ORF8 y ORF10? En este estudio, todos los ARN, excepto ORF10, se validaron experimentalmente. La predicción de que existe ORF10 parece estar equivocada. Hay nueve ARN subgenómicos (S, E, M, N, 3a, 6, 7a, 7b, 8) efectivamente transcritos a partir de ARN genómicos. Entre ellos, los ARN S, E, M y N se traducen en cada proteína, respectivamente, formando una estructura de partículas virales (S: proteína de pico, E: proteína de envoltura, M: proteína de membrana y N: proteína de nucleocápside).

Esquema 5. ORF 3A, 6, 7A, 7B, 8

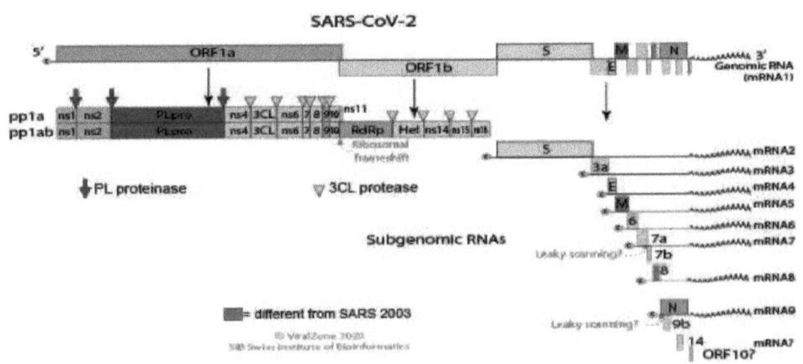

Narry y Hyshik confirmaron experimentalmente los ARN subgenómicos predichos que, a su vez, se traducen en proteínas virales. Además, analizaron la información de secuencia de cada ARN y revelaron dónde se encuentran exactamente los genes en un ARN genómico.

"No solo para detallar la estructura del SARS-CoV-2 -explican-, también descubrimos numerosos ARN nuevos y múltiples modificaciones químicas desconocidas en los ARN virales. Nuestro trabajo proporciona un mapa genético de alta resolución del SARS-CoV-2".

Los investigadores saben desde hace tiempo que diez ARN subgenómicos constituyen la estructura de partículas virales. Sin embargo, estos investigadores confirmaron que realmente existen nueve ARN subgenómicos, invalidando el otro.

PROTEINA ORF 3ª
Funciones específicas
En el SARS-CoV, el gen 3a Codifica una proteína estructural que forma un canal iónico en la membrana del virus[31]. La proteína ORF3a hace un agujero en la membrana de una célula infectada, lo que facilita la salida de nuevos virus. También desencadena la inflamación, uno de los síntomas más peligrosos de Covid-19[32].
PROTEINA ORF 3b
Entre los genes de las proteínas S y M. Se ha comprobado que alguno de estos genes 3b contrarrestan las defensas del hospedador.
PROTEÍNA ORF6
Orf 6 se encuentra entre los genes M y N ("bloqueante de señales"). Esta proteína anula las señales de auxilio que la célula infectada lanza al sistema inmune para que acuda en su auxilio. Contrarrestan las defensas del hospedador [32].
PROTEÍNA ORF7a
ORF7a entre los genes M y N. A través de algún mecanismo ignorado, la proteína ORF7a reduce la cantidad de estas proteínas permitiendo que un mayor número de partículas escapen de la célula infectada. La proteína ORF7a induce la

apoptosis (suicidio) de la célula infectada lo que contribuye al daño que Covid-19 causa a los pulmones[33]. Cuando los nuevos virus intentan escapar de una célula, la célula puede atraparlos con proteínas llamadas Teterinas. Algunas investigaciones sugieren que ORF7a reduce el suministro de Teterinas de una célula infectada, permitiendo que escapen más virus.

PROTEÍNA ORF7b

ORF 7b, entre los genes M y N

PROTEÍNA ORF8

ORF 8, entre los genes M y N. El gen que codifica esta proteína es específico de este coronavirus (SARS-Covid-19) ignorándose cuál es su función.

PROTEÍNAS ORF9b

Se sabe que bloquea el interferón, una vital proteína celular encargada de la lucha contra cualquier virus.

PROTEINA ORF 9c-- no se sabe nada

PROTEINA ORF 10-- se desconoce. Los parientes cercanos del virus SARS-CoV-2 no tienen el gen para esta pequeña proteína accesoria, por lo que es difícil aún saber para qué sirve o, incluso, si el virus produce proteínas a partir de ella[33].

En el cuadro 3 se describen ORF y proteínas no estructurales (nsp; en color azul). ORF y proteínas estructurales (en color naranja). ORF y proteínas accesorias (en color verde). En las poliproteínas 1a y 1b se anota la *posición* subsecuente de aminoácidos, mientras que en las proteínas accesorias y estructurales se anota el *tamaño total*. Tomado de las referencias 27, 32 y 33 *Funciones descritas en general para los SARS-CoV. Cabe mencionar que de acuerdo con el autor y aislado, los ORF y proteínas presentan diferencias.

Cuadro 3. Características de los marcos de lectura abiertos y las proteínas codificadas por SARS-COV-2

ORF	posición	Proteína	Residuos	Función
1a	266 13483	nsp1	181	Degradación de ARNm celular por interacción con la subunidad ribosomal 40s, inhibición de la señalización de IFN
		nsp2 homólogo p65	819	Modulación de la vía de señalización de supervivencia celular por interacción de PHb y PHB2
		nsp3 PL2-PRO	2764	Escisión N-terminal de la poliproteína replicasa. Junto con nsp4 participa en el ensamble de vesículas de doble membrana, las cuales son necesarias para la replicación viral. Bloqueo de la respuesta inmune innata por bloqueo de la fosforilación, dimerización y traslocación nuclear de IRF3. Promueve la expresión de citosinas
		nsp4	3264	Participa en la formación de vesículas de doble membrana
		nps5 3CL-PRO	3570	Proteinasa tipo 3C. Proteasa principal (Mpro), proteasa parecida a quimotripsina, escisión de polipéptidos, inhibición de señalización IFN
		nsp6	3860	Restricción de la formación del autofagosoma, formación de vesículas de doble membrana
		nsp7	3943	Forma un complejo hexadecamérico con nsp8. * Participa en la replicación viral al actuar como primasa. Cofactor con nsp8 y nsp12
		nsp8	4141	Primasa cofactor nsp7 y nsp12
		nsp9	4254	Participa en la replicación viral; actúa como proteína de unión a ARN de cadena sencilla

		nsp10 GFL	4392	Forma heterodímeros con nsp14 y nsp16 para estimular la actividad 3´-5´exorribonucleasa y O-metiltransferasa respectivamente
1b	13468 21,555	nsp12 RdRP	5325	ARN polimerasa dependiente de ARN
		nsp13	5926	ARN helicasa, 5´trifosfatasa
		nsp14	6453	Exorribonucleasa, N7-MTasa. Adiciona 5´cap al RNA viral; es importante para la edición del genoma viral*
		nsp15	6799	Endoribonucleasa, evasión de sensores de dsRNA
		nsp16	7096	2´-o-ribosa MTasa, evasión del reconocimiento MDA5, regulación negativa de la inmunidad innata
S	21563-25384	S	1273	Forma homotrímeros en la superficie viral y es la responsable del aspecto en espícula, así como de la unión a ACE2 mediante el dominio RBD para infectar a la célula hospedera. 150 kDa*
3a	25,393-26,220	3a	275	Forma homotetrameros para formar canales de potasio. Modula la liberación del virus, regula la expresión de subunidades de fibrinógeno FGA, FGB y FGG. Regula a la baja al receptor de interferon tipo 1. Inducción de apoptosis vía caspasa 8/9
3b		3b	22	Activación de AP-1 vía ERK y JNK. Inducción de apoptosis vía caspasa 3
E	26,245-26472	E	75	Facilita el ensamble y la liberación de los virus 8-12 KDa; es altamente divergente
M	26523-27191	M	222	Ensamble del virión. Interactúa con las proteínas N y E. Proteína estructural más abundante 25-30 KDa con tres dominios transmembranales*

6	27202-27387	6	61	Factor de virulencia. Inhibe la síntesis de IFN y la traslocación de STAT1*
7a	27394-27759	7a	121	Proteína transmembranal tipo 1 involucrada en el ensamble viral, activa la liberación de citocinas proinflamatorias*
7b	27756-27887	7b	43	Proteína integral de membrana*
8	27894-28259	8	121	Modulación de la replicación viral, activación de caspasa-3*
N	28274-29533	N	419	Nucleoproteína que empaqueta el genoma viral, interactúa con la proteína M. Participa en la eficiencia de la transcripción de RNA viral subgenómico y en la replicación viral
14			73	No caracterizada, función desconocida
10	29,558-29674	10	38	

Fuente: Rev Med Inst Mex Seguro Soc. COVID-19. 2020

XI. **ENZIMAS** (Proteínas) virales implicadas en síntesis de RNA de CoV)

ARN-POLIMERASA-REPLICASA

Funciones específicas

Traducción del Genoma Viral y Transcripción de las Proteínas de SARS-CoV-2. Una vez completado el ingreso al citoplasma, la nucleocápside del virus se libera y permite la salida del RNA genómico viral. Esta secuencia de RNA actúa como un *RNAm* donde se transcribe directamente el gen de la *replicasa o ARN polimerasa viral* (hacia el extremo 5') (Mousavizadeh & Ghasemi). *Es responsable de más de la mitad del genoma* (dado que tiene una longitud de 20kB). La mayor parte de las proteínas virales implicadas en la replicación y transcripción de CoV están codificadas en el gen de la

replicasa. Luego los ribosomas celulares llevan a cabo la traducción del gen (+gRNA) de la replicasa (RTC) viral. (Esquema 6).

Las ARN polimerasas son enzimas que *transcriben el ADN en ARN*. La transcripción comienza cuando la ARN polimerasa se une a una secuencia llamada promotor cerca del inicio de un gen (directamente o a través de las proteínas auxiliares)[34].

La transcripción es el proceso en el que la secuencia de ADN de un gen se copia (transcribe) para hacer una molécula de ARN **(Esquema 7).** Mediante un molde de ADN, la ARN polimerasa construye una nueva molécula de ARN a través del apareamiento de bases. Por ejemplo, si hay una G en el molde de ADN, *la ARN polimerasa agregará una C* a la nueva cadena creciente de ARN.

Esquema 6. Cadena de ARN en la dirección 5' a 3'.

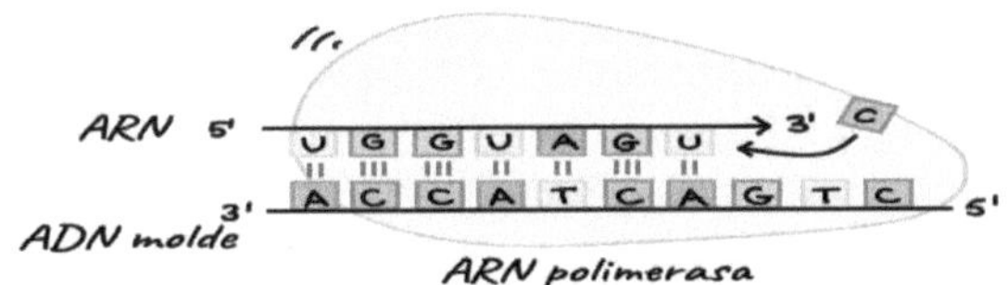

Fuente: Etapas de la transcripción| Khan Academy es.khanacademy.org 2020

La ARN polimerasa siempre construye una nueva cadena de ARN en la dirección 5' a 3'. Es decir, solo puede agregar nucleótidos (A, U, G, o C) al extremo 3' de la cadena[35].

La transcripción utiliza una de las dos hebras expuestas de ADN como plantilla; esta hebra se conoce como la hebra molde. El producto de ARN es complementario a la hebra molde y es casi idéntico a la otra hebra de ADN, llamada hebra no molde (o codificante). Sin embargo, hay una diferencia importante: en el ARN recién hecho, todos los nucleótidos T han sido sustituidos por nucleótidos U.

Esquema 7. La secuencia de ADN que sirve como patrón o molde para la transcripción

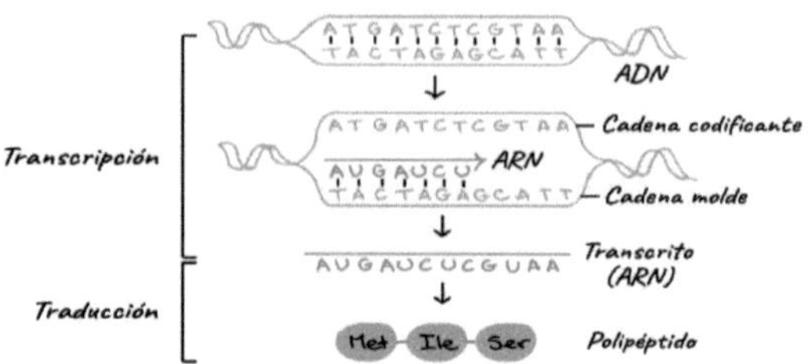

Fuente: Khan Academy. Etapas de la Transcripción. 2020

TIPOS DE ARN POLIMERASAS I, II Y III:

- **La ARN polimerasa I sintetiza los precursores del ARN ribosómico (ARN-r) y reside en el nucléolo.**
- **La ARN polimerasa II produce ARN heterogéneo nuclear (ARN-hn) que tras el procesamiento da lugar a los ARN mensajeros (ARN-m) que se traducen a proteínas.**

- **La ARN polimerasa III transcribe los precursores de los ARN transferentes (ARN-t)[36].**

La ARN polimerasa **es la principal y/o más importante enzima implicada en la** *síntesis del ARN mensajero o transcripción del ADN.* **A partir de una cadena de ADN molde se forma una cadena de ARN monocatenario llamado ARNm o mensajero. Ninguna proteína viral puede ser sintetizada hasta que el ARN mensajero del virus esté disponible. Este ARNm puede ser traducido inmediatamente luego de la infección de la célula huésped[37]. Los productos de la transcripción no son sólo ARNm, sino que también se forma ARNt, cuya función es transportar a los aminoácidos durante el proceso de traducción y ARNr, que forma parte de los ribosomas que intervienen en la traducción. Dentro del ADN hay genes que codifican para ARNt y ARNr.**

La transcripción en CoV es una síntesis de RNA dependiente de RNA incluyendo un paso de síntesis discontinua durante la producción de la cadena negativa complementaria a los mRNAs subgenómicos[38]. Durante la producción de RNAs subgenómicos de polaridad negativa, que sirven como molde para la generación de la cadena positiva, se fusiona la copia del líder al extremo 3' de la cadena de RNA naciente de polaridad negativa, que es complementaria a la secuencia codificante del mRNA (body o B), por mecanismo discontinuo de la transcripción[39].

El gen de la replicasa codifica dos actividades esenciales para la síntesis de RNA:
    - una RNA polimerasa dependiente de RNA (RdRp) que reside en la *nsp12*.
    - y una helicasa de RNA que reside en la nsp13, de forma similar a otros virus con genomas RNA de polaridad positiva.

•   La proteína NSP12 posee actividad de RNA polimerasa, dependiente de RNA, RdRp con ayuda de las primasas (proteína NSP7, NSP8 y NSP 10) son regiones críticas como reguladoras de la nsp12, que es la RNA polimerasa multidominio y que junto con la actividad de reparación del RNA (MMR) de la nsp14 le confiere estas altas tasas de fidelidad de copia[40].

La nsp12, además de contener los *dominios típicos de dedo, palma y pulgar, presentes en otras RdRps virales*, contiene *un dominio N-terminal único que es esencial para la actividad RdRp* y que media la interacción con otras proteínas, como las nsps 5, 8, 9 y 14[40]. Para la actividad catalítica de la polimerasa resultan críticos dos residuos de ácido aspártico (Asp 185 y Asp 186) presentes en la zona de la palma junto con otro Asp en la posición 110. El dominio palma se encuentra el centro catalítico, los dominios pulgar y dedos de ZNF que rodean la palma están involucrados en la regulación de varios procesos celulares. De hecho, los ZNF están implicados en la regulación transcripcional. Esta disposición espacial forma un "canal" que sirve para la unión del ARN de cadena simple.

Recientemente, la proteína nsp12 se ha caracterizado bioquímicamente in vitro, demostrándose que posee actividad **RdRp** dependiente de iniciador [41].

NSP12 utiliza el ARN genómico de la cadena (+) del **coronavirus humano SARS-CoV-2 como plantilla para su replicación. El ARN genómico de la cadena (+) producido a través del proceso de replicación se convierte en el genoma de la nueva partícula viral. RNA polimerasa, dependiente de RNA, RdRp clave en la catálisis de la síntesis del ARN del virus y diana de fármacos antivirales** (Esquema 8, 9 y 10).

- **La nsp13 contiene un dominio helicasa del tipo SF1 unido por su región N-terminal a un dominio de unión a zinc que es crítico para la actividad helicasa in vitro[42].**

Estudios bioquímicos han demostrado que la helicasa de CoV tiene actividad NTPasa y dNTPasa, es capaz de desenrollar RNA y DNA de doble cadena (dsRNA y dsDNA, respectivamente) en dirección 5'-3' y su actividad in vitro se ve incrementada cuando está presente la nsp12, sugiriendo que ambas proteínas (nsp12 y nsp13) interaccionan en el CRT[43].

La nsp13 presenta actividad RNA 5'-trifosfatasa además de la actividad helicasa, lo que la convierte en la proteína viral candidata para llevar a cabo la etapa inicial de la incorporación del cap- en el extremo 5' del genoma[44].

En el extremo C-terminal de la poliproteína pp1a se encuentra un grupo de proteínas de pequeño tamaño, nsp7-nsp10, las cuales se han implicado en la síntesis del RNA viral. La nsp8 tiene una actividad RdRp no canónica que media la síntesis de pequeños oligonucleótidos *independientemente de iniciador,* y ha sido propuesta como la RNA primasa encargada de generar los iniciadores necesarios para la síntesis de RNA mediada por la RdRp[45].

Aunque muchos virus RNA dependen de iniciadores para la síntesis de RNA, *los CoVs* son los únicos virus RNA conocidos que incorporan en su genoma la enzima responsable de su síntesis.

Esquema 8. RNA polimerasa en el ciclo de replicación viral

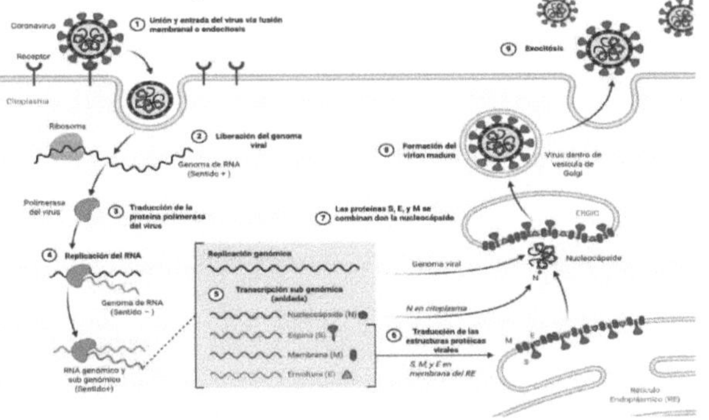

Imagen: Cascella M, et al. Features, Evaluation and Treatment Coronavirus (COVID-19). StatPearls. https://www.ncbi.nlm.nih.gov/books/NBK554776/ con modificacione

Esquema 9. Polimerasa duplica el RNA genómico

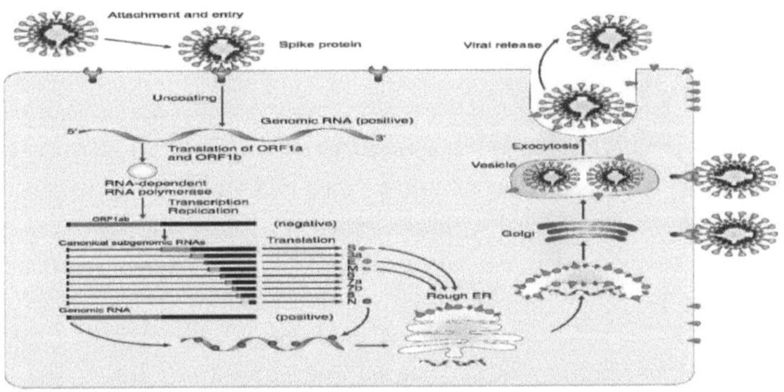

Fuente: Nuevo mapa genético del SARS-CoV-2 - BiotechMN.2020

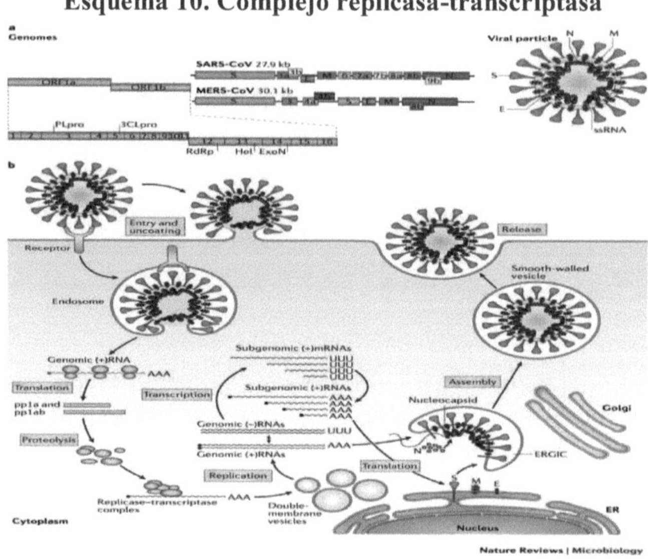

Esquema 10. Complejo replicasa-transcriptasa

Fuente: Por Ignacio López -Goñi, catedrático de Microbiología, *Universidad de Navarra*. Publicado el 24 de marzo de 2020 a las 11:19

El gen de la replicasa codifica una serie de enzimas de procesamiento de RNA que no están presentes en otros virus RNA como una exoribonucleasa 3'-5' (nsp14) una endoribonucleasa (nsp15) y una 2'-O-ribosa metiltransferasa (nsp16), **las cuales son esenciales para la síntesis eficiente de RNA viral.**

PROTEASAS

Funciones específicas

Para llevar a cabo esta rotura de proteína a una velocidad compatible con el ciclo de replicación del virus, es necesaria la acción de enzimas, unas proteínas especializadas en acelerar reacciones químicas. El virus codifica dos de estas proteínas que reciben su nombre por la función que realizan: proteasas, rotura de proteínas. La principal de estas proteasas:

- **la 3CL (3Chymotrypsin-Like), forma parte de la pp1a y una vez sintetizada se autoproteoliza (se corta a sí misma)** y en su forma madura **realiza 5 cortes adicionales** en la secuencia de la poliproteína para generar las proteínas no estructurales nsp4-nsp11. Además de esta proteasa, los coronavirus codifican otra denominada:

- **PL (Papain-Like)** (Esquema 11) **que dificulta la respuesta celular frente al virus y realiza 3 cortes en la pp1a generando las nsp1, nsp2 y así misma.** El final de la secuencia que codifica la pp1a presenta una señal (un codón) de parada que indica al ribosoma el fin de la síntesis de la poliproteína.

La actividad de ambas proteasas resulta crucial para la replicación del virus, por lo que han emergido como unas de las dianas preferentes para el desarrollo de fármacos que nos permitan tratar esta terrible enfermedad[46].

Esquema 11. Proteasas: la 3CL y la PL de SARS-COV-2

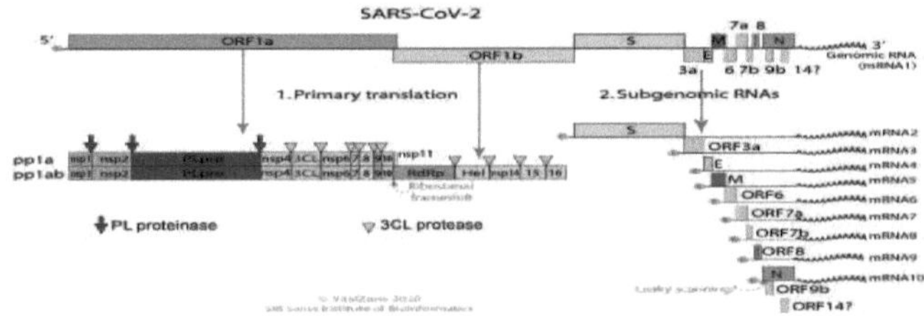

PROTEASA HELICASA (HEL)

Funciones especificas

La nsp3 es una helicasa, una enzima vital separación de los dímeros del RNA durante la replicación viral desempaquetado de los genes y por ende la replicación y transcripción. El conocimiento de esta ha permitido diseñar inhibidores de la helicasa, que bloquean el proceso de la replicación RdRp con la ayuda de la helicasa, se procederá al proceso de transcripción, generando RNAs subgenómicos[47.] Las helicasas se utilizan a menudo para separar las hebras de una doble hélice de ADN o una molécula de <u>ARN</u> (Esquema 12).

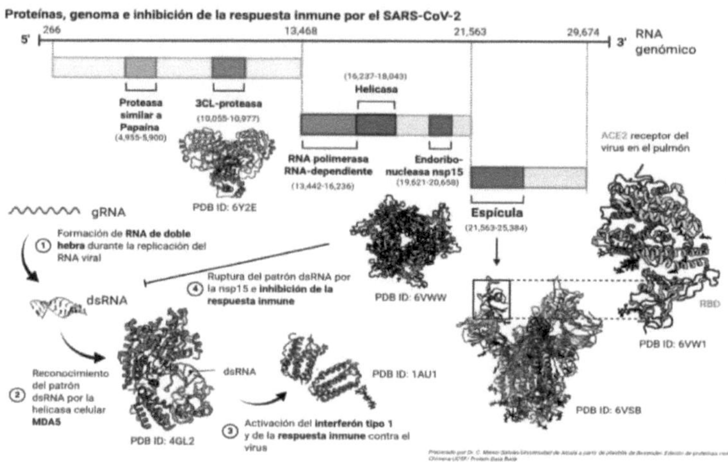

METIL-TRANSFERASA

Funciones especificas

Las proteínas NSP14 y NSP16 están involucradas en la actividad de metiltransferasa[48]. Los coronavirus han adquirido la nsp14, una enzima bifuncional **capaz de metilar la cápsula de ARN viral** y escindir **nucleótidos mutagénicos erróneos** insertados por nsp12. *La estructura cristalina de* nsp14 es única en su tipo y **ha sido reemplazada por otros tipos de metiltransferasas durante la evolución. Esta maquinaria de corrección de ARN sin precedentes ha permitido la expansión del tamaño del genoma ARN de estos virus, pero también les ha proporcionado resistencia potencial a los fármacos nucleósidos como la rivabirina**[49].

ENDORIBONUCLEASA

Funciones especificas

La endoribonucleasa nsp15. Esta proteína **protege al coronavirus de la respuesta inmune innata, una defensa antiviral del hospedador**. Esta se produce gracias a que, durante la replicación, el virus genera un PAMP o patrón molecular asociado a patógeno. Este patrón es reconocido por receptores celulares y **desencadena la síntesis** de interferón tipo 1 y la respuesta **antiviral** innata. **Sin embargo, el coronavirus produce la ribonucleasa nsp15, que rompe el patrón molecular asociado a su patogenicidad,** inhibiéndose la síntesis del interferón, la síntesis de citoquinas proinflamatorias y **la eliminación del virus**. Es decir, el **propio virus está modulando** la respuesta inmune de su hospedador[50]. (Esquema 13).

Esquema 13. Endoribonucleasa NSP 3, NSP5, NSP12 Y NSP15

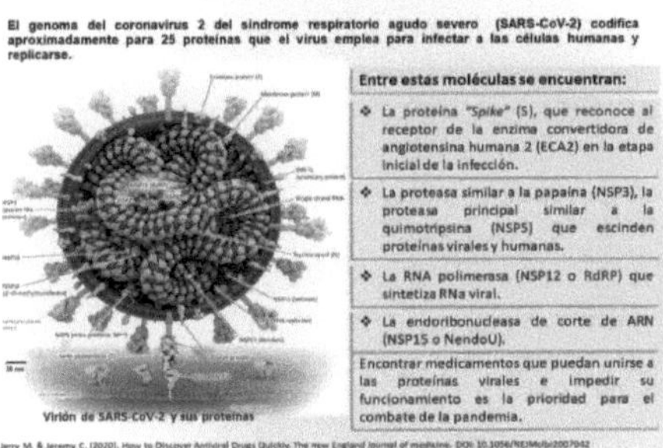

EXORIBONUCLEASA

Funciones especificas

La actividad exoribonucleasa de la proteína nsp14 forma parte de un sistema de corrección de errores durante la síntesis de RNA, que permite la replicación fiel de un genoma tan grande como el de los CoVs. La nsp14 presenta también actividad metiltransferasa, que junto con la actividad 2'-O-ribosa metiltransferasa de la nsp16 podrían actuar de forma coordinada en la incorporación del cap en el extremo 5' del genoma[51].Las proteínas nsp14 y nsp16 interaccionan con la nsp10, la cual actúa como un activador de la actividad exoribonucleasa de la nsp14 y de la 2'-O-ribosa metiltransferasa de la nsp16.

XII. ÁCIDO RIBONUCLEICO (RNA)

El Ácido Ribonucleico (RNA) se forma por la polimerización de ribonucleótidos unidades y productos químicos que se unen entre ellos mediante enlaces fosfodiéster en sentido 5´-3´. *Los Ácidos RiboNucleicos (RNA o DNA)* son moléculas de elevado peso molecular *que tienen la información genética de los organismos* (código genético), son grandes polímeros que forman una cadena simple trenzada de repetición de monomeros o ribonucleótidos (Unidos por un grupo fosfato, una ribosa (es la aldopentosa cíclica) y una base nitrogenada unida al carbono 1' de la ribosa, que puede ser citosina, guanina, adenina y uracilo (Fórmula quimica 2) . Esta última es una base similar a la timina... los acidos nucleicos son largas cadenas de nucleótidos repetidos. La unión de nucleótidos es la pieza básica de los ácidos nucleicos: RNA ácido RiboNucléico ó DNA acido desoxirribonucleico. Mientras, el ARN une las proteínas en una sola hélice que es simple, el ADN las reúne en una hélice doble.

Sin duda alguna, los ácidos nucleicos son las sustancias fundamentales de los seres vivos, los ácidos nucleicos son compuestos nitrogenados formados básicamente por Carbono, Hidrógeno, Oxígeno, Nitrógeno y Fósforo presentes en todas las células y virus.

Están formados por moléculas biológicamente activas, *no proteicas* y que constan de una base nitrogenada: *purinas*: Adenina y Guanina y *pirimidinas*: Citosina, timina y Uracilo, una pentosa (azúcar ribosa), y un grupo fosfato. Hay una secuencia de 61 nucleótidos cerca del terminal 3' del genoma que solo se encuentra en el *ARN genómico de sentido positivo*[52].

Los ácidos nucleicos trabajan en la célula almacenando información. La célula codifica información, como cuando se graba en una cinta, en los ácidos nucleicos. Así que la secuencia de estas moléculas en el polímero puede "transmitir" "hacer una proteína ", por favor replícame", "trasládame al núcleo[53] ..." La otra parte sorprendente sobre los ácidos nucleicos es que son proteínas muy estables. Los ácidos nucleotidos se clasifican en **ADN** y **RNA.**

Formula quimica 2. Nucleotido de ARN

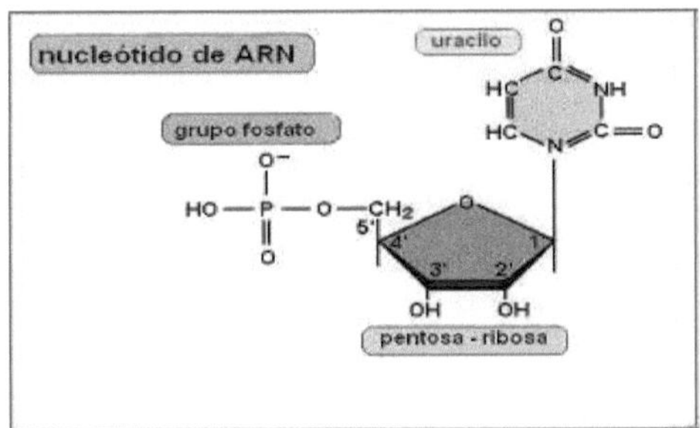

Fuente:aprendamos cienciasge.blogspot.com 2011

Estructura básica del ARN. Cada nucleótido del ARN contiene un azúcar ribosa, **con carbonos numerados del 1' a 5', ca-pucha metilada en el extremo 5' y una cola po-liadenilada (poli-a) en el extremo 3'** (Diagrama 1) **con:**

una base unida a la <u>posición 1'</u> generalmente adenina (A), citosina (C), guanina (G) o uracilo (U)... Adenina y guanina son **purinas; citosina** y uracilo **son pirimidinas...Las bases pueden formar enlaces de hidrógeno entre la citosina y guanina, entre entre guanina y uracilo.**

Las bases forman **puentes de hidrógeno** entre citosina y guanina, entre adenina y uracilo y entre guanina y uracilo. *Un componente estructural importante del ARN que lo distingue del ADN es la presencia de un grupo hidroxilo (oxhidrilo) en la <u>posición 2</u> 'del azúcar ribosa ARN.* A diferencia de ADN que contiene sólo cuatro bases A, T, G y C, **RNA maduro** puede contener bases modificadas y azúcares.

Un grupo fosfato está unido a la <u>posición 3</u> 'de una ribosa y a la posición 5' de la siguiente. Los grupos fosfato tienen una carga negativa cada uno, lo que hace que el **ARN** sea una molécula cargada (polianión)[54]. (Fórmulas químicas 3a y 3b).

Pseudouridina (Ψ), en el que la vinculación entre uracilo y ribosa se cambia de un bono C–N a un enlace C–C y ribothymidine (T), se encuentran en varios lugares. Otra notable base modificada es hipoxantina, una base de adenina desaminada cuyos **análogos de los nucleósidos se llaman inosina (I)**.

Diagrama 1. Estructura y función de los ácidos nucléicos: ARN

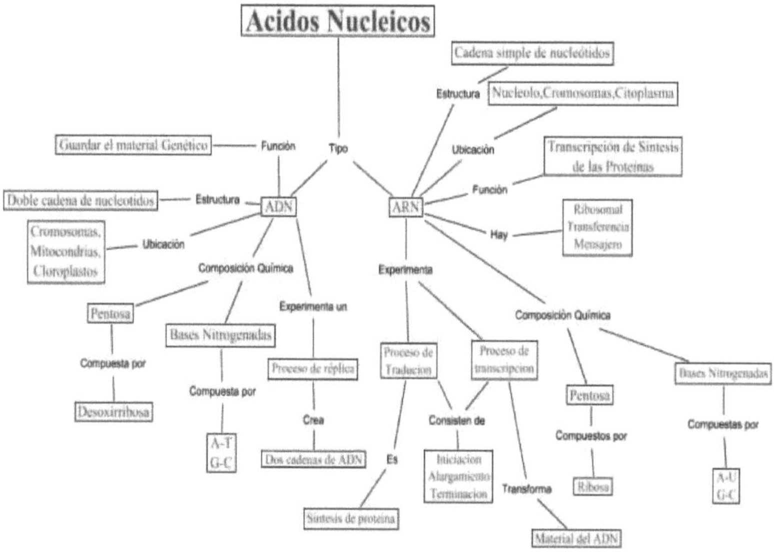

Fuente: annsbrim.wordpress.com. Cuadros sinópticos sobre ácidos nucleicos: Tipos

los átomos de la pentosa se designan con números seguidos de unapóstrofe (1', 2', 3', 4' y 5'), Aunque la ribosa tiene tres posiciones en las que se puede unir el fosfato (2', 3' y 5') y en la desoxirribosa dos (3' y 5'), los nucleótidos naturales más abundantes son los que tienen fosfato en la posición 5'... Nucleótidos con fosfato en 3' aparecen en la degradación de los ácidos nucleicos[55].

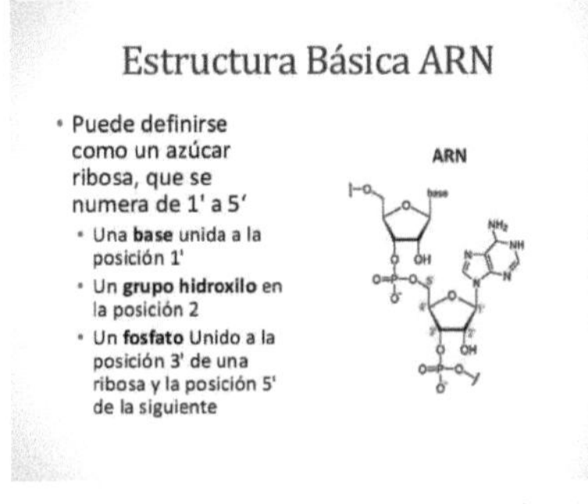

Fórmula químicas 3a
Estructura básica ARN

Fuente: Sofia Serrano Publicado en: Ciencias 9 de nov. de 2015

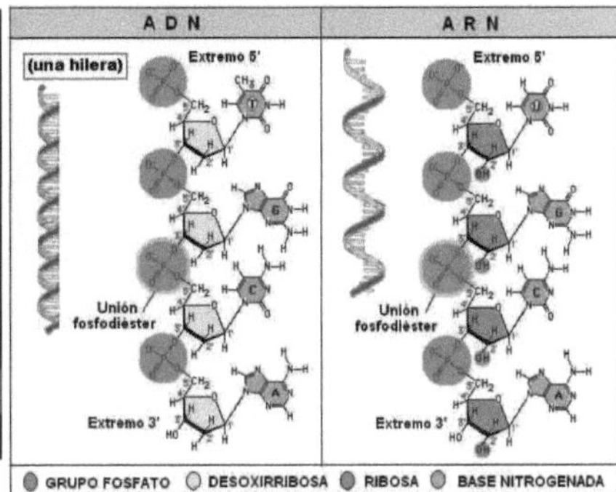

Fórmula química 3b.
Estructura básica ARN

Fuente: Educandose.com

TIPOS PRINCIPALES DE ARN

Se conocen cuatro tipos principales de ARN y todos ellos participan de una u otra manera en la síntesis de las proteínas. Ellos son: *El ARN mensajero* **(ARNm), el** *ARN ribosomal* **(ARNr), el** *ARN de transferencia* **(ARNt) y** *ARNnp- ARN nuclear pequeño* **(Fig 21).**

Fig 21. Tipos de AR

ARN mensajero	-Actúa como molde y transporta la información para la síntesis de proteínas. -Presenta codones, grupo de 3nucleótidos.
ARN de transferencia	-Transporta los aminoácidos hacia los ribosomas para la síntesis proteica. -Está en el citoplasma -Contiene anticodones.
ARN ribosómico	-Recibe la información genética -Traduce las proteínas. -Se ubica en el ribosoma, organela donde se sintetizan las proteínas
ARN heteronuclear	Es el precursor de los ARN

Fuente: Charo Asperilla Acidos Nucleicos. Artículo de hnncbiol.blogspot.com

Cuadro 4. Tipos y funciones de los tipos de ARN

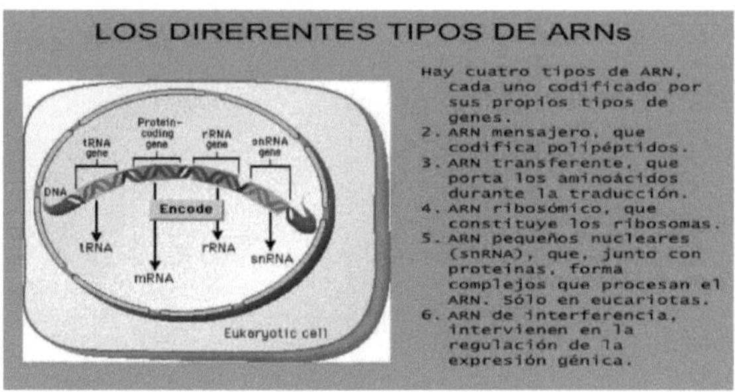

Fuente: slideshare. 2020

ARN mensajero (ARNm)

Los ARN mensajeros, también conocidos como ARNm, son uno de los tipos de ARN que se encuentran en la célula. Éste en particular, como la mayoría de los *ARN, se sintetiza en el núcleo* y luego *se exporta al citoplasma,* donde la maquinaria de traducción (Figs. 22a y 22b), la maquinaria que realmente fabrica las proteínas, se une a las moléculas de ARNm y lee en ellas el código para producir una proteína específica. Así que en general, un gen; el ADN de un gen, puede ser transcrito en una molécula de ARNm que puede acabar dando lugar a una proteína específica[56].

Fig 22a. ARNm

Fuente: Rosario Vega Haupt. Albornoz. 24 de nov de 2020

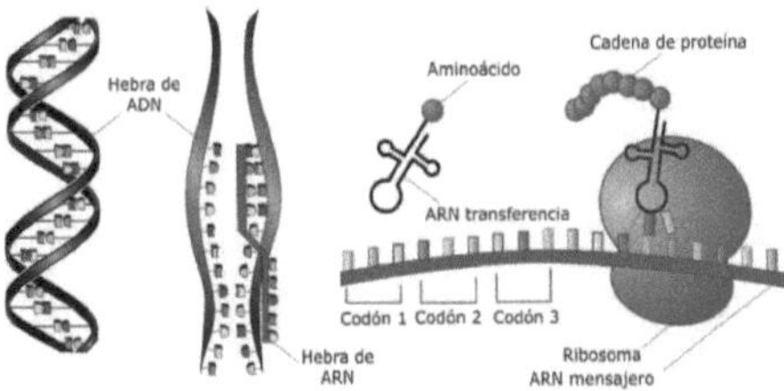

Fuente: TiposDe.com

Fig 22b. Consiste en una molécula lineal de nucleótidos (monocatenaria), cuya secuencia de bases es complementaria a una porción de la secuencia de bases del ADN. El ARNm dicta con exactitud la secuencia de aminoácidos en una cadena polipeptídica en particular. Las instrucciones residen en tripletes de bases a las que llamamos Codones (Esquemas 14a y 14b).

El código genético está formado por tramos de tres nucleótidos en una fila, cada uno de los cuales especifica un aminoácido que se ha unido para producir una proteína. En el ARN mensajero, el triplete de nucleótidos de inicio queda como «AUG» (adenosina-_uridina_-guanosina) con el que comienza cada proteína. La célula lee la secuencia del gen en grupos de tres bases. De las 64 combinaciones posibles de tres bases, _61 especifican un aminoácido_, mientras que las otras _tres combinaciones son codones de parada:_ UAG- UAA y UGA (Lawrence C. Brody, Ph. D).

Esquema 14a. Codones de inicio y de paro

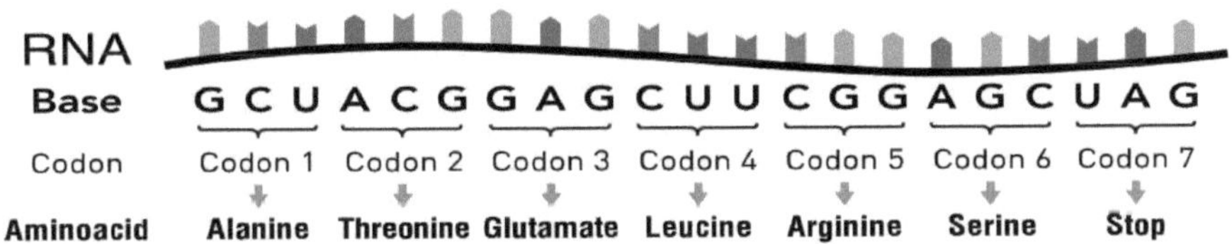

Fuente: RNA-codons-aminoacids.svg - Wikimedia Commons

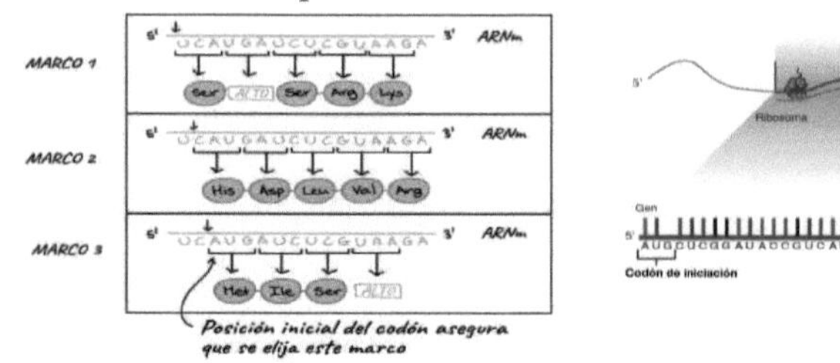
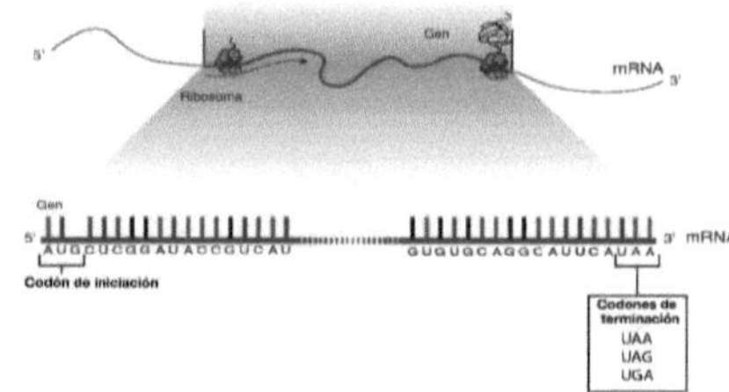

Esquemas 14b. Codones de inicio y de paro

Fuente: Universidad autónoma de Nuevo León.
2020 Facultad de Ciencias Biológicas. 2009

Fuente: National Human Genome

ARN ribosomal (ARNr)

Los rRNAs se encuentran en los ribosomas y explican el 80% del ARN total presente en la célula Este tipo de ARNr una vez trascrito, pasa al nucleolo donde se une a proteínas. De esta manera se forman las subunidades de los ribosomas. Los ribosomas se componen de una subunidad grande y de una pequeña subunidad que se compone de sus propias moléculas específicas del rRNA[57].

Los rRNAs combinan con las proteínas y las enzimas en el citoplasma para formar los ribosomas, que actúan como el sitio de la síntesis de la proteína. Estas estructuras complejas viajan a lo largo de la molécula del mRNA durante la traslación y facilitan el montaje de aminoácidos para formar una cadena del polipéptido. Obran recíprocamente con los tRNAs y otras moléculas que son cruciales a la síntesis de la proteína.

ARN de transferencia (ARNt)

Este es el más pequeño de todos, tiene aproximadamente 75 nucleótidos en su cadena, además se pliega adquiriendo lo que se conoce con forma de hoja de trébol plegada. El ARNt se encarga de transportar los aminoácidos libres del citoplasma al lugar de síntesis proteica. En su estructura presenta un triplete de bases complementario de un codón determinado, lo que

permitirá al **ARNt** *reconocerlo con exactitud* y dejar el aminoácido en el sitio correcto. A este triplete lo llamamos **Anticodón** (Esquema 15).

Esquema 15. Anticodon

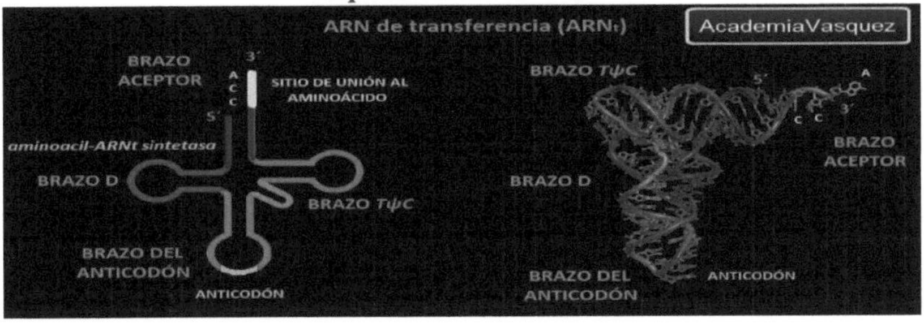

Fuente: Subido por Academia Vásquez, 21 ago. 2015.Se describen las características, estructura y función del ARN de transferencia (ARNt).
https://www.youtube.com/channel/UCLQnAaPdNDuquqdxlWHMg0A

ARNnp- ARN nuclear pequeño.
Tambien conocido como snRNA está implicado en la tramitación del ARN de premensajero (pre-mRNA) en el mRNA maduro. Son muy cortos, con un largo medio de solamente **150 nucleótidos.** Con proteínas, forma complejos que son usados en el proceso **de ARN** en las células eucarióticas (no se encuentra en las células procarióticas)[58].

XIII. PH
PH Y SU RELACIÓN CON LA ALTERACIÓN DE LA HEMAGLUTININA
La escala del pH varía del 0 al 14, de forma que se considera 7 como un valor de pH neutro, menos de 7 se vuelve más ácido, arriba de 7 se vuelve más alcalino. **El <u>nivel idóneo del pH en la sangre debe oscilar entre 7.35 y 7.45</u>[59].**

El virus de la gripe SARSCov tiene en su envuelta la *proteína hemaglutinina (HA)* **que cambia de conformación según el** *pH.* **Cuando el virus ha sido**

endocitado y se ha producido el <u>descenso de pH</u> en la vesícula tras la fusión con el lisosoma, la hemaglutinina cambia de conformación permitiendo que el virus salga de la vesícula a sitos donde puede llevar a cabo su replicación.

La hemaglutinina se fabrica en la superficie del virus de la gripe, que la necesita para unirse e infectar a las células huésped. Los investigadores demostraron que la hemaglutinina se volvió <u>más estable en un medio ácido para el virus H1N1.</u> La adaptación aumentó la estabilidad de la proteína en <u>condiciones ácidas del tracto respiratorio humano</u> y redujo el pH en el que la hemaglutinina se activó. La activación desencadenó UN CAMBIO IRREVERSIBLE EN LA FORMA MOLECULAR DE LA PROTEÍNA QUE FUSIONA EL VIRUS A LA CELULA HUESPED. Activar la mutación de la hemaglutinina <u>que reduce la estabilidad de la proteína en ácido</u> y <u>aumenta el pH</u> <u>bloqueó la capacidad del virus para propagarse</u> a través de partículas en el aire.

"Hemos identificado la estabilidad de la hemaglutinina en el ácido como una propiedad esencial de los virus pandémicos --subraya Charles Russell miembro asociado del Departamento de Enfermedades Infecciosas, que dirigió la investigación de St. Jude Estados Unidos. Estos hallazgos deberían ayudar a **prepararse para una pandemia**, ayudando a los profesionales sanitarios a reconocer y dar prioridad a los virus circulantes de origen animal con el fin de vigilar, producir vacunas y tomar otras medidas"[60].

El pH de activación es diferente para los distintos virus de la gripe: <u>para los virus de la gripe humana *pH de 5,0 a 5,5.*</u> En este estudio, los investigadores rastrearon el pH de activación en los virus de la gripe porcina H1N1, antes y durante la pandemia de influenza de 2009. Antes de la pandemia, los virus porcinos H1N1 se activaron a niveles de pH de 5,5-6,0. <u>**El virus H1N1 que infectó a los seres humanos a principios de la pandemia fue activado a un pH de 5,5 y, en casos posteriores, el pH de activación del virus pandémico H1N1 fue entre 5,2 y 5,4.**</u>

Conclusión. - El virus respondió rápidamente en el laboratorio a la mutación y de pérdida de función mediante la alteración de la hemaglutinina a un menor pH de activación de 5,3[61]**.**

Los investigadores sugieren tres maneras de neutralizar el virus frente a este cambio conformacional en las máscaras que neutralizan epítopos:

- **Uno, por esta vía** *los anticuerpos que ciegan el atascamiento del virus a ACE2*, **puesto que éste evita que el virus se incorpore a los endosomas ácidos y experimente el cambio conformacional.**

- **Otra ruta para vencer este efecto es utilizar los anticuerpos que tienen aun así afinidad más alta, por algunos órdenes de magnitud, de vencer el efecto producido por el encubrimiento conformacional en el pH inferior.**

- **Finalmente, los anticuerpos que atan a la segunda conformación del pico, donde está todo el RBDs en el downstate, pueden neutralizar el virus poniéndolo el seguro en este estado. Es quizás importante que los anticuerpos de neutralización múltiples ahora es sabido para atar al antígeno del pico en esta conformación. Los investigadores dicen, "proponemos la toda-hacia abajo conformación puesta el seguro del pH 4 del pico como objetivo vaccíneo, a lo largo de las líneas de qué se ha hecho para superar la evasión para otras máquinas virales de la fusión del tipo 1, según Zhou, T. et al.** (2020).

pH Y ANTICUERPOS CR3022

Ahora, un nuevo estudio publicó en los partes del bioRxiv* del servidor de la prueba preliminar en julio de 2020 el <u>papel del pH</u> en la <u>ayuda de la neutralización del escape del virus</u> por los anticuerpos, induciendo un interruptor conformacional dominante. Los <u>picos virales</u> son <u>objetivos primeros para los anticuerpos de neutralización</u>, y muchos han desarrollado la evasión inmune, algunos de los cuales se asemejan a aspectos del encubrimiento conformacional pH-relacionado. El virus

SARS-CoV-2 tiene una entalpía (magnitud termodinámica que equivale a la suma de la energía interna del cuerpo más la multiplicación del volumen de este por la presión exterior. **simbolizada con la letra** H) **que dobla inferior en la proteína del pico. Esto permite que los anticuerpos tales como la molécula CR3022 <u>aten en la alta-afinidad a él, pero que no lo neutralicen.</u>**

CR3022 es un anticuerpo que *puede <u>atar</u>* **la proteína del pico vía un punto de enlace ocultado cuando está presente en incluso los niveles del nano mole. En el <u>pH fisiológico 5,5</u>, <u>ata</u> <u>en la alta afinidad al pico y al RBD</u>, pero con una afinidad más alta décupla** (que contiene una cantidad diez veces mayor exactamente) **para el anterior. <u>Cuando el pH cae a 5,5</u>, esto todavía se observa, <u>pero en pH 4,5</u>, su afinidad del pico llega a ser mil veces más bajo muy repentinamente, aunque todavía ata en la alta afinidad al RBD** [60].(Esquema 16) **Observaron un aumento décuplo rápido en entalpía del despliegue en el pH endosomal, que <u>pone el seguro</u> la proteína de S en una conformación donde todo el RBDs está haciendo frente hacia abajo.**

Esquema 16. La proteína de S se expone a un pH endosomal inferior

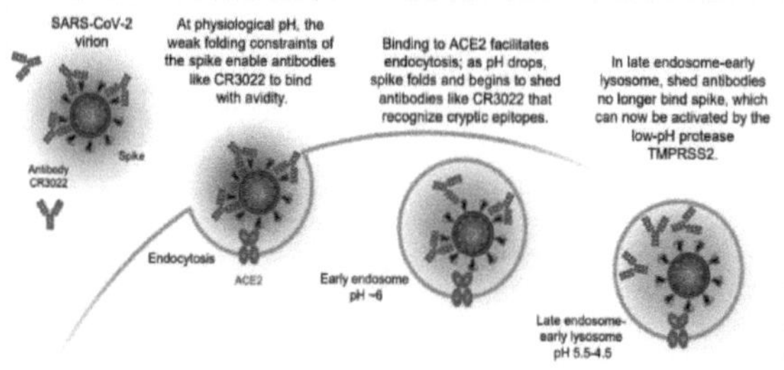

Fuente: Dr. Liji Thomas, MD. Jul 7 2020

Esto hace los anticuerpos como CR3022 ser vertidos puesto que <u>ata</u> los epitopos (el epítopo, o determinante antigénico, corresponde a la parte específica del <u>antígeno</u> que es reconocida por el parátopo. El parátopo designa la zona del anticuerpo cuya función es reconocer el antígeno) ocultados que son inaccesibles en esta conformación. Este interruptor puede estar entre una manera de la cual el virus ha desarrollado su método de escape vigilancia inmune[62].

La proteína de S puede reconocer ACE2 incluso cuando está encuadernado a CR3022, y el complejo entra en el endosoma. El pico SARS-CoV-2 se dobla parcialmente en el pH fisiológico, donde ata ACE2 y CR3022, y se dobla más en un pH más inferior, donde todavía ata ACE2, pero no CR3022. El asiento esquemático de ACE2-dependent que muestra SARS-CoV-2 y el vertimiento pH-relacionado de anticuerpos tienen gusto de CR3022.

Esto reveló dos configuraciones: una conformación única-RBD-HACIA ARRIBa y toda-RBD-HACIA ABAJo (Diagrama 2). En el pH fisiológico de 5,5, el anterior predomina. No obstante, el cambio conformacional al último estado en el pH endosomal de 4,5 permite que los anticuerpos <u>de no-neutralización</u> aten ávidamente y apretado al RBD, así que significa que los anticuerpos de neutralización están cegados a pesar de un título relativamente alto·

Los investigadores dicen, "proponemos -hacia abajo toda la conformación <u>puesto el seguro</u> del pH 4 del pico como objetivo vaccíneo, a lo largo de las líneas de qué se ha hecho para superar la evasión para otras máquinas virales de la fusión del tipo 1, por ejemplo, de RSV, VIH, y otras.

Diagrama 2. Esquemático de la inmovilización del pH-interruptor de RBD en la posición de abajo

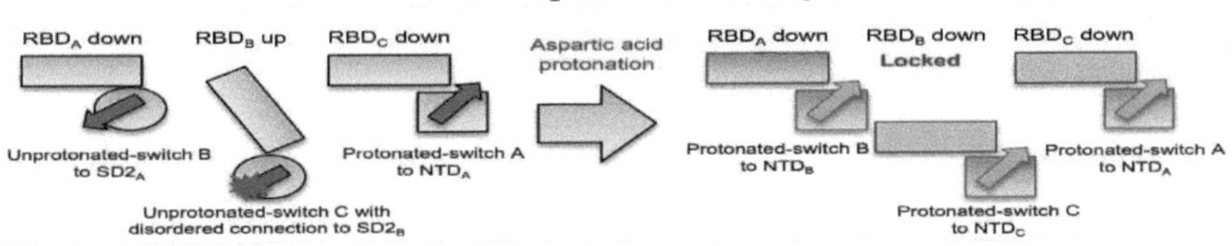

Fuente: News-Medical.Net. 2000-2020

Diagrama esquemático de la inmovilización del pH-interruptor de RBD en la posición de abajo. El protonation del ASP en los refolds inferiores del pH cambia el dominio que pone el seguro RBD en la posición de abajo; una variante de Asp614Gly ha alterado acciones recíprocas con ACE2 y ha empeorado el modesto encubrimiento conformacional.

pH ENDOSOMAL Y pH LISOSOMAL
ENDOSOMAS

La presencia de las GTPasas de la familia de proteínas Rab contribuye a la diferenciación entre los *distintos tipos de endosomas*. Estas GTPasas son importantes en la **regulación del tráfico** intracelular porque regulan la fusión de las vesículas a los endosomas. De manera general, la unión del ligando al receptor favorece la **formación de la** vesícula endocítica. Esta vesícula entrega su cargo a los **endosomas tempranos** (o endosomas de distribución), **organelos con un pH alrededor de 6** donde se localizan las Rab GTPasas 4 y 5[63].

En los casos donde la molécula endocitada es un receptor unido a su ligando, el pH ácido puede promover *la disociación* del ligando de su receptor. Usualmente, el ligando, el cual permanece en la vía, es degradado, mientras que el receptor entra a los **endosomas de reciclamiento** (donde está localizada Rab11) para regresar a la membrana celular (Fig 23).

Se pueden encontra<u>r **diferentes tipos de endosomas, llamados**</u> tempranos, tardíos y de reciclado; debido a la posición en la que se encuentran, siendo los primeros, los más cercanos a la membrana plasmática, mientras que los tardíos se ubican a una mayor profundidad.

Lo distintos tipos de **endosomas** se suelen localizar en regiones diferentes de la célula. Los <u>tempranos</u> en la periferia celular, que al desplazarse al interior se van transformando en **endosomas <u>de reciclaje</u>**, posteriormente en cuerpos multivesiculares/endosomas<u> **tardíos**</u>, ya en la región perinuclear. Por último, se fusionarán con los *lisosomas*.

<h2 style="text-align:center">Fig 23. Distintos tipos de endosomas</h2>

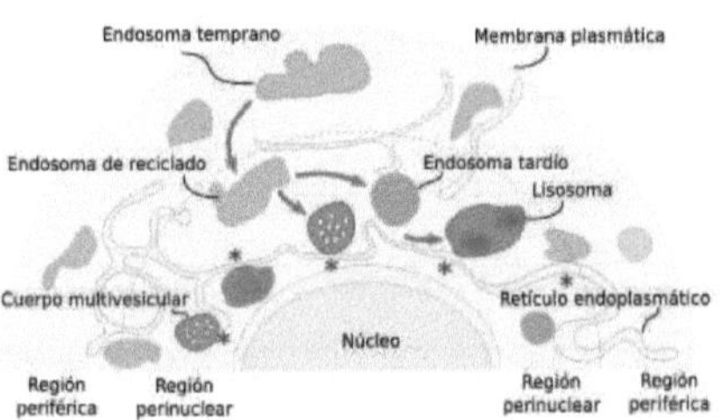

Fuente: Atlas de Histología Vegetal y Animal.Depto. de Biología Funcional y Ciencias de la Salud.Facultad de Biología. Universidad de Vigo. España

Nota. Los asteriscos indican sitios de contacto con las membranas del retículo endoplasmático.

Las moléculas que son destinadas a su degradación o que requieren llegar al interior celular, cerca del núcleo, entran a los endosomas tardíos (también conocidos como cuerpos multivesiculares -MVBs-). En estos organelos, con un pH menor a 6, se localiza la GTPasa Rab 7 (Las Rab son una familia de proteínas GTPasas de la superfamilia Ras) (Tabla 2).

Finalmente, la molécula endocitada llega a los lisosomas donde puede ser degradada por enzimas que están activas en un ambiente ácido. En el transcurso de toda la ruta endocítica, *existen posibles rutas de escape para evitar la degradación en los lisosomas*[64].

Los endosomas tempranos son los encargados de recibir las vesículas de endocitosis pH más ácido aproximadamente 6.5. Una vez en el endosoma temprano, el material endocitado puede seguir dos caminos:

> **- Ser reciclado por medio de endosomas de reciclaje** (fragmentos del endosoma temprano)**, e ir de vuelta al mismo dominio de membrana o a otro** (Proceso llamado **transcitosis**).
>
> **- Seguir la ruta hacia el endosoma tardío para ser degradado[65].**

Tabla 2. Localización subcelular de algunas proteínas RAB

PROTEINA	ORGANULO
Rab 1	RE y complejo Golgi
Rab 2	Red del cis Golgi
Rab 3 A	Vesículas sinápticas. Gránulos secreción
Rab 4	*Endosomas tempranos*
Rab 5 A	Membrana plasmática y vesículas revestidas de clatrina
Rab 5 C	*Endosomas tempranos*
Rab 6	Cisternas medial y trans del Golgi
Rab 7	*Endosomas tardíos*
Rab 9	Vesículas de secreción basolaterales
Rab 9	*Endosomas tardíos. Red trans del Golgi*

Fuente: PROTEÍNAS SNARE Y GTPasas DE TRANSPORTE. January 18, 2018 | Author: Anonymous | Category: N/A

pH LISOSOMAL

Los lisosomas son orgánulos muy ácidos relativamente grandes, formados por el retículo endoplasmático rugoso (RER) y posteriormente las enzimas son empaquetadas por el Complejo de Golgi. El lisosoma es un compartimiento que tiene una membrana que lo rodea y que almacena las enzimas digestivas, las cuales requieren de este ambiente ácido, con un pH bajo.

Una de las funciones de los *lisosomas* <u>*es la defensa celular:*</u> protegen contra factores patógenos (virus y bacterias) invasores a sus moléculas. Para que las enzimas formadas en el Aparato de Golgi puedan activarse, es necesario que los LISOSOMAS tengan en su interior un medio con pH ácido, de entre 4,6 y 5,0 [66].Y es en ese valor donde las enzimas lisosomales muestran su máxima actividad. Cada lisosoma puede llegar a contener cerca de 40 enzimas hidrolíticas, por lo que se llaman <u>hidrolasas ácidas.</u> Este pH se consigue gracias a bombas de protones que hay en sus membranas (bomba de protones vacuolar: v-ATPasa) y que introducen protones en el lisosoma acidificando su interior[67]. La función degradativa de los lisosomas es esencial para muchas funciones. Dentro de los lisosomas podemos encontrar diferentes tipos de enzimas, las cuales estarán especializadas en digerir diferentes tipos de sustancias.

Entre las principales enzimas tenemos cuatro:

- Lipasas: digieren lípidos o grasas.
- Glucosidasas: descomponen y digieren carbohidratos.
- Proteasas: digieren proteínas.
- Nucleasas: se encargan de los ácidos nucleicos.

Las enzimas hidrolasas ácidas rompen las moléculas grandes en moléculas pequeñas. Por ejemplo, proteínas de gran tamaño en aminoácidos, hidratos de carbono de gran tamaño en azúcares simples, lípidos grandes en ácidos grasos individuales. *Y cuando lo hacen, proporcionan al resto de la célula los nutrientes que necesita*[68.] Los lisosomas son considerados como la estación final de la vía endocítica.

CITAS EN EL TEXO

1. **Saenz Peña, Chaco**. 2007. Universidad Nacional del Nordeste . Fac. de Agroindustrias, República Argentina. Consultas y sugerencias a los autores lito3400@yahoo.com y ana@unne.edu.ar. 1998 a 2007.... HispaNetwork Publicidad y Servicios, S.L. Definición de Virión. Diccionario de Biotecnología [En línea] [Citado el: 10 de abril de 2014.] http://ciencia.glosario.net/biotecnologia/virión-10214.html
2. **Jorge O. García Méndez.**2013.Clasificación, Estructura y Replicación Viral Instituto Nacional de Cancerología
3. **Saenz Peña, Checo**. 2007. Universidad Nacional del Nordeste. Fac. de Agroindustrias, República Argentina. Consultas y Sugerencias a los autores lito3400@yahoo.com y ana@unne.edeu.ar.1198a.. 2007
4. **Francisco R. Villatoro.** 2020.El genoma del coronavirus chino 2019-nCov (ahora SARS-CoV-2). 25 enero,2020
5. **Alberto Checa Rojas**. 2020. Gen: la unidad de almacenamiento biológica. 2020, septiembre 26, Conogasi.org Sitio web: http://conogasi.org/articulos/gen-la-unidad-de-almacenamiento-biologica/

6.   **Santiago Roldán Zuluaga.** ¿Cómo se comporta el virus COVID-19 dentro del cuerpo humano?

7.   **Gabriel Pastrian-Soto.**2020.International journal of odontostomatology. Odontostomat. vol.14 no.3 Temuco set. 2020. *versión On-line* ISSN 0718-381XInt. J

8.   **Mousavizadeh & Ghasemi; Ali et al.; Li et al.**, 2020

9.   **Rokni et al.; DaeGyun et al.; Chen et al.; Qingmei et al**

10.   **Dr. Liji Thomas, MD.** 2020.Análisis del proteome SARS-CoV-2 vía las herramientas visuales.

11.   Guo, Y.R. *et al.* 2020. The origin, transmission, and clinical therapies on coronavirus disease 2019 (COVID-19) outbreak – an update on the status. Mil Med Res 7,

12.   **Kim** *et al.*, 2020.The Architecture of SARS-CoV-2 Transcriptome, *Cell* [2020]

13.   **Fung T.S., Liu D.X.** 2019.Human coronavirus: host-pathogen interaction. Annu Rev Microbiol. 2019; 73:529–557. [PubMed] [Google Scholar]

14.   **Fields Virology**, 2013

15. Blog Oficial del Colegio Oficial de Biólogos de la Comunidad de Madrid, 2020

16.   **Fields Virology, 2013, Schoeman, et al,** 2020

17.   **Francisco R. Villatoro,** 2020. La estructura 3D de la glicoproteína espicular del coronovirus SARS-CoV-2

18.   **Schoeman, et al,** 2020

19.   **Fields Virology, 2013, Cui, et al** 2020

20.   **Wang et al.,** 2003

21.   **Fehr and Perlman,** 2015; **Hurst et al.,** 2009; **Cui et al.,** 2015

22.   **Universidad Nacional del Nordeste** • 2007. Fac. de Agroindustrias, Saenz Peña, Chaco República Argentina • Consultas y sugerencias a los autores   lito3400@yahoo.com y ana@unne.edu.ar. 1998 a 2007

23.   **Snijder et al.,** 2016

24.   **Lopeztricas Jose-Manuel.** 2020.Coronavirus Covid-19, un complejo puzle

25.   **Qin C, Zhou L, Hu Z, Zhang S, Yang S, Tao Y, Xie C, Ma K, Shang K, Wang W, Tian DS.** 2020.Clin Infect Dis. Dysregulation of immune response in patients with COVID-19 in Wuhan, China. 2020 Mar 12. pii: ciaa248. doi: 10.1093/cid/ciaa248).

26.   **Hemaglutinina-Esterasa.**   Coronavirus   disease   COVID-1   CDC. https://www.cdc.gov/coronavirus/2019-ncov/index.html

27.   Atila Iamarino. 2009. "Molécula del mes presenta: Hemaglutinina y Neuraminidasa". BIREME-OPAS-OMS.Centro Latinoamericano e do Caribe de Informacáo em Ciencias da Saud

28.   **Wikipedia, la enciclopedia libre.** Esterasa de hemaglutinina – Hemagglutinin enterase

29.   **Anthony Leon.**2020. Breve revisión del SARS-CoV-2. Revista de Investigación Científica REBIOL ISSN 2313-3171, Año 2020, Número 40 (1): 99 – 108. Aceptado: 29 de junio, 2020

30.   **Sociedad Argentina de Virología División de la Asociación Argentina de Microbiología.** 2020. INFORME SARS-CoV-2

31. Lu y col., 2006

32.   **Kopecky-Bromberg y col.,** 2006; **Frieman y col.,** 200

33.   **Fan Wu etal.,** 2020. Nature; Centro Nacional de Información Biotecnológica; Dr. David Gordon, Universidad de California, San Francisco; Dr. Matthew B. Frieman y Dr. Stuart Weston, Facultad de Medicina de la Universidad de Maryland; Dr. Pleuni Pennings, Universidad Estatal de San Francisco; Revista de Virología; Revisiónanual de virología

34.   **SlideShare.** 2020.Transcripción. Sbribd. Internet; Educación

35.   **Sarah M. Castillo - Jorge,** 2008. Clinica Corominas. CORONA VIRUS, GRIPES Y SINDROME RESPIRATORIO AGUDO SEVER (SARS)

36.   **Khan Academy.**2020. Etapas de la transcripción

37. Universidad Complutense Madrid (UCM) Procesos Genéticos de la Síntesis de Proteínas: La Transcripción. www.ucm.es

38.   **Spaan y col., 1983; Lai y Cavanagh, 1997; Sawicki y Sawicki, 1998; Zúñiga y col., 2004; Sola y col.,** 2005. SÍNTESIS DISCONTINUA DE RNA: TRANSCRIPCIÓN DE RNAs SUBGENÓMICOS

39.   **Alonso y col.,** 2002; Sola y col., 2005 SÍNTESIS DISCONTINUA DE RNA: TRANSCRIPCIÓN DE RNAs SUBGENÓMICOS

40.   **Silvia Márquez Jurado.** 2015. IDENTIFICACIÓN Y CARACTERIZACIÓN DE UN MOTIVO DE RNA SIMILAR AL ELEMENTO GAIT EN EL EXTREMO 3' DEL GENOMA DEL TGEV QUE MODULA LA RESPUESTA INMUNE INNATA. Universidad Autónoma de Madrid. Centro Nacional de Biotecnología (CNB-CSIC). Madrid, febrero de 2015

41.   **te Velthuis, A.J., Arnold, J.J., Cameron, C.E., van den Worm, S.H., Snijder, E.J.,** 2010. The RNA polymerase activity of SARS-coronavirus nsp12 is primer dependent. Nucleic Acids Res. 38, 203-214. y col., 2010

42.   **Seybert, A., Posthuma, C.C., van Dinten, L.C., Snijder, E.J., Gorbalenya, A.E., Ziebuhr, J.,** 2005. A complex zinc finger controls the enzymatic activities of nidovirus helicases. J. Virol. 79, 696-704

43.   **Seybert, A., Hegyi, A., Siddell, S.G., Ziebuhr, J.,** 2000. The human coronavirus 229E superfamily 1 helicase has RNA and DNA duplex-unwinding activities with 5'-to-3' polarity. RNA 6, 1056-10

44.   **Tanner, J.A., Watt, R.M., Chai, Y.B., Lu, L.Y., Lin, M.C., Peiris, J.S., Poon, L.L., Kung, H.F., Huang, J.D.,** 2003. The severe acute respiratory syndrome (SARS) coronavirus NTPase/helicase belongs to a distinct class of 5' to 3' viral helicases. J. Biol. Chem. 278, 39578-39582

45.   **Imbert, I., Guillemot, J.C., Bourhis, J.M., Bussetta, C., Coutard, B., Egloff, M.P., Ferron, F., Gorbalenya, A.E., Canard, B.,** 2006. A second, non-canonical RNAdependent RNA polymerase in SARS coronavirus. EMBO j. 25, 4933-4942

46.   *Science* 24 Apr 2020: Vol. 368, Issue 6489, pp. 409-412; y *Nature* [2020] Prioritario en la búsqueda de antivirales.2020

47.   **Sehom Rivera Gutiérrez y Noé Valentín Durán Figueroa.** 2020.La Enfermedad COVID-19 y el Virus SARS-CoV-2: Conceptos y Definiciones, Mecanismo de Infección y Aproximaciones Biotecnológicas para Tratamiento. Laboratorio de Biotecnología Molecular. Unidad Profesional Interdisciplinaria de Biotecnología. Frontera Biotecnológica mayo - agosto 2020. Instituto Politécnico Nacional

48.   **Qin C, Zhou L, Hu Z, Zhang S, Yang S, Tao Y, Xie C, Ma K, Shang K, Wang W, Tian DS. Clin.2020.**Dysregulation of immune response in patients with COVID-19 in Wuhan, China. Infect Dis. 2020 Mar 12. pii: ciaa248. doi: 10.1093/cid/ciaa248

49.   **Centro Nacional de Información de Ciencias Médicas, Infomed |1999-2020.** Por qué los coronavirus resisten a la ribavirina. La Habana, Cuba

50.   **C. Menor-Salván.** 2020. Universidad de Alcalá. Dep. Biología de Sistemas. N Noticia N°59: COVID-19-parte 2. Un poco sobre la Biología del SARS-CoV-2. cesar.menor (at) uah.es

51.   **Decroly y col.,** 2008; **Subissi y col.,** 2014

52.   **Sarah M. Castillo Jorge,** 2008.Clinica Corominas. CORONA VIRUS, GRIPES Y SINDROME RESPIRATORIO AGUDO SEVER (SARS). Santiago, Rep. Dominicana

53.   **Homero Borin Junior.** 2018. Los Nucleótidos. Publicado el: 27/2/2015 Autor/es: Zootecnista, MSc. Technical Manager Nuproxa Switzerland Ltd. (Actualización: Junio 2018

54.   **https://es.qaz.wiki/wiki/RNA**

55.   **Lawrence C. Brody, Ph.D..** National Human Genome Research Institute

56.   **https://es.slideshare.net/** 2020. clasificacion general ácidos nucleicos

57.   **Verónica Burriel Coll. 2008.** Master en Ingeniería Biomédica. Química Aplicada a la Ingeniería Biomédica. (UV - UPV) Valencia, 16 de mayo de 2008

58.   **Susha Cheriyedath, M.Sc. Reviewed by Michael Greenwood, M.Sc.**2020. Tipos de ARN: mRNA, rRNA y tRNA. AZoNetwork, © 2000-2020

59. **Gobierno de México.** Autor Instituto de Seguridad y Servicios Sociales de los Trabajadores del Estado. Fecha de publicación13 de julio de 2018

60. **Liji Thomas.** (2020). A pH-dependent Switch Mediates Conformational Masking Of SARS-Cov-2 Spike. bioRxiv preprint. doi: https://doi.org/10.1101/2020.07.04.187989. https://www.biorxiv.org/content/10.1101/2020.07.04.187989v1

61. **Liji Thomas, MD.** Jul 7 2020. Proteína del pico SARS-CoV-2 ocultada como cambios de Ph. News-Medical.net - An AZoNetwork Site

62. **Zhou, T. et al.** (2020). A pH-dependent Switch Mediates Conformational Masking Of SARS-Cov-2 Spike. *bioRxiv* preprint. doi: https://doi.org/10.1101/2020.07.04.187989. https://www.biorxiv.org/content/10.1101/2020.07.04.187989v1

63. **Michelle Gutiérrez* y Susana López.** 2010. Mecanismos de entrada de virus: una manera de conocer a la célula. Depto. de Genética del Desarrollo y Fisiología Molecular. Instituto de Biotecnología, UNAM, Cuernavaca, Morelos, México. C. P. 62210. *E-mail: mayret@ibt.unam.mx. Artículo recibido el 24 de mayo de 2010. Aceptado el 14 de junio de 2010

64. **Atlas de Histología Vegetal y Animal.** Depto. de Biología Funcional y Ciencias de la Salud. Facultad de Biología. Universidad de Vigo.España

65. **EcuRed.** 2020.Endosomas

66. **Nahum Montagud Rubio.** 2020. Un resumen de los componentes, las funciones y las características de los lisosomas. 2020 psicologíay Mente

67. **julianabeltran24.** 2020.. ¿Cómo funciona la bomba de protones que se encuentra en la membrana del lisosoma? BRAINLY.LAT.25.10.2020

68. **William Gahl, M.D., Ph.D.** Lisosoma. National Human Genome. Research Institute

XIV. TRANSMISION

ZOONOSIS

Para los especialistas, las epidemias como el Covid-19 son tambien el costo de irrumpir territorios naturales de forma abrupta. Este tipo de virus tiene la capacidad para saltar y adaptarse de una especie a otra causando enfermedades infecciosas denominadas *zoonóticas,* **lo que apuntaba a un posible origen animal para el virus. De hecho, diversos investigadores ya habían alertado de que la propiedad de saltar de una especie a otra de los coronavirus es una bomba de relojería que en cualquier momento podía originar una pandemia como la que ahora mismo nos afecta[1]. Desafortunadamente, el desmantelamiento del mercado de Whuan poco después del inicio del brote impidió que se pudiera investigar en profundidad** *qué animal podía ser el origen de la infección[2].* **Sin la posibilidad de comparar el genoma de SARS-CoV2 con muestras tomadas de los animales del mercado, los investigadores recurrieron a las bases de datos. De este modo, el siguiente paso para poder estimar el origen de SARS-CoV-2 fue comparar su secuencia con la de otros coronavirus ya**

identificados en humanos u otras especies de mamíferos. Esta comparación ha proporcionado información muy relevante sobre su posible origen, pero también ha planteado nuevas preguntas sobre cómo ocurrió.

Los primeros casos de COVID-19 se relacionaron con un mercado de animales vivos en Wuhan, China, lo que sugiere que el virus _SE TRANSMITIÓ INICIALMENTE DE LOS ANIMALES A LOS SERES HUMANOS_[3]. Los primeros candidatos para ser la especie de la que proviene el SARS-CoV-2 fueron los murciélagos (Imagen 1).

Estos animales son un reservorio muy importante de coronavirus y se han encontrado coronavirus muy similares a SARS-CoV-2 en muestras obtenidas de ellos. Despues de culpar a murcielagos y después de culpar a las serpientes (Imagen 2) como el vector intermediario, ahora la sospecha se dirige al pangolin (Imagen 3).. A pesar de prohibir su comercialización, la carne es altamente cotizada y las gruesas escamas de su piel se utilizan de manera recurrente en la medicina tradicional China, lo que apunta a un posible hospedador intermedio.

El virólogo australiano Edward Holmes explica que es llamativo que los virus del pangolín contengan algunas regiones genómicas que están muy relacionadas con el virus humano". El más importante de estos es el dominio de unión al receptor que dicta como el virus puede unirse a infectar células humanas[4]. La región RdRp (gen RdRp especifico de SARS-CoV-2) es una secuencia característica de los coronavirus de murciélagos, y la de 2019-nCoV coincide con la del BatCoV RaTG13 en un 96.2%.

Así se confirma _QUE SE TRATA DE UNA ESPECIE DE CORONAVIRUS DE MURCIÉLAGOS_ El genoma completo de SARS-CoV-2 (extraído de cinco pacientes) muestra que su secuencia comparte un 79.5% con la del virus a SARS-CoV y un 96% con el genoma de consenso de los coronavirus de murciélagos[5]. Imágenes impactantes: el mercado de animales de Indonesia.

Imagen 1. Murcielago

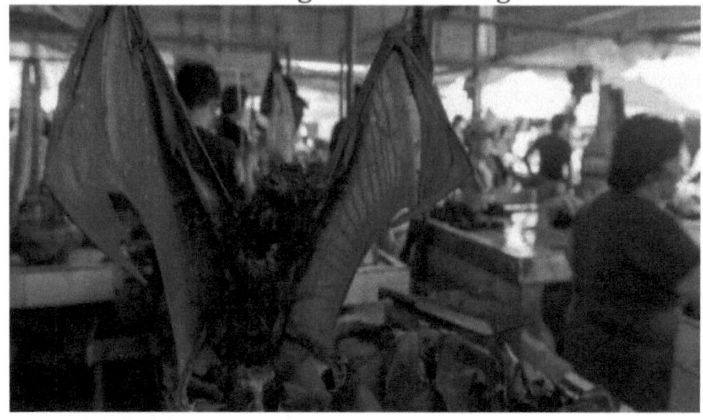

Fuente: Clarín Internacional. 26/04/2020 - 16:12

Imagen 2. Serpientes

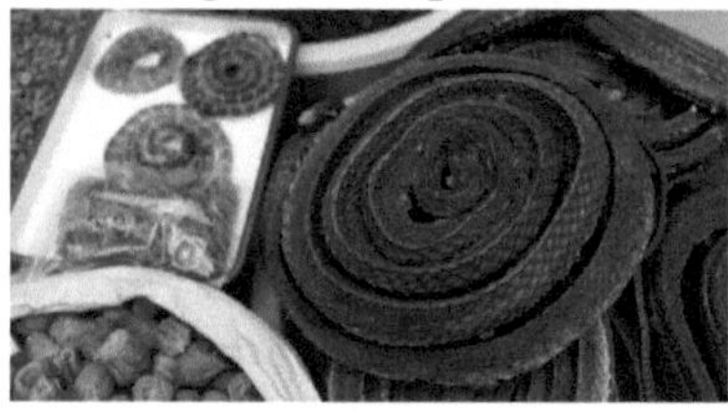

Imagen 3. Pangolin

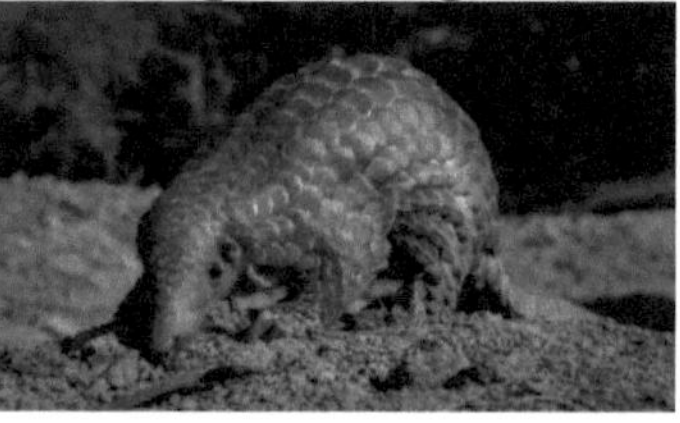

Fuente: Neil D'Cruze - Agencia Sinc

Fuente: SiNC. 9/12/2018 08:00

La pandemia de coronavirus crece sin freno en muchos países. Pese a eso, *los mercados que venden animales salvajes y domésticos para ser consumidos como alimento siguen en pie* **en varios países de Asia, China, Vietnam e Indonesia mantienen el comercio de animales silvestres, sobre todo murciélagos, que se cree fue el origen del Covid-19. El pangolín podría ser una especie intermedia en el proceso de transferencia zoónotica del virus SARS-CoV-2 a humanos. Para profundizar en el tema será necesario obtener muestras de coronavirus de murciélagos de la región de Hubei, donde se originó la pandemia de COVID-19 y nuevas muestras de pangolines u otras especies.**

Un grupo de investigadores chinos de la Universidad Westlake, Hangzhou utilizó técnicas de crio microscopía electrónica y publicó imágenes del momento en que el SARS-CoV-2 infecta una célula humana (Imagen 4 y 5).

Imagen 4. SARS-COV-2 infecta una célula humana

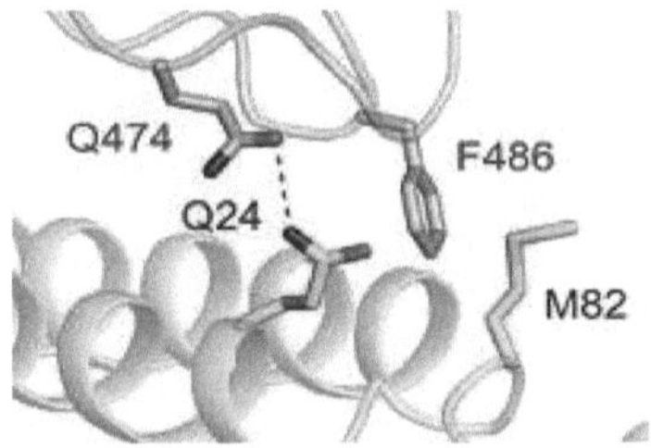

Fuente: Universidad Westlake Hangzhou, fotografían el momento exacto en que una célula   humana es infectada por el nuevo coronavirus

Imagen 5. Del coronavirus: así es de verdad

Fuente: Investigadores logran tomar una instantánea del virus criogenizado con un microscopio electrónico (foto 1) (Una publicación de 105WCM73.Conforme con: XHT ML 1.0,CSS 2.1). SANITARIA 2000, S. L. © 2004 - 2020

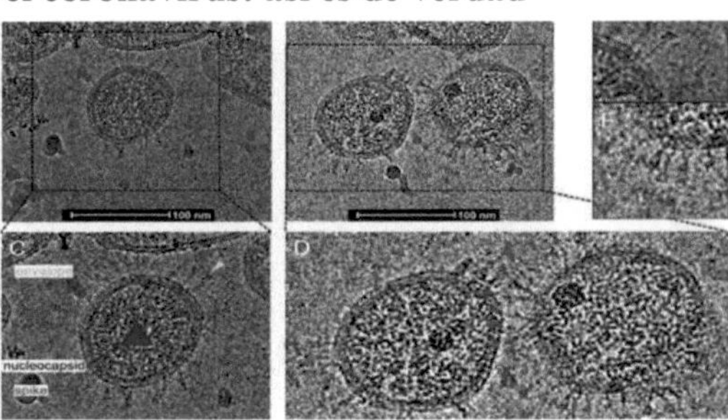

LA DISEMINACIÓN DE PERSONA A PERSONA

La diseminación de persona a persona se produce a través del contacto con secreciones infectadas, principalmente a través del contacto con _gotitas respiratorias grandes,_ que tienen un diámetro de 5 a 10 micrómetros (µm), y también a través de núcleos goticulares, cuyo diámetro es inferior a 5 µm. El contagio a través de gotículas se produce por contacto cercano (dentro de aproximadamente 6 pies, o 2 metros) de una persona con síntomas respiratorios (por ejemplo, tos o estornudos), debido al riesgo de que las mucosas (boca y nariz) o la conjuntiva (ojos) se expongan a gotículas respiratorias que pueden ser infecciosas. Además, se puede producir transmisión por gotículas a través de fómites en el entorno inmediato de una persona infectada[6].

Los investigadores todavía están aprendiendo con qué facilidad se propaga este virus de persona a persona o cuál será la sostenibilidad de la infección en una población, aunque parece más transmisible que SARS y la propagación es probablemente más similar a la de la gripe. En un análisis realizado en China que incluyó a 75 465 casos de COVID-19 *no se notificó transmisión aérea*[7,8] .

OTRAS CAUSAS DE TRANSMISIÓN

También podría ocurrir a través del contacto con una *superficie contaminada por gotitas respiratorias.* Por otro lado, se ha informado de la *ausencia de ARN del virus de la COVID-19 en zonas donde estaban hospitalizados pacientes con esta enfermedad*[9]. Diversos estudios han demostrado que el virus de la COVID-19 puede sobrevivir hasta 72 horas en superficies de plástico y acero inoxidable, menos de 4 horas en superficies de cobre y menos de 24 horas en superficies de cartón[10].

VIAS DE TRASMISIÓN AÉREA

La transmisión por gotículas es distinta de la *transmisión aérea*, pues esta última tiene lugar a través de *núcleos goticulares* que contienen microbios. Los núcleos goticulares, que tienen un diámetro inferior a 5 µm, pueden permanecer en el aire durante periodos prolongados y llegar a personas que se encuentren a más de un metro de distancia.

La OMS tiene conocimiento de otros estudios que han evaluado la presencia de ARN de este virus en muestras tomadas del aire, pero cuyos resultados todavía no han sido publicados en revistas que realizan evaluaciones externas. En cualquier caso, es importante tener en cuenta que la *detección de ARN mediante reacción en cadena de la polimerasa en muestras ambientales no significa que estas contengan virus vivos que se puedan contagiar.* **Es necesario realizar más estudios para determinar si es posible detectar virus de la COVID-19 en muestras de aire tomadas en habitaciones que albergan a pacientes donde no se practican procedimientos ni se administran tratamientos que** *generan aerosoles.* **Cuando se disponga de más datos a este respecto, será importante determinar si se encuentran virus vivos y cuál puede ser su función en la transmisión.**

Según la OMS La transmisión aérea del virus de la COVID-19 podría ser posible en circunstancias y lugares específicos en que se efectúan procedimientos o se administran tratamientos que pueden *generar aerosoles* **(por ejemplo, intubación endotraqueal, broncoscopia, aspiración abierta, administración de un fármaco por nebulización, ventilación manual antes de la intubación, giro del paciente a decúbito prono, desconexión del paciente de un ventilador, ventilación no invasiva con presión positiva, traqueostomía y reanimación cardiopulmonar). Sin embargo,** _estas partículas que, por su pequeño tamaño y ligereza, podrían llegar a permanecer en el aire durante horas y podrían transportarse a largas distancias._ **Se pueden formar pequeñas partículas (núcleos o residuos de gotas) al toser, estornudar o hablar** y a partir de gotas que se evaporan (generalmente en milisegundos) **y se desecan.**

Igualmente, la OMS (2020) también describe que "se ha informado de la ausencia *de ARN del virus de la COVID-19 en zonas donde estaban hospitalizados pacientes con esta enfermedad.* **Por todo ello, actualmente, tomando de base la transmisión aérea que ha causado infecciones de SARS-CoV-1 en el pasado; no hay evidencia científica, reportada, de infección de la enfermedad de coronavirus (COVID-19) a través de esta ruta,** pero tampoco existen datos o estudios que permitan llegar a descartar la posibilidad de la ruta de transmisión por partículas en el aire, puesto que **existen evidencias de** *haberse aislado el SARS-CoV-2 en hisopos o torundas (pelotas de algodón envuelta en gasa) tomadas en ventiladores de extracción en habitaciones ocupadas por pacientes infectados*[11,12].

Esto implicaría que, **con esa teoría se demuestra,** *que mantener una distancia de 1-2 m de las personas infectadas <u>podría llegar a no ser suficiente en determinadas circunstancias</u>* y podría llegar a ser necesario aumentar la <u>*ventilación de impulsión y extracción de un local*</u> como una herramienta útil para la eliminación de más partículas. Además, si se considera esta hipótesis, no evidenciada, la transmisión por partículas pequeñas o aerosoles provenientes de gotas evaporadas a partir de las secreciones respiratorias de infectados, de tamaño < 5 micras, así como de partículas de polvo que contengan el agente infeccioso., al ser muy muy ligeras, estas podrían llegar a sedimentar y podrían llegar a <u>*permanecer en el aire durante largos períodos de tiempo con posibilidad de ser trasladadas lejos, incluso por los sistemas de climatización, e inhaladas (inspiradas) por otras personas llegando a su tracto respiratorio inferior*</u>[13].

Por otra parte, **un estudio reciente,** in vitro, ha demostrado que la persistencia y viabilidad en el aire de los aerosoles **de SARS-CoV-2 puede ser mucho más larga de lo que se creía, de más de 12 horas, lo que lleva a los** <u>*autores a concluir que la transmisión aérea puede ser más relevante de lo que se pensaba*</u>[14].

LOS SUPERDIFUSORES

Los superdifusores desempeñaron un papel extraordinario en la conducción del brote de **SARS de 2003** y también pueden desempeñar un papel importante **en el brote actual de COVID-19** y estimar la transmisibilidad. Un *superdifusor es un individuo que transmite una infección a un número significativamente mayor de personas* que un individuo infectado promedio. **Las personas con síntomas mínimos o sin síntomas también pueden transmitir la enfermedad, lo que dificulta el control del brote**[15].Las situaciones con alto riesgo de transmisión incluyen instituciones como <u>**residencias geriátricas, centros de atención a largo plazo, cárceles y embarcaciones.**</u> **Estas situaciones implican una alta densidad de población y, a menudo, dificultades para mantener las precauciones de seguridad.**

Se están aplicando medidas **de cuarentena y aislamiento** en un intento por limitar la propagación local, regional y global de este brote. El cumplimiento estricto de estas medidas ha dado resultados satisfactorios en el control de la propagación de la infección en áreas seleccionadas.

TRANSMISIÓN FECAL-ORAL

Diferentes estudios han detectado la presencia del SARS-CoV-2, en las heces de los pacientes y también en las **aguas residuales no tratadas**[16].La eliminación **del virus por** vía **fecal puede persistir, en promedio, algo más de 11 días después de ser negativas las muestras respiratorias en, al menos, un 50 % de los pacientes**[17].

Otros estudios han demostrado la viabilidad del virus aislado de heces. **Estos hallazgos** abren la **puerta** *a considerar la posibilidad de la transmisión oro-fecal* en determinadas **circunstancias sobre todo en aquellos países** donde la **depuración de las aguas residuales es muy escasa o nula. Aunque se necesitarán más estudios que así lo confirmen,** *los tratamientos primarios, pero sobre todo los secundarios (biológicos) en las estaciones depuradoras de las aguas residuales,* **inactivan al virus. En cualquier caso, la OMS plantea que los trabajadores de estas instalaciones mantengan una buena protección** [18].

Quizá por ello, la posible transmisión oro-fecal habría que considerarla, no tanto en el ámbito de la gestiónde las aguas residuales como *en el ámbito del manejo de residuos fecales de pacientes o residentes en las residencias de mayores, hospitales, centros de días, etc*[19]

Mención especial tendrían los manipuladores de alimentos por la exquisita higiene que deberían mantener, aunque hay que decir que la transmisión del SARS-CoV-2 por vía alimentaria no ha sido demostrada. La alta expresión de receptores para la ACE2 en los enterocitos, combinada con la presencia del virus en muestras de heces fecales de los pacientes, ha sugerido la posibilidad de existir una transmisión fecal-oral del SARS-CoV-2.

Entre otras funciones, la ACE2 modula la respuesta inmune innata e influye en la composición de la microbiota intestinal, lo que puede ser otro mecanismo fisiopatogénico de la diarrea observada en los pacientes con la COVID-19.

TORRES RESIDENCIALES

Por otra parte, habría que considerar los riesgos inherentes que podrían derivarse de la posible aerosolización del virus al accionar la descarga del agua del inodoro y el transporte de estos aerosoles a otras partes del edificio por diferentes vías. El mismo día que la OMS anunció el nombre del actual coronavirus, una torre de 307 pisos, ubicada en Hong Kong, fue parcialmente evacuada como medida de precaución debido a la sospecha *de que el virus podría haberse propagado a través de las tuberías del alcantarillado del baño del edificio.*

Dos personas mayores, un varón de 75 años y una mujer de 62 años, suficientemente separados el uno del otro, pero en la misma vertical de los apartamentos, hizo que se sospechara de la potencial transmisión del virus a través de los aerosoles que se generan en los inodoros y pudiesen diseminarse por las tuberías que compartían [20].Las implicaciones para la salud pública de esta forma de transmisión del virusSARS-CoV-2, de confirmarse, podrían ser sustanciales[19].

Ante esta potencial eventualidad, en los baños, *no solo de las casas sino los de los edificios de pública concurrencia,* para evitar la dispersión de estos posibles aerosoles, por precaución, *se bajará la tapa antes de accionar la descarga;* además, se limpiarán y desinfectarán los baños con frecuencia, se mantendrán las puertas cerradas y se potenciará la ventilación[20].

AIRE Y CLIMATIZACIÓN

Hasta la fecha, *la transmisión aérea* del SARS-CoV-2, *esto es por aerosoles mediante los sistemas de ventilación mecanizada y de aire acondicionado* podrían tener algún papel en la transmisión al actuar como *facilitadores de la dispersión de gotas respiratorias y aerosoles*.

Sea como sea, hasta la fecha hay muy pocos estudios que relacionen el sistema de aire acondicionado con la transmisión del SARS-CoV-2. En el marco del brote de COVID-19 en Wuhan, China, se identificó un brote de coronavirus, en un restaurante en Guangzhou, China, que afectó a 10 personas de 3 familias y cuya transmisión pudo ser facilitada por el aire acondicionado[21]. Los autores del estudio, después de valorar distintas opciones de potenciales rutas de transmisión, concluyeron que lo más probable era que el contagio se hubiese producido por la transmisión de gotículas desde el paciente índice afectado a los comensales de otras dos mesas contiguas impulsadas por las corrientes de aire generadas por el sistema de aire acondicionado. Las tres mesas afectadas, separadas por más de un metro, se encontraban dispuestas precisamente en la misma dirección que la corriente de aire de una de las unidades de aire acondicionado y ningún otro cliente ni empleado del restaurant resultó infectado[22].

HUMEDAD Y TEMPERATURA

Un nuevo estudio de la Universidad de Yale publicada en Annual Review of Virology, asegura que un mantenimiento de la humedad en espacios interiores puede ser incluso más importante que la propia situación climática exterior. Especialmente, lo más importante pasará por la humedad relativa (la cantidad de agua en el aire en forma de vapor, comparándolo con la cantidad máxima de agua que puede ser mantenida a una temperatura dada. Por ejemplo, si la humedad es del 50% a 23°C, esto implicaría que el aire contiene 50% del nivel máximo de vapor de agua que podría mantener a 23°C) que haya en estos espacios.

A medida que aumenta la humedad durante la primavera y el verano, el riesgo de transmisión del virus a través de partículas en el aire disminuye tanto en el exterior como en el interior de los edificios.

Un pequeño estudio dirigido por el investigador de la Universidad de Marshall M. Jeremiah Matson publicado en la revista 'Emerging Infectious *Diseases' ha descubierto que las condiciones ambientales afectan la estabilidad del SARS-CoV-2 en el moco y el esputo nasal humano. SARS-CoV-2* es menos estable a una mayor humedad y temperaturas más cálidas. Aunque este es un pequeño estudio que sólo aborda el potencial de la transmisión por fómites [objetos inanimados que pueden llevar y extender enfermedad y agentes infecciosos], que se cree que es menos importante que la transmisión por gotitas para el SARS-CoV-2, sin embargo es informativo para la evaluación de riesgos de salud pública", detalla Matson.

Una vez se han evaporado las gotitas portadoras del virus, la cantidad residual de virus que permanece en las superficies cuenta con una capacidad de supervivencia muy reducida. Esto nos lleva a la conclusión de que su capacidad infectiva se limita al periodo de tiempo que estas gotitas permanecen intactas.

De esta forma se ha determinado que la temperatura ambiente, el tipo de superficie y la humedad relativa (la diferencia entre la humedad y las temperaturas exteriores y la humedad interior) desempeñan un papel fundamental.

Tomando como referencia las conclusiones del estudio aquellas superficies como las pantallas de los dispositivos móviles (especialmente los smartphones), la madera y el algodón deberían limpiarse con mayor frecuencia que las superficies de vidrio o acero ya que estas últimas son hidrófilas y las gotitas se evaporan de forma mucho más rápidas. *La temperatura ambiente elevada contribuye a reducir el tiempo de evaporación de las gotitas por lo que se reduce de forma drástica la capacidad de supervivencia del virus*. En áreas de alta humedad relativa, como los trópicos, las gotitas infecciosas del virus que expulsa la persona contaminada caen sobre superficies en el interior y pueden sobrevivir durante periodos prolongados. En este sentido hemos conocido los resultados de un nuevo estudio publicado en la revista *Physics of Fluids* del Instituto Americano de Física[23,24].

Por su parte, *el aire cálido y seco tampoco ayuda*, ya que amortigua la capacidad de los cilios, las proyecciones similares a pelos que recubren las vías respiratorias y que son clave para expulsar las partículas virales. Y la capacidad del sistema inmunitario para responder a los patógenos se suprime en entornos más secos.

El aire frío y seco **del invierno** *ayuda claramente a que el SARS-CoV2, el virus que causa el nuevo coronavirus, se propague,* según varios estudios. La ciencia moderna ha sido capaz de identificar *el aire frío y seco como un factor de propagación de este tipo de virus, como el SARS-CoV-2.* Las relacionadas con la actividad humana (más convivencia en interior en invierno no, lo que aumenta los contactos) y las vinculadas al funcionamiento del sistema inmunitario (algunos estudios apuntan a una inmunidad general más débil en invierno). El aire seco del invierno también puede debilitar las barreras naturales de mucosidad de la nariz, la boca y los pulmones, que es por donde entran al cuerpo los virus. Comer una dieta rica en verduras, frutas, proteínas magras y granos integrales también puede ayudarle a mantener una buena salud durante los meses más fríos. Cuando quiera darse un gusto, considere opciones que le satisfagan, pero que tengan *menos grasas y azúcar añadida*; y fíjese en el tamaño de las porciones[25].

LOS NIÑOS

La comunidad científica no se explicaba al principio esta paradoja, que los niños con un sistema inmunológico inmaduro y unas defensas más bajas y por ello más expuestos a las infecciones, se infectaran menos de este coronavirus y superaran la infección con mucha más facilidad, y con evoluciones hacia la curación más rápidas y sin secuelas que los adultos.

En el niño existen dos situaciones que evitan una evolución grave de la enfermedad y que condicionan que la mayoría de los cuadros de infección por coronavirus se confundan con *patologías leves del aparato respiratorio o sean casi asintomáticos.*

La primera es que, para que el virus invada el tejido pulmonar y entre en las células pulmonares necesita de la existencia de unos receptores nerviosos ACE II de la angiotensina (enzima convertidora de angiostesina II), que intervienen en el control de la tensión arterial y que son *muy abundantes en los pulmones de hombres mayores,* más *escasos en las mujeres y casi inexistentes en los niños.*

La segunda condición es que, debido a la inmadurez de su sistema inmunológico, la posibilidad de que se produzca la *reacción inflamatoria sistémica o 'tormenta de citoquinas'*, salvo muy contadas excepciones, es muy escasa o casi inexistente y, por tanto, la aparición de la neumonía bilateral, que es lo que da gravedad al cuadro clínico, es muy remota y se ha presentado en contadas ocasiones[26].

CITAS EN EL TEXTO

1.   **Amparo Tolosa,** Abril, 2020. Genotipia. Acotando el origen del coronavirus SARS-CoV-
2.   Federación Mexicana de Enfermedades Raras. 2020. Acotando el origen del coronavirus SARS-CoV-2.FEMEXER.org http://www.femexer.org
3.   **Brenda L. Tesini, MD,** 2020. University of Rochester School of Medicine and Dentistry. Última modificación del contenido may. 2020
4.   **EL COMERCIO.** 2020.Un estudio apunta al pangolín como origen de la pandemia. *Calle Diario El Comercio, número 1 C.P. 33207, Gijón, Asturias, España.* ELCOMERCIO.ES
5.   **Francisco R. Villatoro,** 2020. El genoma del coronavirus chino 2019-nCov (ahora SARS-CoV-2). publicado el 25 enero, 2020
6.   **Organización Mundial de la Salud (OMS).**2014.. Prevención y control de las infecciones respiratorias agudas con tendencia epidémica y pandémica durante la atención sanitaria. Ginebra: Organización   Mundial   de   la   Salud;   2014   Disponible   en: https://www.paho.org/hq/dmdocuments/2014/2014-cha-prevencion-control-atencion-sanitaria.pdfpero).
7.   **Ucesim International Magazine.** Ed. México. JUEVES, 1 OCTUBRE, 2020. COVID-19, la enfermedad y México ante la pandemia.www.ucesim.net
8.   **Ong SW, Tan YK, Chia PY, Lee TH, Ng OT, Wong MS, et al**. 2020. Air, surface environmental, and personal protective equipment contamination by severe acute respiratory syndrome coronavirus 2 (SARS-CoV-2) from a symptomatic patient. JAMA. 2020 Mar 4 [epub disponible antes de su publicación].
9.   **Van Doremalen N, Morris D, Bushmaker T et al.** 2020. Aerosol and Surface Stability of SARS-CoV-2 as compared with SARS-CoV-1. New Engl J Med 2020 doi: 10.1056/NEJMc2004973

10. **Organización Mundial de la Salud. OMS,** 2020. Vías de transmisión del virus de la COVID-19: repercusiones para las recomendaciones relativas a las precauciones en materia de prevención y control de las infecciones. Reseña científica

11. **Organización Mundial de la Salud (OMS).**2020. Vías de transmisión del virus de la COVID-19: repercusiones para las recomendaciones relativas a las precauciones en materia de prevención y control de las infecciones Reseña científica.2020

12. **Ong, Chia, Lee, Ng, Wong, Marimuth.** 2020.Air, Surface Environmental, and Personal Protective Equipment Contamination by Severe Acute Respiratory Syndrome Coronavirus 2 (SARS-CoV-2). From a Symptomatic Patient. National Centre for Infectious Diseases, Singapore; DSO National Laboratories, Singapore (Tan, Wong)

13. **Fdo. Fco. Javier Viciana Clemente** Mérida, a 12 de abril de 2020. Jefe del Servicio de Salud y Prevención de Riesgos Laborales. INFORME TÉCNICO CONSIDERACIONES PREVENTIVAS EN LOS SISTEMA DE CLIMATIZACIÓN FRENTE AL COVID-19 EN LOS EDIFICIOS ADMINISTRATIVOS DE LA JUNTA DE EXTREMADURA A FECHA DE 12 DE ABRIL DE 2020

14. **Fears AC, Klimstra, WB, Duprex P et al.** 250250. Comparative dynamic aerosol efficiencies of three. emergent coronaviruses and the unusual persistence of SARS-CoV-2 in aerosol suspensions. medRxiv preprint. DOI:10.1101/2020.04.13.20063784.

15. **Brenda L. Tesini , MD,** 2020.University of Rochester School of Medicine and Dentistry. Last full review/revision April 2020 by Brenda L. Tesini, MD

16. **Lodder WJ, de Roda. AM.** 2020. SARS-CoV-2 in wastewater: potential health risk, but also data source. The Lancet 2020. https://doi.org/doi:10.1016/j.ijid.2020.04.057

17. **Wu Y, Guo C, Tang L, et al.** 2020.Prolonged presence of SARSCoV-2 viral RNA in faecal simples. The Lancet 2020 https://doi.org/10.1016/S2468-1253(20)30083-2

18. **World Health Organization.** 2020. Water, sanitation, hygiene, and waste management for the COVID-19 virus Interim guidance 23 April 2020. [Citado 14/05/2020]. Disponible en: file:///C:/Users/HP/Downloads/WHO-2019-nCoV-IPC_WASH-2020.3-eng.pdf

19. **Xiao F, Sun J, Xu Y, Li F, Huang X, Li H, et al.** 2020. Amirian ES. Potential fecal transmission of SARS-CoV-2:Current evidence and implications for public health. Int J of Infect Dis. 2020; (95):363–70.)(39. Infectious SARSCoV-2 in feces of patient with severe COVID-19. Emerg Infect Dis 2020. https://doi.org/10.3201/eid2608.200681)

20. **Murphy H, Soule BM.** 2020. Can coronavirus spread through defective bathroom sewage pipes?. [Citado 14/05/2020]. Disponible en: https://waterandhealth. org/disinfect/preventing-infection/can-coronavirusspread- through defective-bathroom-sewage-pipes/

21. **Bin X, Guangzhou Y Zhicong Y**. 2020. COVID-19 Outbreak associated with air conditioning in restaurant, Guangzhou, China, 2020. Emerg Infect Dis 2020; 26(7):1-4.

22. **Rev. salud ambient.** 2020; 20(1):21-29 COVID-19. Higiene del agua, climatización y saneamiento en tiempos del COVID-19: problemas sobre problemas.

23. **infosalus/investigación.** 2020.Un pequeño estudio concluye que el COVID-19 es menos estable a mayor humedad y temperatura. Publicado 22/06/2020 14:39:59 +02:00CE

24. **ConSalud.es.** 2020.Humedad y temperatura, elementos determinantes en la capacidad de supervivencia del coronavirus. 10.06.2020 - 17:00

25. **NIHM.Medline Plus.** 2020.Centros para el Control y la Prevención de Enfermedades; Pautas de actividad física para los estadounidenses; Instituto Nacional del Corazón, los Pulmones y la Sangre; Instituto Nacional de la Diabetes y las Enfermedades Digestivas y Renales. octubre 22, 2020

26. **Eduardo Junco.** 2020. Coronavirus: ¿por qué la Covid-19 no afecta a los niños y a los adultos sí? HOLA.COM, T© 2000-2020, HOLA S.L. 15 de abril de 2020 - 11:51

XV. FISIOPATOLOGÍA

Los coronavirus (CoV) son unos patógenos importantes en humanos y vertebrados. *Estos pueden infectar los* *sistemas respiratorio, gastrointestinal, hepático y nervioso central de humanos*[1]. De acuerdo con **Daniela de la Rosa, el virus puede entrar por tres vías al organismo.**

- *La primera* **vía de infección es cuando las personas tocan una superficie contaminada por el virus y luego nos tocamos los ojos, la nariz o la boca.**

- *La segunda* **vía de infección es por el contacto directo de "gotitas" del virus en los ojos, la nariz y la boca, es decir por la tos o estornudo de una persona infectada.**

- *Mientras que la tercera* **forma de contagio (y menos común) es respirando el virus por aerosol (partículas de virus que se quedan flotando en el aire), situación que puede evitarse con el uso de cubrebocas y lentes o careta**[2].

MECANISMO DE INFECCIÓN

Para infectar las células huésped, una glicoproteína de la cápside vírica (spike protein) puede ser escindida-por una proteasa celular furina-like del hospedador en dos péptidos del mismo tamaño, S1 Y S2: subunidad S1 N-terminal y una región S2 C-terminal unida a membrana[3]. **La proteína S escindida permanece asociada no convalentemente en la conformación pre-fusión metaestable.**

La proteína de la espiga es una de las cuatro proteínas estructurales, tiene dos sitios de clivaje distintos. El sitio de S1/S2 separa el dominio N-terminal de <u>unión</u> del receptor (S1) del dominio C-terminal de <u>fusión</u> (S2), con un segundo sitio de la hendidura, llamado S2', aguas abajo del sitio de S1/S2, en proximidad a la del péptido de *fusión*[4]. **Después de la** *endocitosis del virus por la célula huésped***, se genera la segunda escisión, que está mediada por proteasas endo-lisosómicas (sitio de escisión S2 '), permitiendo que se produzca la activación de la** *fusión* **de la membrana (Imagen 6).**

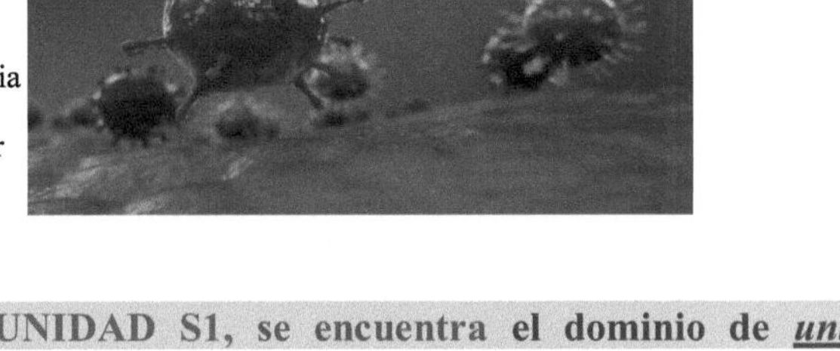

Fuente: Niaid/Planet Pix via Zuma Cordon Pressor
Jonathan Corum y Zimmer
Updated. March 16, 2020

En LA SUBUNIDAD S1, se encuentra el dominio de _unión_ al receptor (RBD también llamado dominio C terminal, CTD) se localiza en la región C-terminal, abarcando ~ 200 aminoácidos) que consta de dos subdominios centrales y externos. El subdominio RBD es responsable de que la proteína S se organice en espículas en forma de trímero. En Tanto el dominio N-terminal como el dominio C terminal de S1 pueden unirse a los receptores del hospedador[5].

El subdominio externo contiene 2 bucles expuestos en la superficie que _se unen con ACE2 de la celula receptora_ (enzima convertidora de angiotensina).

En cambio, en LA SUBUNIDAD S2 se localiza el péptido _de fusión_, responsable de la fusión de la membrana viral y celular, en el proceso de entrada del virus (endocitosis) a la célula y del efecto citopático, es decir muerte de la célula por lisis celular e hiperplasia, se originan celulas gigantes llamadas sincitios, que puede producir este virus al infectar celulas. El gen p10 es funcional en el coronavirus y codifica para una proteína posiblemente implicada en la fusión de las células infectadas para formar sincitios[6.] (Fig 24).

Además su bicapa lipídica, formada por fosfolípidos (fosfátidos de glicerina y esfingolípidos), con glicoproteínas ancladas o embebidas en ella (proteínas transmembranales), de las cuales, la más importante para la estructura viral es *la proteína M se une a una proteína de receptor de membrana celular ACE2 en la célula diana* (Una célula diana o célula blanco (del inglés target cell) es cualquier célula en la que una hormona reconoce a su receptor)

La membrana de estos virus es de la misma naturaleza que la membrana celular, por lo que puede ocurrir una *fusión* de membranas, *y entrar* por endocitosis, y la envuelta del virus se fusiona con el lisosoma[7,8].

Fig 24. Proceso de unión y fusión del virus con la membrana celular, finalizando con la entrada del virus a la célula hospedero

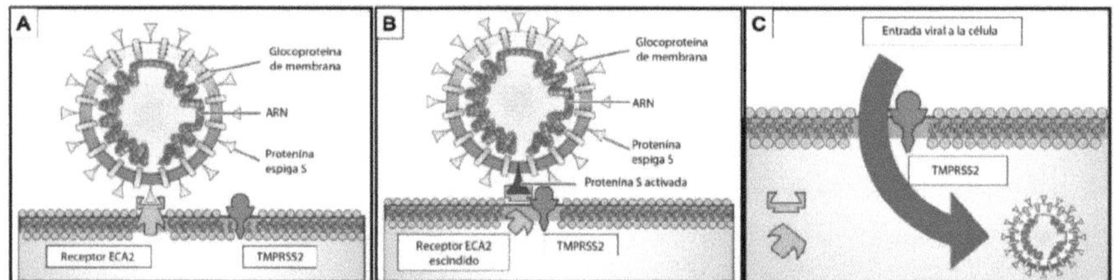

Fuente: Modificado de: Rabi A. SARS-CoV-2 and Coronavirus Disease 2019: What We Know So Far. Pathogens. 2020; 9(3): 231.

Esquema 17 Sistema renina-angiotensina I (SRA) y Esquema 18 Sistema Renina-angiotensina-Aldosterona (SRAA). Se ha estimado que más del 85% de la angiotensina I se forma dentro de los tejidos, más que en el plasma. Una vez obtenida la AGI a partir del angiotensinógeno por la acción de la renina, es convertida proteolíticamente en angiotensina II (AGII) por la ECA principalmente a nivel pulmonar (ECA=dicarbopeptidasa que utiliza Zn^{2+} y Cl^- como cofactores) Sin embargo, ahora se sabe que muchos tejidos, incluidos vasos sanguíneos, riñón, corazón, cerebro, entre otros son capaces también de generar en forma local AGII a través de vías no dependientes de la ECA (vías no-ECA) como la vía de la quimasa, carboxipeptidasa, catepsina G, (teniendo como sustrato la angiotensina I) y a través de la vía de catepsina, tonina y activador del plasminógeno (teniendo como sustrato el

angiotensinógeno).se encuentra ligada a la membrana o circulando en distintos fluidos corporales. Convierte la angiotensina I en 2. ACE2 incrementa la acción vasoconstrictora por lo que reduce la presion arterial al catalizar la hidrólisis de la angiostetina 1 (sistema RAS) Esquema 17[9].

ACE2 en su forma completa es una enzima unida a la membrana de la célula del huesped (se expresa altamente en el corazón, testículos, riñones y pulmones, intestino, hígado, sistema nervioso central, placenta y se vierte en el plasma). Un estudio coordinado por el Hospital Universitario de Zúrich, y publicado en *The Lancet*, apunta a como la infección provoca daños en las células endoteliales causando problemas circulatorios y fallos en múltiples órganos. ACE2, en su forma más corta (soluble) circula en la sangre a niveles muy bajos. Como monocarboxipeptidasa, contribuye a la degradación de varios sustratos, incluidas las angiotensinas I y II[10]. ....SARS-CoV aprovechan esta proteína para su infección.

Esquema 17. Angiotensina II y receptores

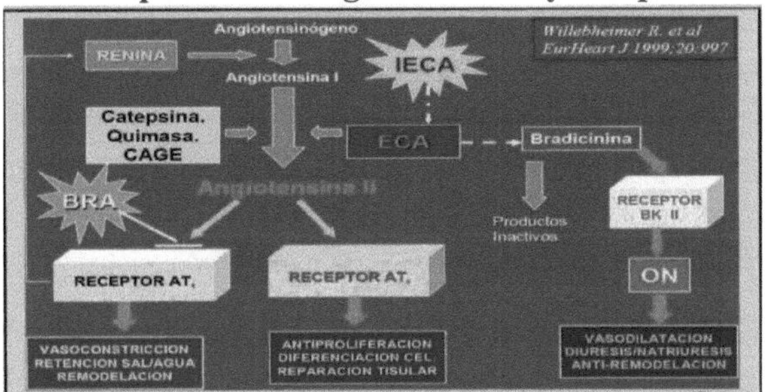

Figura 4-1. Formación de Ang II. Vías habituales y alternativas. Receptores. IECA y BRA. Bradicinina y NO

La proteína ACE2 es una de las enzimas clave del Sistema Renina Angiotensina-Aldosterona (SRAA) De forma clásica, el RAS se ha descrito como *un sistema hormonal que regula la tensión arterial.* Pero hoy en día se sabe que, además, regula el crecimiento celular, los procesos de inflamación, coagulación y cicatrización (fibrosis)[11] (Figura 18).

Esquema 18. Sistema Renina-Angiotensina-Aldosterona

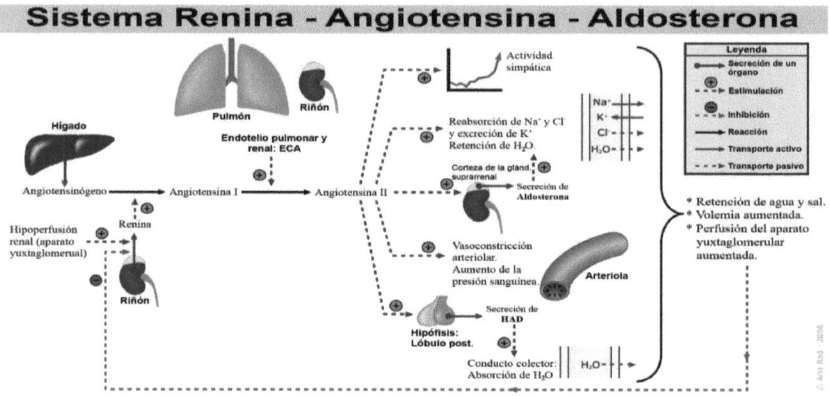

Fuente: Santeliz CH y cols. Sistema renina-angiotensina-aldosterona en la presión arterial

En COVID-19, cuando el virus *entra en la célula lo hacen también la llave (proteína S) y su cerradura (ACE2.)* **Eso implicaría que, a medida que progresa la enfermedad, la presencia de ACE2 en la superficie de nuestras células disminuiría al entrar en la célula junto con el virus. Como consecuencia, se produciría un desequilibrio en el RAS aumentando el riesgo** *de inflamación pulmonar grave, formación de coágulos y secuelas pulmonares debidas a la fibrosis*[12]. **Hoy en día se sabe que, además, regula el crecimiento celular y cicatrización (fibrosis) (Fig 25 y 26)**

Fig 25. ACE2 llave para infectar las células del huesped.......progreso de la enfermedad

Fuente: Begoña Sanz Echevarría y July Gorka . Larrinaga Enbeita Academic rigor, journalistic flair. 28, 2020 2.58pm

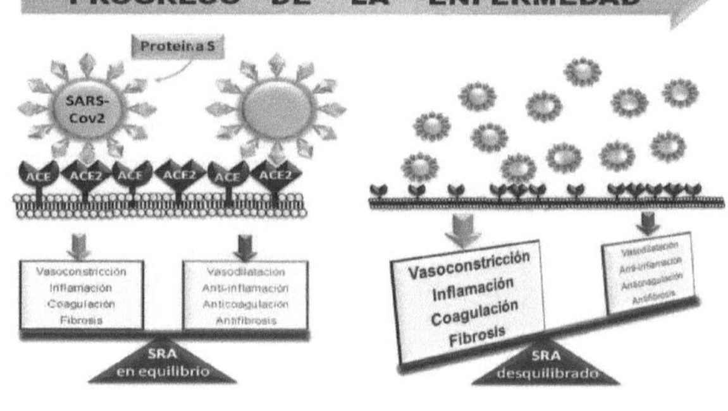

Fig 26. ACE enzima convertidora de angiotensina

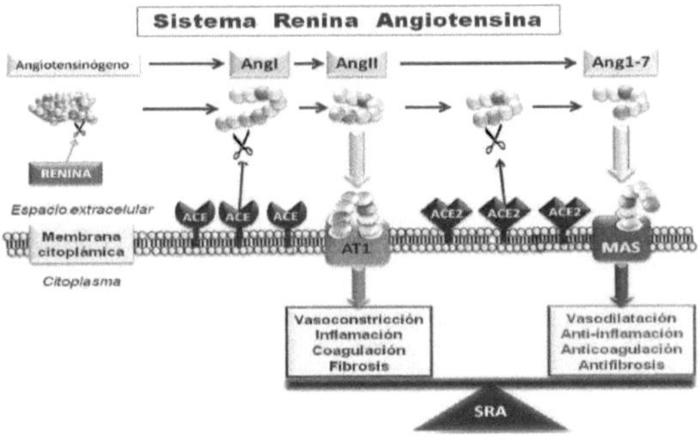

Fuente: formaciónIB.

Figura resumida del Sistema Renina Angiotensina (RAS). La enzima convertidora de angiotensina (ACE) es el elemento más conocido del RAS. Su acción catalítica produce angiotensina II (Ang II) a partir de angiotensina I (Ang I). La Ang II es una hormona que desarrolla su acción uniéndose al receptor AT1 que se encuentra en la membrana plasmática de diferentes células del organismo. Su acción fisiológica más conocida es <u>el aumento de la tensión arterial</u> porque induce <u>vasoconstricción</u>. Además, este eje ACE/Ang II/AT1 provoca el incremento de señales proinflamatorias y de fibrosis en los pulmones y estimula la coagulación. La enzima convertidora de angiotensina 2 (ACE2), transforma la Ang II en angiotensina 1-7 (Ang1-7), que ejerce su acción a través del receptor mas la acción mediada por el eje ACE2/Ang1-7/ <u>más reduce la tensión arterial por vasodilatación</u> e induce señales *antiinflamatorias, antifibróticas y antitrombóticas*. En condiciones fisiológicas, estos dos ejes se encuentran en un equilibrio dinámico[14].

Otra proteína humana, una enzima llamada TMPRSS2 ayuda a activar la proteína de punta del coronavirus, para permitir la entrada a la célula[15]. **La serina-tipo 2 de la proteasa de la transmembrana proteína (TMPRSS2) desempeña un papel dominante en la infección COVID-19 puesto que prepara la proteína viral del pico para permitir el asiento viral en la célula de objetivo. La proteína TMPRSS2 se encuentra en las *células***

del pulmón y el epitelio bronquial, así como en el intestino, el páncreas, y los casquillos del prensaestopas salivales. Recientemente, los científicos han encontrado que está expresada junto con la enzima angiotensina-que convierte 2 (ACE2)[16]. (Fig. 27 y Esquema 19)

Fig 27. La entrada a la célula depende de ACE2 y TMPRSS2

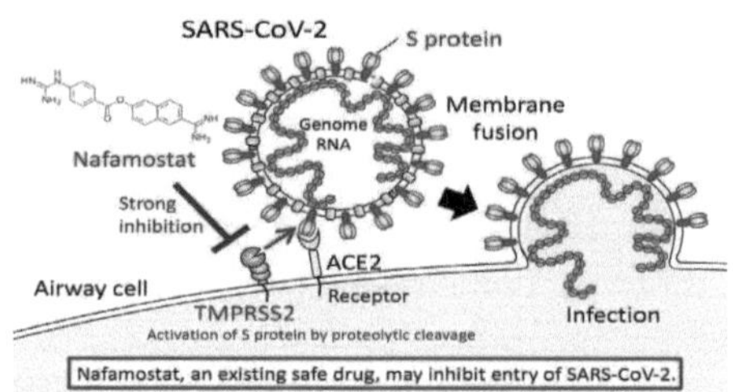

Fuente: Cell DOI: 10.1016/j.cell.2020.02.052.SARSCoV-2cell entry depends on ACE2 and TMPRSS2 and is blocked by

Esquema 19. Expresion de la carboxipeptidasa ACE2 y serina proteasa TMPRSS2

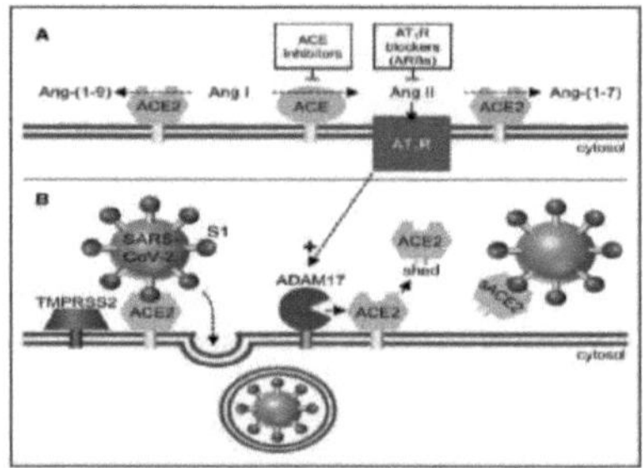

Fuente: IntraMed. *Autor/a: A.H. Jan Danser, Murray Epstein, Daniel Batlle* Bloqueadores del sistema renina-angiotensina y pandemia de COVID-19. 26 MAR 20

La combinación de _unión y activación_ permite la entrada de los viriones – forma infecciosa del virus– por un proceso de endocitosis cuando pierden su envoltura y depositan su ARN genómico (viral) **en el cito-plasma de la célula eucariota, donde el parecido con el ARNm del hospedador le permite adherirse directamente a los ribosomas para su traducción. Allí, se emplea**

como plantilla para traducirse directamente en la poliproteína 1a/1ab, en la cual están unidas todas las pro-teínas que formarán el complejo de replica-ción-transcripción en vesículas de doble mem-brana[17].

La carboxipeptidasa ACE2 (enzima convertidora de angiotensina 2) convierte Ang II (angiotensina II) en Ang- (1-7) y Ang I en Ang- (1-9) (A), pero no está bloqueado por ACE (conversión de angiotensina enzima), que impiden la conversión de Ang I a Ang II. ACE2 también se une e internaliza SARSCov-2 (coronavirus-2 del síndrome respiratorio agudo severo; B), después de cebar con la serina proteasa TMPRSS2 (proteasa transmembrana, serina 2). La eliminación de ACE2 unida a la membrana por una desintegrina y metaloproteasa 17 (ADAM17) da como resultado la aparición de ACE2 soluble (s), *que ya no puede mediar la entrada* de SARSCov-2 y que incluso podría evitar dicha entrada al mantener el virus en solución. AT1R (Ang II, a través de su receptor tipo 1) regula al alza ADAM17, y los bloqueadores AT1R (ARB) evitarían esto.

Una vez infectada la célula humana, toda su maquinaria celular se pone a trabajar al servicio del virus, traduciendo esa secuencia de letras a: adenina; u: uracilo: g: guanina; c: citosina (nucleótidos). El gen del SARS-CoV2 que codifica la proteína S tiene una breve mutación...*ccucggcgggca...)* que pueden haber sido responsables de la *gran infectividad en los humanos*[18]. Tras la inserción del genoma vírico en el genoma de la célula infectada, la primera proteína del virus *que se sintetiza* es una larga cadena poli-peptídica que, tras ulterior hidrólisis, *da lugar a 16 proteínas independientes no estructurales (NSP1 a NSP16)*. Este clivaje es *catalizado* por otras *enzimas víricas* que actúan cual tijeras moleculares cortando los enlaces peptídicos en los lugares precisos. Además de las cuatro proteínas estructurales y no estructurales SARS-CoV-2 codifica las proteínas accesorias (ORF). La proteína ORF3a crea una evaginación en la membrana de la célula infectada que posibilita la fuga de las nuevas partículas víricas. Así mismo, activa la respuesta inflamatoria del paciente, responsable de la *sintomatología más grave* y, en gran medida, de la *mortalidad de esta neumonía vírica*[19].

Dentro del organismo, el virus puede viajar por el torrente sanguíneo a través de las arterias y venas, para pegarse en otros puntos y repetir el proceso.

A veces es tanta la cantidad de COVID-19 que la reacción del sistema inmune *daña al propio organismo* y afecta *no solo las vías respiratorias, sino también otros órganos como el corazón y riñones e incluso afectaciones en el aparato gastrointestinal.*

De ahí que se han encontrado *"manifestaciones leves"* en otros puntos del cuerpo como *infección en los oídos, alteraciones o pérdida del gusto y del olfato o diarrea*[20].

Las células infectadas presentan un *aspecto vacuolado* (Fig. 28), presentando los cilios normales (Fig. 29) dañados (Fig. 30) y capacidad de formar sincitios (célula con varios núcleos resultante de la fusión de varias células) (Fig. 31). Esto desencadena la producción de mediadores inflamatorios, haciendo que las *defensas inmunes se sobrepasen con una tormenta de citoquinas* (sobreactivación de glóbulos blancos: linfocitos y neutrófilos) incrementando las secreciones de citosinas y provocando la inflamación de la zona del tejido pulmonar, lo que origina las manifestaciones clínicas[21]. (Esquema 20).

Fig 28. Presentan un aspecto vacuolado

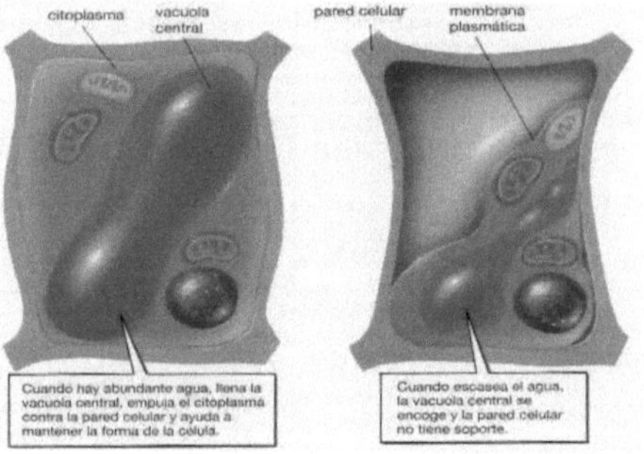

Fuente: revisada por: Laura J.

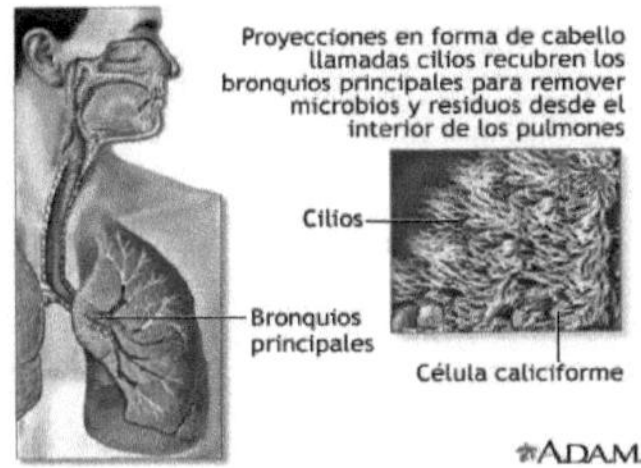

Fig 29. Cilios normales

Fuente: A.D.A.M., Inc. está acreditada por la URAC

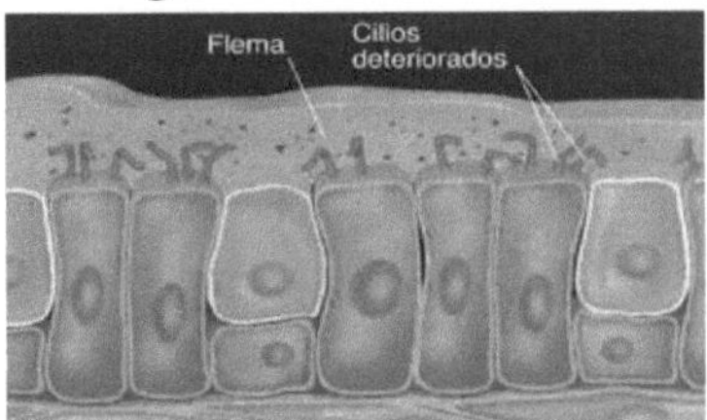

Fig 30. Cilios dañados

Fuente: Krames Online. 2009-2020

Fig 31. Formación de sincitios

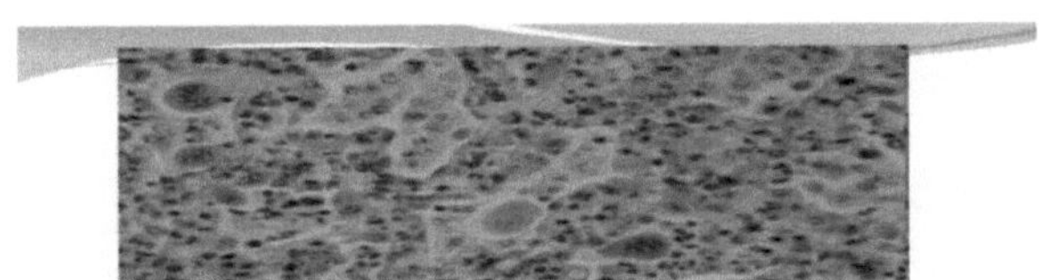

Fuente: Julián Camilo. España Saavedra, 2012

Esquema 20. Fisiopatología de covid-19

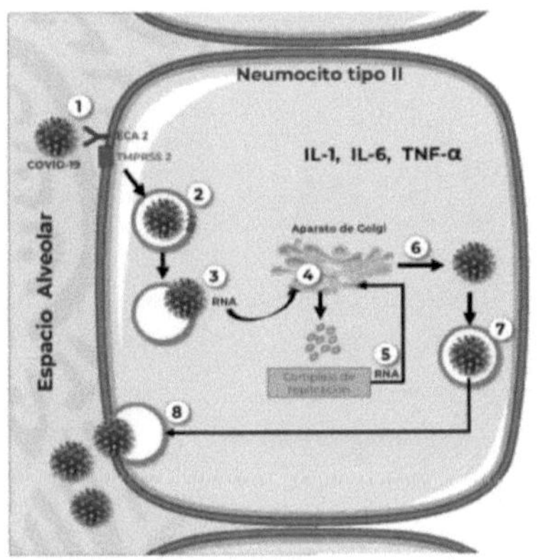

Fuente:

TORMENTA DE CITOQUINAS

Las citoquinas (también denominadas citocinas)

Son un grupo de proteínas y glucoproteínas **bajo peso molecular producidas por diversos tipos celulares que actúan fundamentalmente** *como reguladores de las respuestas inmunitaria e inflamatoria.* **Asimismo,** **intervienen como** *factores de crecimiento de distintas células, entre las cuales y de forma destacada, las células hematopoyéticas.* **Regulan la función de las células que las producen sobre otros tipos celulares. Son los agentes responsables de la** *comunicación intercelular,* **inducen la** *activación de receptores específicos de membrana,* **funciones de** *proliferación y diferenciación celular, quimiotaxis* **(Reacción de orientación de los organismos celulares libres como respuesta a un estímulo químico. Este fenómeno permite, por ejemplo, que un microorganismo se dirija hacia la zona donde existe una mayor cantidad de sustancias alimenticias y se aleje del lugar en el cual hay elementos tóxicos),** *crecimiento y modulación de la secreción de inmunoglobulinas.* **En 1974 el grupo de Cohen propuso utilizar el nombre de citocinas para referirse en general a esta cada vez más amplia serie de mediadores celulares originados en muy diversos tipos celulares. Dentro del grupo de las citocinas se incluyen:**

- **las interleucinas (IL),**
- **los factores de necrosis tumoral (TNF),**
- **los interferones (IFN),**
- **los CSF y**
- **las quimosinas[22].**

Son producidas fundamentalmente por:

Los linfocitos y los macrófagos activados, aunque también pueden ser producidas por leucocitos polimorfonucleares (PMN), células endoteliales,

epiteliales, adipocitos, del tejido muscular (miocitos) y del tejido conjuntivo.

Las citoquinas secretadas por linfocitos se llaman _linfocinas_, aquellas producidas por macrófagos (MF) son _monocinas,_ etc. (dependiendo del tipo de célula). Su acción fundamental consiste en la _regulación del mecanismo de la inflamación._ Hay _citoquinas proinflamatorias y antiinflamatorias_[23]. (Cuadros 5, 6 y 7).

Cuadro 5. Respuesta innata principales citocinas y sus precursores

PRINCIPALES CITOCINAS

- De los macrófagos:
  IL-1, IL-6, IL-10, IL-12, IL-18, TNF alfa, TGF alfa, IL-27, IFN alfa.
- De linfocitos Th1: IL-2, IFN gamma, TNF beta.
- De los Th 2: IL-4, IL-5, IL-6, IL-9, IL-10, IL-13, IL-17.
- De importancia destacada en la regulación de la respuesta inmunitaria: IL-1, IL-2, IL-3, IL-7, IL-4, IL-12, Interferones, TNF.

Fuente: Eva del Rosario Blanco Molinares.
Oct 18, 2016

Cuadro 6. Citocinas IL1-IL6-IL8-IL12-IL16-TNFAlfa-

CITOCINAS DE LA RESPUESTA INNATA

CITOCINA	CÉLULA DE ORIGEN	CÉLULA DIANA	FUNCIÓN
IL 1	Macrófago, Endotelio Queratinocitos	Hipotálamo, LT, LB, Hígado	Fiebre, síntesis de proteínas de la fase aguda. Proinflamatoria.
IL 6	Macrófago, Dendrita, Fibroblastos, LTh2	LB; LTh1; hígado;	Estimulación de plasmocitos, difrenciación del LTH1 a LTh17 y LTh22. Proinflamatoria.
IL 8	Macrófago, Monocito, Fibroblasto, Endotelio	PMN	Quimiotaxis, angiogénesis, inflamación.
IL12	Macrófago, neutrófilo, dendrita	LT y NK, LT ctx	Diferenciación a LTh1 Síntesis de interferón y aumento de la capacidad citotóxica.
IL 16	LT, mastocitos, eosinófilos, células epiteliales	LTh, monocitos CD4+ Eosinófilos CD4+	Quimiotaxis Inducción del receptor de IL2, inducción del HLA-DR.
TNF Alfa	Macrófago, NK, LTh1, Mastocito Fibroblasto	PMN, Endoteliocitos, células tumorales, macrófago, LT, dendrita	Aumenta el reclutamiento y capacidad microbicida de los PMN. Reclutamiento y secreción de citoquinas por parte del macrófago.
IFN Alfa	Dendritas, macrófagos	NK Todas las células, LB	Acción antitumoral Bloquea producción de anticuerpos.

Cuadro 7. Citocinas IL2-4 IL5-IL6-IL10-IL13

CITOCINAS DE LA RESPUESTA ADAPTATIVA

CITOCINA	CÉLULA DE ORIGEN	CÉLULA DIANA	FUNCIÓN
IL 2	LT, NK, Mastocito, dendrita	LT, NK, LB, monocitos	Proliferación de LT. Promueve el desarrollo del LT regulador
IL4	Endotelio, Mastocito y LTh2	LB, Macrófago, LTh1 LT para que se diferencie en LTh2	Producción de Ac IgE y el desarrollo de LTh2
IL 5	LTh2, Macrófagos y Mastocitos	Eosinófilos, LB, LT	Crecimiento y diferenciación del eosinófilo. Proliferación de LB; diferenciación en LTctx.
IL 9	LTh2, LTh9, LTh17, LT reg.	LT, Mastocitos, Megacariocitos	Supervivencia y activación de las células diana. Sinergia con IL-4 en la producción de IgM, IgG1, IgE
IL 10	LTh2, Macrófagos. LT reg, Dendrita	LTh1, Macrófago, LTh2, Dendrita	Antiinflamatoria, Regulación de la respuesta inmune; algunas formas de tolerancia inmunológica,
IL 13	LTh2, Mastocito, NKT	LB, Monocito, Macrófago, fibroblasto y endotelio vascular	Antiinflamatoria; desarrollo de fibrosis. mayor síntesis de colágeno por parte del fibroblasto Cambio de isotipo a IgE; mayor producción de moco

La actividad biológica de las citoquinas está regulada fisiológicamente por dos tipos de antagonistas:

1) los que _provocan el bloqueo del receptor al unirse a este_,

2) los que _inhiben la acción de la citoquina al unirse a esta_[24]. (Esquema 21).

Esquema 21. Citoquinas y su efecto antagonista

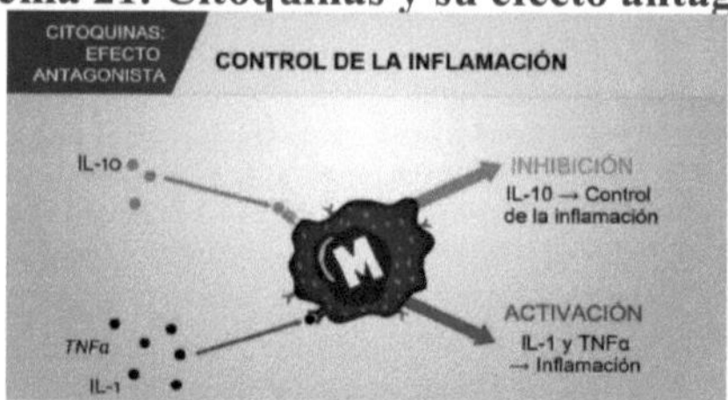

Fuente: Universidad Tecnológica de Santiago. 2019/2020

CARACTERIZACIÓN DE LAS PRINCIPALES CITOSINAS: LAS INTERLEUCINAS (IL)

interleucina-1 (IL-1): ά y ß

Existen dos formas, denominadas IL-1ά e IL-1ß. Derivan de una proteína precursora (pro-IL-1* y pro-IL-1ß). Citocina que destaca por su capacidad _proinflamatoria._ Producida por 11 tipos de macrófagos, linfocitos B, NK, astrocitos, fibroblastos, neutrófilos y otros.

Interleucina-2

Actúa al promover _la proliferación de células T_. Es producida principalmente por los linfocitos T activados. A niveles superiores a los normales pueden ser observados en numerosas enfermedades, hecho que refleja una excesiva activación linfocitaria.

Interleucina-3

Es producida fundamentalmente por los linfocitos T e interviene en los estadios iniciales de la hematopoyesis, _estimulando el crecimiento y la diferenciación de las células precursoras hematopoyéticas_. Se denomina también por este motivo multi-CSF.

Interleucina-4

Tiene su origen en los linfocitos T activados y actúa preferentemente promoviendo _la activación, proliferación y diferenciación de los linfocitos B_. Interviene de forma decisiva _en la inducción de las células Th2 que regulan la inmunidad humoral._

Interleucina-5

Es producida por los linfocitos T activados y actúa como factor estimulador de _la activación, crecimiento y diferenciación de los linfocitos B_, siendo igualmente el _principal factor regulador de la eosinofilia_ (cantidad anormalmente alta de eosinófilos en la sangre).

Puede ser producida por **algunos tumores** y particularmente por el cáncer de pulmón.

Interleucina-6

Tiene su origen en diversos tipos celulares, entre los que destacan macrófagos, monocitos, fibroblastos y células endoteliales. Interviene regulando _la respuesta inmunológica_, en la _hematopoyesis_ y en las _reacciones de fase aguda_. Tiene, a la vez, efectos proinflamatorios y antiinflamatorios.

Interleucina-7

Actúa al estimular el desarrollo de las células precursoras de los linfocitos B y T. Asimismo, _**tiene actividad antitumoral**_, al aumentar la producción de linfocitos T citotóxicos y de células NK.

Interleucina-8

Actúa como factor quimiotáctico para los leucocitos, fundamentalmente neutrófilos. Igualmente actúa al favorecer su degranulación y estimular la fagocitosis. Debe ser incluida dentro del grupo de las quimocinas.

Las quimocinas intervienen en la inflamación, induciendo la quimiotaxis y la activación celular de numerosas células que intervienen en los procesos inflamatorios. (Cuadro 8)

Interleucina-9

Es una glucoproteína con capacidad mitogénica y capaz de inducir la proliferación de células T. Se ha indicado que podría estar implicada en el desarrollo de tumores de células T.

Interleucina-10

Está producida por los linfocitos T de tipo Th2 y con capacidad de inhibir la *síntesis* de IFN y de IL-2 por parte de los linfocitos T.

Es la principal *citocina antiinflamatoria,* actuación que ejerce a través de la inhibición de la síntesis de IL-1, IL-6 y TNF por parte de los macrófagos.

Interleucina-11

Es una proteína no glucosilada que es producida por las células del estroma de la médula ósea y por las células mesenquimáticas. Relacionada con otras sustancias del grupo de las citocinas que incluye la IL-6, el factor inhibidor de la leucemia (LIF), la oncostatina-M (OSM) y el factor neurotrófico ciliar (CNTF) y que se caracterizan por utilizar el transductor gp 130, proteína inicialmente identificada como un componente del receptor de la IL-6. La IL-11 actúa sobre las células hematopoyéticas, células hepáticas - induciendo las proteínas de fase aguda y células epiteliales intestinales, sobre las que actúa mediando su protección y regeneración.

En cambio, a diferencia de la IL-6, tiene escaso efecto sobre los linfocitos.

Interleucina-12

Es una glucoproteína constituida por dos dominios, denominados p40 y p35, que son necesarios para que tenga actividad biológica.

La subunidad p40 tiene cierta homología con el dominio extracelular del receptor de la IL-6, mientras que la subunidad p35 tiene homología con la IL-6.

Es producida por linfocitos B y, en menor cantidad, por linfocitos T. Actuando sobre linfocitos T de tipo Th1 induce la síntesis de IFN y IL-2, mientras que también es capaz de reducir la producción de IL-4, IL-5 e IL-10 por parte de las células Th2.

Interleucina-13

Es una citocina producida por las células T y que regula la función de monocitos y células B. Disminuye la producción de interleucinas *proinflamatorias y de qu*imosinas, a la vez que aumenta la producción de IL-1-RA

Interleucina-14

Designa al factor de crecimiento de las células B de elevado peso molecular (HMW-BCGF), factor que muestra una elevada homología con el factor Bb del sistema complemento.

Cuadro 8. Algunas citoquinas IL

Citocina	Acción	Lugar de síntesis	Inductor	Acciones más importantes
IL-1	Proinflamatoria	Células mononucleares, macrófagos	Microbiana o activación cascada inflamatoria (CI)	Pirógeno, activación de células T-helper
IL-2	Proinflamatoria	linfocitos Th colaboradores	Sustancias microbianas o activación de (CI)	Factores de crecimiento de células T que inducen a la proliferación de todos los tipos de subpoblaciones linfocitarias. Estimula síntesis de interferón libe ración de IL-1, TNF-_ y beta
IL-3				
IL-4	Antinflamatorio	Linfocitos Th, mastocitos y basófilos	Linfocitos B (Diferenciación de Linfocitos B)	Bloquea síntesis de citoquinas, inhibe la síntesis de NOVO.
IL-6	Proinflamatoria-antiinflamatoria	Monocitos, macrófagos, célula endotelial y fibroblastos	IL-1 y endotoxinas	Pirógeno, síntesis de inmunoglobuli nas. Activación de la síntesis de proteínas de fase aguda.
IL-8	Proinflamatoria	Monocitos, macrófagos, célula endotelial y fibroblastos.	IL-1, TNF-alfa y endotoxinas	Factor quimiotáctico y activador de neutrófilos

Fuente: Wikipedia. La Enciclopedia Libre. 2020

Interleucina-15

Tiene una actividad biológica en parte semejante a la IL-2, si bien difiere en su control y expresión, así como en las células sobre las que actúa. Ambas citocinas emplean como unidades de transducción los receptores ß (p75) y (p64) del sistema receptor de la IL-2... La IL-2 y la IL-15, en cambio, utilizan una cadena * distinta.

Interleucina-16

Es una *citocina proinflamatoria* descrita inicialmente como el *Lymphocyte chemoattractant factor* (LCF). Es secretada por células CD8 activadas. Promueve la quimiotaxis y la expresión del receptor de IL-2 y de HLA-DR.

Interleucina-17

Es una glucoproteína de 155 aminoácidos producida por células T CD4[+] estimuladas. *La IL-17 aumenta la expresión de ICAM-1 en fibroblastos y es capaz de estimular la secreción de IL-6, IL-8 y G-CSF por parte de células epiteliales, células endoteliales y fibroblastos.*

Interleucina-18

Citocina que induce la síntesis de IFN y que anteriormente era conocida como IFN *inducing factor* (IGIF). *Tiene un efecto sinérgico con la IL-12 respecto a la producción de IFN por parte de los linfocitos* T, probablemente a causa del aumento de expresión de receptores para la IL-18 producido por la IL-12. Igualmente, *la IL-18 aumenta la producción de IL-2 y la expresión de la cadena del receptor de la IL-2.* Participa, por tanto, en la regulación de la respuesta de tipo Th1, y puede, asimismo, disminuir la producción de IL-10[25].

FACTORES DE NECROSIS TUMORAL (TNF)

El TNF se produce fundamentalmente por monocitos, macrófagos y linfocitos. Ejerce un ***efecto antitumoral*** a través de un doble mecanismo que incluye la *inhibición de la angiogénesis*, que produce la necrosis hemorrágica del tumor, ***y el aumento de la respuesta inmunitaria antitumoral***, acción en la que actúa sinérgicamente con el IFN.

INTERFERONES (IFNS)

Estas sustancias son *un grupo de glicoproteínas señalizadoras* que pertenecen a la gran clase de proteínas conocidas como citosinas **moléculas empleadas para la** comunicación entre células **para desencadenar** las defensas protectoras del sistema inmunitario producidas y secretadas por las células hospederas que participan en la erradicación de patógenos. Los Interferones se caracterizan por tener una *potente acción antineoplásica, y antiviral* así como por su efecto regulador de las células del sistema inmunitario (inmunomoduladora) y la activación de las células Natural Killer (células NK). **La familia del IFN está constituida por unas 14 proteínas que mantienen una elevada homología entre sí, siendo producidas por un amplio grupo de células que incluye macrófagos y linfocitos B**[26].

Los interferones se pueden considerar las moléculas más efectivas de la *respuesta inespecífica frente a infecciones virales*. Generalmente, una célula **infectada por un virus** secretará **interferones. Eso implica que se producen durante las primeras fases de la infección, antes de que el sistema inmune tenga claro a qué enemigo se enfrenta. De hecho,** *son los primeros factores solubles con los que nuestro organismo reacciona frente a los virus*. **Los interferones obtienen su nombre por su capacidad de** "interferir" con la **replicación viral** al proteger a las células de infecciones virales[27].

Se clasifican dentro del grupo de las citocinas, **junto a las** interleucinas, **los** factores estimuladores de colonias **y el** factor de necrosis tumoral alfa. **Las citosinas son proteínas solubles producidas por células inmunocompetente que actúan como factores hormonales regulando de forma precisa la respuesta inmunitaria**[28] .

Se distinguen tres grupos distintos de interferones:
IFN-a,
IFN-b: IFN tipo I (Esquema 22)
IFN-gLa (Tabla 3) y

Una cuarta clase, el IFN omega, tiene un potencial terapéutico no evaluado.

La designación actual los divide en dos tipos: el **tipo I, formado por el IFN alfa y el IFN beta**, y el **tipo II, que contiene el IFN gamma.**

Los subtipos de **IFN alfa** se designan con números y letras que indican la secuencia de aminoácidos **en las posiciones 23 y 34. Las mezclas de distintos subtipos se designan con un código alfanumérico, por ejemplo, IFN alfa-nl** [29].

Esquema 22. Respuesta del IFN tipo I ante SARS-COV-2

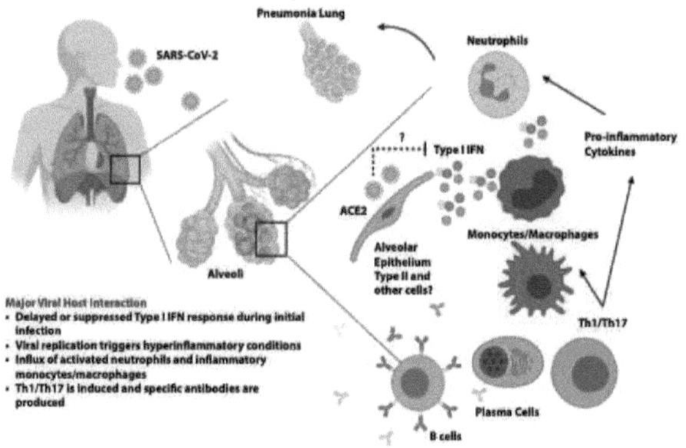

Fuente: APJAI 2020

El epidemiólogo más reconocido y líder en la lucha **de Estados Unidos** contra el **coronavirus, Anthony Fauci, describió a los interferones: los interferones** son glucoproteínas de alta actividad **antiviral** producidas en nuestro cuerpo y se consideran parte esencial de la defensa del organismo contra múltiples virus, entre ellos el nuevo SARS-CoV-2.

De hecho, **diferentes estudios plantean que _fortalecer la presencia de estas moléculas en el cuerpo humano a tiempo puede inhibir con fuerza los efectos de la covid-19_. La esperanza es que, junto a otros tratamientos, se pueda acelerar la recuperación y prevenir daños a largo plazo en la salud.**

Pero se señala que **también existen peligros** *cuando la enfermedad ya está avanzada* por los *intensos efectos secundarios que se pueden provocar*[30].
De acuerdo con el equipo de médicos alemanes, un indicador de la importancia de los interferones es el hallazgo de que en cultivos celulares y experimentos con animales se detectó que pueden inhibir fuertemente los efectos del coronavirus.

Por lo que **diferentes estudios en el mundo** apuntan a potenciar su capacidad **en el cuerpo humano**, lo que significaría que el sistema inmune de las personas tenga mayores opciones de que la covid-19 no produzca efectos graves o fatales

Tabla 3. Características de los principales tipos de IFN

Tabla 1. Características de los principales tipos de IFN

	Principales tipos de interferones		
	IFN alfa humano	IFN beta humano	IFN gamma humano
Origen	Monocitos y linfocitos B	Fibroblastos, células epiteliales, macrófagos	Linfocitos T, células asesinas
Subtipos	>3	1	1
Peso molecular (KD)	19-37	23	20-5
Estructura (aminoácidos)	166	166	143
Glucosilación	Sí en los naturales, no en los recombinantes	Sí	Sí
Estabilidad a pH 2	Sí	Sí	No
Cromosoma	9	9	12
Introns	—	—	3
Principal estímulo inductor	Virus, antígenos	Virus, ARN de doble cadena, polirribonucleótidos	Antígeno mitógeno
Receptor	Tipo I	Tipo I	Tipo II
Propiedades biológicas	Antivíricas, antiproliferativas, inmunomoduladoras	Antivíricas, antiproliferativas inmunomoduladoras	Inmunomoduladoras

Fuente: Farm Hosp 1999;23(4):205-213

M-CSF
El factor de estimulación de colonias (CSF) es un miembro de la familia de las hematopoyéticas. El CSF de **macró-fagos (M-CSF)** y
el **CSF** de **granulocitos macrófagos (GM-CSF)** *inducen la proliferación de los precursores de la médula ósea y su diferenciación en colonias de macrófagos y en colonias de granulocitos y macrófagos, respectivamente*[31].
M-CSF es una citocina que es producida por monocitos, fibroblastos y

células endoteliales. Interviene de forma tardía en la hematopoyesis estimulando la formación de colonias de macrófagos.

QUIMIOCINAS

Estimulan la motilidad de las células del sistema inmune, como los neutrófilos (glóbulos blancos de tipo granulocito), y las dirigen por ejemplo hacia el lugar de inflamación, mediante un fenómeno denominado quimiotaxis (reacción de orientación de los organismos celulares libres como respuesta a un estímulo químico).Un ejemplo es la IL-8 (interleucina-8)[32].

RESPUESTA INMUNE INNATA (INESPECÍFICA) Y ADQUIRIDA- ADAPTATIVA (ESPECÍFICA) EN LA INFECCIÓN POR *SARS-COV-2*

La Inmunidad innata (también llamada natural o nativa) o inespecífica está constituida por mecanismos existentes <u>antes de que se desarrolle la infección</u>. *Producen respuestas rápidas a los microorganismos.* Los componentes principales son: Barreras físicas y químicas, células fagocíticas, células citocidas naturales y proteínas sanguíneas (principalmente el sistema del complemento).

La Inmunidad adaptativa (también llamada específica o adquirida) se estimula <u>tras la exposición a agentes infecciosos</u>. Discrimina entre diferentes microorganismos y los componentes principales son los linfocitos y sus productos.

Hay dos tipos de respuesta inmunitaria adaptativa:
  la inmunidad humoral (producción de anticuerpos) y
  la inmunidad celular (Diagrama 3)[33].

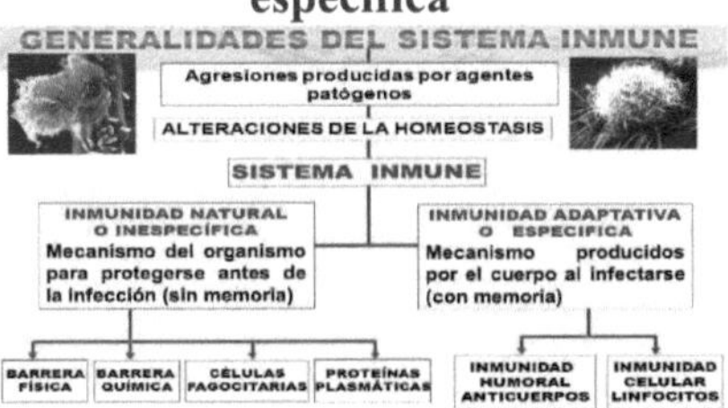

Diagrama 3. Inmunidad natural o inespecífica e inmunidad adaptativa o específica

Fuente: Yolanda Valdez Vargas.2016

La respuesta del Sistema Inmunitario ante el Coronavirus 19 (COVID19) se caracteriza por:

1.- Respuesta de Interferones tipo I (IFN1) retrasada o suprimida durante la infección inicial.

2.- Aumento en la replicación del virus que ocasiona un estado inflamatorio importante.

3.- Una mayor concentración de células y citocinas inflamatorias como neutrófilos y macrófagos.

4.- Se activa una respuesta de tipo Th1 / Th17 que cooperan para provocar más inflamación.

5.- Generación de Anticuerpos vs la infección[34]. (Esquema 23 y Tabla 4).

Esquema 23. Respuesta inmune innata y adquirida en la infección por *SARS-COV-2*

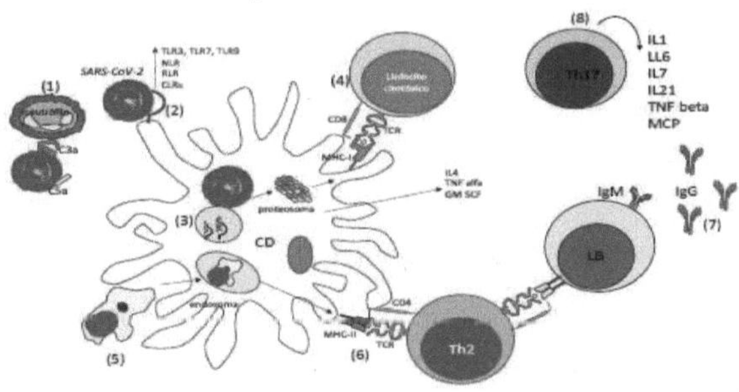

Fuente: Med. vol.20 no.2 Lima abr./jun 2020

Esquema 23. Respuesta inmune innata y adquirida en la infección por *SARS-CoV-2*: 1) los neutrófilos reconocen al *SARS-CoV-2* por medio de los receptores CR1 y CR2, activados por las anafilotoxinas C3a y C5a del sistema complemento humano; 2) las células dendríticas reconocen al virus a través de los receptores de reconocimiento de PAMPs (TLR, NLR, RLR y CLPs); 3) en los endosomas se genera una respuesta parcial del sistema inmune al activarse TLR3 y TLR7 con el ARN viral, lo que desencadena las vías de señalización que inducen la producción de IFNs tipo I y citocinas proinflamatorias; 4) la fagocitosis de células infectadas con el virus y la presentación cruzada de antígenos virales en HLA I estimula a los linfocitos citotóxicos T CD8+; 5) la presentación de antígenos virales en HLA II estimula a los linfocitos auxiliadores T CD4+; 6 y 7) estos linfocitos cooperan con los T CD8+ e instruyen a los linfocitos B para producir anticuerpos de alta afinidad contra epítopos del *SARS-CoV-2*, y 8) además, se activan y diferencian linfocitos T proinflamatorios tipo Th17[35].

Tabla 4.

Tabla 12-3. Componentes de la inmunidad innata

Componentes	Principales funciones
Barreras	
Capas epiteliales	Previenen la entrada de microorganismos
Defensinas	Destrucción de microorganismos
Linfocitos intraepiteliales	Destrucción de microorganismos
Células efectoras circulantes	
Neutrófilos	Fagocitosis inicial y destrucción de microorganismos
Macrófagos	Fagocitosis eficiente y destrucción de microorganismos, secreción de citocinas que estimulan la inflamación
Linfocitos NK	Lisis de células infectadas, activación de macrófagos
Proteínas efectoras circulantes	
Complemento	Destrucción de microorganismos, opsonización de microorganismos, activación de leucocitos
Lectina fijadora de manosa (colectina)	Opsonización de microorganismos, activación del complemento (vía de la lectina)
Proteína C reactiva (pentraxina)	Opsonización de microorganismos, activación del complemento
Factores de la coagulación	Tabicación de los tejidos infectados
Citocinas	
TNF, IL-1, quimiocinas	Inflamación
IFN-α, IFN-β	Resistencia a las infecciones víricas
IFN-γ	Activación de macrófagos
IL-12	Síntesis de IFN-γ por los linfocitos NK y T
IL-15	Proliferación de linfocitos NK
IL-10, TGF-β	Control de la inflamación

Fuente: SlidePlayer.es.Inc 2020

RESPUESTA DE LA INMUNIDAD INNATA FRENTE A SARS-CoV-2

El sistema inmunitario innato es la primera defensa con la que cuenta el organismo para reparar las lesiones e impedir que agentes extraños como los virus que puedan dañar al cuerpo. Los IFN forman una gran familia heterogénea de glicoproteínas que pertenecen a la gran clase de proteínas conocidas como citocinas, moléculas empleadas para la comunicación entre células para desencadenar las defensas protectoras del sistema inmunitario que participan en la erradicación de patógenos. Los INF son proteínas señalizadoras producidas y secretadas por las células hospedadoras. Los INF regulan la inmunidad innata y adquirida basados en el tipo de receptor tras la activación de receptores de reconocimiento de patrones (PRR), ejercen sus efectos mediante la activación de la vía de señalización JAK/STAT (Janus Kinase/Signal Transducers and Activators of Transcription).

La respuesta inmunitaria innata posee dos mecanismos fundamentales frente a los virus:

- Los interferones (IFNs) constituyen la principal y primera línea de defensa contra los virus al inhibir la replicación viral a través de la producción de interferones por las células infectadas.
- El segundo se produce a través de las células citosinas (células asesinas, NK, en inglés, *natural killer*), las cuales lisan o destruyen a aquellas células que se identifiquen como infectadas por un virus[36].

1. RESPUESTA DE INTERFERONES EN LOS SERES HUMANOS

Los IFN, dependiendo de las características moleculares del gen que lo codifica y los receptores diana los interferones se dividen en tres familias:

- **IFN tipo I con cuatro clases** : IFNα (con 14 genes en el cromosoma 9 que codifican más de 22 productos). Son una familia de proteínas relacionadas, codificadas por distintos genes y son sintetizadas por leucocitos (linfocitos T), IFNβ es una sola proteína codificada por un gen distinto y es producida por fibroblastos, **IFNτ, IFNε** y los subtipos de **IFNω,**). Son proteínas importantes de la inmunidad innata, son producidas en respuesta **a la infección viral**, tienen capacidad antiproliferativa, efectos inmunomoduladores y actividad antitumoral.

- **Tipo II** (IFNγ) es producido por linfocitos T CD4+, CD8+, células Tγ/δ, así como por células NK en respuesta a algún estimulo inmune o inflamatorio. El IFNγ no comparte receptores con los interferones de tipo I y su estructura proteica es distinta. En los últimos años se ha demostrado que las células mieloides (células dendríticas, macrófagos y neutrófilos) también son capaces de producir IFNγ a través de la estimulación con interleucina (IL)-12 e IL-18. La autoactivación de las células mieloides por IFNγ contribuye al control inicial de la infección.

- y **tipo III con cuatro clases:** (IFNλ1, IFNλ2, IFNλ3,Y IFN λ4).

Los del tipo III fueron recientemente descritos y se conocen como los IFN-λs, en humano se han descrito el IFNλ1, -IFNλ2-IFNλ23-INTλ4. Los interferones de tipo III son estructural y genéticamente distintos a los interferones tipo I aunque comparten propiedades biológicas y vías de señalización con los interferones tipo I, la diferencia radica en que los tipo III se unen a distintos receptores de membrana (IFNLR y IL10R2).

los interferones humanos realizan estas funciones:

- Tipo I: Todos los IFN tipo I se unen a complejos de receptores en superficies membranales conocidos como el receptor IFN-a/ß (IFNAR), que consiste en cadenas de IFNAR1 e IFNAR2[37,38,39,40]. Los interferones tipo I, inducen la posterior <u>respuesta inmune adaptativa</u>.

En general, los interferones de tipo I se producen cuando el cuerpo reconoce que un virus lo ha invadido. Son producidos por fibroblastos y monocitos (Tabla 5). Sin embargo, la producción de IFN-a es bloqueada por otra citocina conocida como Interleucina-10. Una vez liberados, los interferones de tipo I activan moléculas que previenen que el virus produzca y replique su ARN y ADN.

Los **IFN** tienen dos <u>funciones</u> diferentes para limitar la replicación viral en <u>función</u> de si <u>la célula</u> está infectada o no. **En el caso de células infectadas los IFN promueven la apoptosis, mientras que en las células no infectadas generan un <u>estado</u> antiviral.**

Tabla 5. Interferones tipo I sus receptores

Interferones tipo 1 (IFN-I) en huma Interferones tipo 1 (IFN-I) en humanos		
Nombre	**Receptor del IFN-I**	**Secretados por**
IFN-alfa	(IFN-A-R)	<u>Célula dendrítica</u> y <u>Monocito</u>
IFN-beta	(IFN-A-R)	Fibroblastos
IFN-epsilon		
IFN-kapa		

Fuente: Wikipedia. 22 feb 2021 a las 14:57.

-        **Tipo II (IFN-γ). El interferón gamma IFN-γ, también es conocido como el interferón inmune, y es activado por la Interleucina-12 en humanos. Además, los interferones del tipo II son liberados por linfocitos T colaboradores, de tipo 1 específicamente. Sin embargo, bloquean la proliferación de linfocitos colaboradores de tipo 2.** (Tabla 6 y Cuadro 9).

Lo anterior resulta en la inhibición de la respuesta inmune Th2 (linfocitos colaboradores de tipo 2), y una posterior inducción de respuesta inmune Th1, lo que lleva al desarrollo de enfermedades debilitantes como la esclerosis múltiple. Los IFN tipo II se unen al receptor IFNGR, que consiste en cadenas IFNGR1 e IFNGR2, y tiene un receptor diferente al del IFN tipo I.

Tabla 6. Interferones tipo II sus receptores

Interferones tipo 2 (IFN-II) en humanos		
Nombre	**Receptor del IFN-II**	**Secretados por**
IFN-gama	IFN-G-R	<u>Linfocitos T colaboradores</u>

Fuente: Wikipedia. 22 feb 2021 a las 14:57

Cuadro 9. Interferones A - ß -ϒ

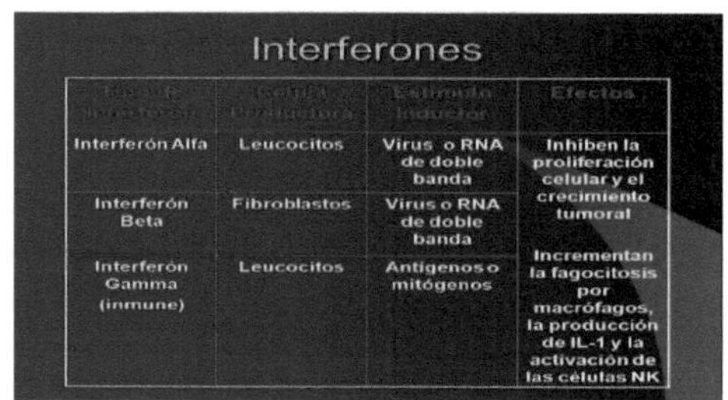

Fuente: Miguel Ángel Peralta Aguirre. Mecanismos Efectores de la Respuesta Inmune. SlidePlayer.2015

-    **Tipo III (IFN-ω): Éstos señalizan a través de un complejo de receptores que consiste en IL10R2 (también llamado CRF2-4) e IFNLR1 (también llamado CRF2-12). Aunque fue descubierto más recientemente que los IFN de tipo I y II, demuestra la importancia de los IFN tipo III en algunos tipos de infecciones virales[41].**

Existen _receptores de superficie_ en las células del sistema inmune innato, que reconocen estos patrones y activan las vías de señalización celular que iniciarán una serie de eventos coordinados en la inmunidad innata. Entre estos receptores se encuentran los llamados "Toll Like Recpetors" (TLRs); son una familia de receptores conservados en términos evolutivos,

altamente especializados en transducir señales. Son esenciales para traducir el reconocimiento de componentes microbianos en activación del sistema inmune.

Los receptores ACE2 también se encuentran en monocitos, macrófagos o células endoteliales[33]. Los macrófagos, **tras verse infectados**, realizan presentación de antígenos a las células T. Este proceso, en el que se añade la presencia de PAMP derivados de virus, conduce a la activación y diferenciación de células T, incluida la producción de citocinas asociadas con los diferentes subconjuntos de células T[42].

2.   RESPUESTA MEDIANTE UNA MAYOR CONCENTRACIÓN DE CÉLULAS Y CITOSINAS

Aunque existen muchos tipos de <u>células productoras citoquinas</u>, los más importantes son los *<u>linfocitos T_H y los macrófagos</u>*, ya que sus citoquinas son esenciales para que se produzca la respuesta inmune una vez que se activan las células T y B por el contacto con las correspondientes células presentadoras de antígeno. La mayoría de las citocinas se pueden agrupan en cinco familias:

1.   Factores transformadores de la <u>diferenciación celular</u> (TGF) que poseen capacidad de influir en la diferenciación de células hematopoyéticas.

2.   Interleucinas (ILs) que son las citocinas que mayor efecto poseen en el sistema inmune. Este término se aplicó a aquellas moléculas que servían como señales de comunicación entre distintos tipos de leucocitos (Tabla 7).

3.   Factores estimuladores de colonias (FSC), que poseen capacidad selectiva de inducir la diferenciación de células inmaduras.

4.   Factores de necrosis tumoral (TNF) denominadas así por su acción necrótica sobre tumores observada cuando se describieron por primera vez.

5.   **Interferones (IFs)** que fueron originalmente descubiertos por su acción de interferencia en la replicación de virus.

Tabla 7. Principales familias de citocinas

Tabla 1. Tipos de citocinas y su nomenclatura	
Citocinas	**Nomenclatura**
Factores de diferenciación celular	EGF, PDGF, FGF ácido y básico, NGF, NT3, BDNF, CNTF, TGFα, TGFß 1,2,3, OSM y HGF
Interleucinas	IL-1, IL-2, IL-3, IL-4, IL-5, IL-6, IL-7, IL-8, IL-9, IL-10, IL-11, IL-12, IL-13, IL14, IL-15 , IL-16, IL-17, IL-18, IL-19 , IL-20, IL-21, IL-22 y IL-23
Factores estimuladores de colonias	GM-CSF, G-CSF, M-CSF, SCF, EPO y LIF
Factores de necrosis tumoral	TNF-α y TNF-β
Interferones	IFN- α, IFN- β e IFN-γ

fuente © 2021 inmunosalud.net

Principales tipos de respuesta mediatizados por la acción de las citoquinas:

-      activación de los mecanismos de inmunidad natural:
-      activación de los macrófagos y otros fagocitos
-      activación de las células NK
-      activación de los eosinófilos
-      inducción de las proteínas de fase aguda en el hígado
-      **Activación y proliferación de células B, hasta su diferenciación a células plasmáticas secretoras de anticuerpos.**
-      **Intervención en la respuesta celular específica.**
-      **Intervención en la reacción de inflamación, tanto aguda como crónica.**
-      **Control de los procesos hematopoyéticos de la médula ósea.**
-      **Inducción** de la **curación de las heridas.**

Las células implicadas en la respuesta innata son:
los macrófagos, neutrófilos, células dendríticas, mastocitos, eosinófilos, basófilos y células NK (Natural killers-asesinas naturales), un potente batallón que inicia la guerra contra el patógeno[43].

Citoquina es el término genérico que se utiliza para denominar una familia de proteínas originariamente descriptas sobre la base de su actividad biológica en el sistema inmune. Son producidas por células no Linfoideas. Las citoquinas no sólo son producidas por diferentes células, sino que pueden actuar sobre múltiples tipos celulares teniendo efectos sobre la misma célula que las produce [44].

El doctor Maldonado mencionó que se ha observado que en los *pacientes con síntomas leves y moderados hay una mayor producción de IFN tipo I que limita la infección eficazmente*; mientras que los pacientes con síntomas severos desarrollan una respuesta dependiente de citocinas proinflamatorias produciendo daño orgánico y deterioro, esto está ligado en gran parte con cuestiones genéticas y comorbilidades como la diabetes, donde se ha visto que la hiperglucemia es un factor que tiende a generar mayor replicación viral y una mayor concentración de especies reactivas de oxígeno.

Sobre el papel de las *citocinas proinflamatorias IL-1, TNF α e IL-6,* que a nivel sistémico generan una cascada de síntomas llamado "sickness behavior", el profesor Maldonado apuntó que en el caso de SARS-CoV-2, la IL-6 es señalada como una de las responsables para el desarrollo de complicaciones, como el daño cardiaco. Además, señaló que a mayor cantidad de IL-6 hay una mayor probabilidad de presentar síntomas severos, esto se debe en parte al receptor soluble producido por leucocitos que amplifica la respuesta inmunológica, haciendo que otras células con gp130 (proteína o glicoproteína ubicua), puedan reconocer a IL-6, lo que favorecería el desarrollo de una tormenta de citocinas.

La respuesta celular se inicia cuando IL-6 se une al receptor y este complejo se presenta a la molécula gp130 que está localizada en la membrana en dichos tipos celulares. Cabe destacar que el receptor de IL-6 sólo se presenta en leucocitos y se conforma por gp130 e IL-6R[45].

Hay diversos tipos de receptores de membrana para citoquinas, pero se pueden agrupar en cinco familias (Cuadro 10):

Cuadro 10. Principales familias de receptores de membrana para citoquinas

Familia de receptores de citoquinas de la superfamilia de las <u>inmunoglobulinas</u>, que poseen varios dominios extracelulares de tipo Ig. Como ejemplo, el receptor específico para la IL-1
Familia de clase I de receptores de citoquinas (=familia de receptores de <u>hematopoyetinas</u>)
Familia de clase II de receptores de citoquinas (=familia de receptores de <u>interferones</u>). Ejemplos de ligandos son los interferones no inmunes (IFN-a y b) y el IFN-g
Familia de receptores <u>de TNF</u>: sus miembros se caracterizan por un dominio extracelular rico en cisteínas. Ejemplos de ligandos: TNF-a, TNF-b, CD40.
Familia de receptores de quimioquinas: son proteínas integrales de membrana, con 7 hélices a inmersas en la bicapa lipídica. Interaccionan, por el lado que da al citoplasma con proteínas de señalización triméricas que unen GTP. Ejemplos de quimioquinas que se unen a miembros de esta familia: IL-8, RANTES.

Fuente: Enrique Iáñez Pareja

La mayor parte de los receptores de citoquinas del sistema inmune pertenecen a la familia de clase I (de receptores de hematopoyetinas). Todos sus miembros tienen en común poseer una proteína anclada a membrana, con un dominio extracelular.

3.   GENERACIÓN DE ANTICUERPOS VS LA INFECCIÓN

<u>Los   anticuerpos   son   proteínas</u> (también   conocidos como <u>inmunoglobulinas,</u> abreviado "Ig") *y el sistema que los produce está altamente especializado*: una *vez que se enfrentan a un patógeno concreto, llamado antígeno*, los anticuerpos que han servido para detener la infección permanecen en la sangre, de forma que, si el antígeno vuelve a aparecer, el cuerpo ya estará preparado para combatirlo[46].

En el ser humano, hay en total cinco tipos de anticuerpos (nombrados con las letras <u>Ig,</u> de inmunoglobulina, y otra letra: IgA, IgD, IgE, IgG e IgM) en este caso nos interesan especialmente dos, *los IgM y los IgG.*

Los anticuerpos *IgM* normalmente son producidos por los linfocitos B en la primera fase de la infección, cuando aún no se han expuesto al patógeno o no se han expuesto lo suficiente como para especializarse, así que son la primera respuesta inmune del cuerpo ante la infección. Los anticuerpos *IgG* llegan un poco después, cuando el linfocito B ha seguido expuesto al patógeno invasor. *Estos son la principal respuesta inmune ante las infecciones*.

Los linfocitos B Y T son las únicas células del cuerpo que expresan receptores para el antígeno de gran diversidad capaces de reconocer una enorme variedad de sustancias extrañas. El receptor de linfocitos B se denomina complejo BCR (B cell receptor). Las células T expresan en su superficie un receptor de membrana de estructura similar a las inmunoglobulinas, conocido como receptor de la célula T (TCR). Mediante este receptor los linfocitos T son capaces de identificar al antígeno de forma específica.

Se distinguen una serie de subtipos de linfocitos T con diferentes funciones:

- *Linfocitos T citotóxicos (o linfocitos CD8+):* detectan los péptidos presentados por moléculas MHC de clase I y destruyen las células infectadas.

- *Linfocitos T cooperadores (o linfocitos CD4+ o helper):* detectan los péptidos presentados por moléculas MHC de clase II y activan otras células del sistema inmune mediante la secreción de citoquinas.

- *Linfocitos T reguladores:* suprimen la inmunidad al final de la reacción inmune y mantienen la tolerancia a autoantígenos.

- *Linfocitos T de memoria*: se generan después de la activación de los linfocitos T y son los que van a responder a nuevas exposiciones al mismo microorganismo[47].

- *Los linfocitos T helper* se subdividen en:

TH1 y TH2 dependiendo del patrón de citocinas que secretan:

- **Los linfocitos TH1 secretan IL-2 e IFN-? y participan en las respuestas celulares ayudando a macrófagos y células citotóxicas en la destrucción de patógenos intracelulares (virus, micobacterias...).**

- **Los linfocitos TH2, sin embargo, cooperan con los linfocitos B en las respuestas humorales frente a patógenos extracelulares (bacterias, helmintos...) y secretan IL-4, 5, 10 y 13 [48].**

Los linfocitos T se clasifican dependiendo de su receptor en: linfocitos T ? /d y linfocitos T a /ß . Estos últimos, dependiendo de la función que realizan, se subdividen en: helper (CD4+), citotóxicos (CD8+) y reguladores (CD4+ CD25+).

Los linfocitos B se clasifican en dos tipos:

- **B-1 (producen anticuerpos IgM sin ayuda de los linfocitos T y se subdividen en B-1a y B-1b) y**

- **los B-2 (los convencionales).**

Para que el cuerpo produzca anticuerpos para un patógeno específico tiene que haber un linfocito B capaz de generar las proteínas específicas para bloquear ese patógeno. ¿Cómo es nuestro cuerpo capaz de producir anticuerpos para tantos patógenos distintos, algunos de los cuales son nuevos para él tal es el caso del SARS-CoV2? Ahí es donde entra en escena un proceso llamado reordenación o recombinación somática en el que los genes que contienen esos linfocitos B y que sirven para codificar (dar las instrucciones para que se generen) todos esos anticuerpos se mezclan y se reordenan al azar formando cientos de miles de combinaciones distintas. El resultado es que cada uno de nosotros tenemos miles de linfocitos B distintos, capaces de generar miles de anticuerpos distintos.

El objetivo de esta enorme variedad es que, si aparece un patógeno nuevo, algunos de estos miles de linfocitos sean capaz de reconocerlo y genere los anticuerpos necesarios para bloquear su entrada en las células y causar una enfermedad. Según explica Jorge Carrillo Molina, vocal de la Sociedad Española de Inmunología, no hay un límite en el número de infecciones distintas que nuestro cuerpo es capaz de reconocer y de combatir, *"pero con la edad va disminuyendo la capacidad de respuesta"*.

4. DEFECTOS GENÉTICOS CONGÉNITOS QUE PUEDEN IMPEDIR QUE EL SISTEMA INMUNE COMBATA Y ELIMINE AL VIRUS.

Más del 10% de los enfermos graves de covid producen *un tipo de anticuerpos que en lugar de protegerle del virus empeora la infección al boicotear su sistema inmune.* **Es el resultado de un estudio internacional** que puede explicar por qué algunas personas pasan la covid sin enterarse o con síntomas muy leves mientras otras desarrollan una enfermedad grave o mortal. Hasta ahora se conocían tres grandes factores de riesgo: ser hombre, ser mayor y tener enfermedades previas. **El trabajo añade una cuarta**: *defectos genéticos congénitos que pueden impedir que el sistema inmune combata y elimine al virus.* Este tipo de problema parece ser mucho más común en hombres que en mujeres. Este hallazgo va a cambiar el tratamiento de algunos pacientes", explica **Carlos Rodríguez-Gallego**, inmunólogo del Hospital Universitario de Gran Canaria Doctor Negrín (coautor del estudio) y los centros de investigación Idibell e IrsiCaixa, todos en España, que se publica hoy en la revista *Science*. "Nuestro equipo está estudiando ya cómo establecer ensayos clínicos para identificar a los pacientes que producen este tipo de autoanticuerpos y tal vez tratarlos con otro tipo de anticuerpos para contrarrestar el problema", señala[45].

El estudio analizó muestras de sangre de *casi mil pacientes con neumonías muy graves* de Covid-19 y las comparó con *600 infectados* _asintomáticos o con síntomas leves,_ así como _otro grupo de 1,200 personas sin infección._

En el 10.2 por ciento de los pacientes graves se encontraron anticuerpos que neutralizan al interferón tipo 1, una molécula producida por las células dendríticas que alerta a todos el sistema cuando un virus entra en el cuerpo. Cuando detectan la presencia del virus, las células dendríticas comienzan a producir una proteína que manda una señal de alarma a todo el cuerpo: el interferón 1..Los interferones pueden unirse a las células de casi todos los tejidos del cuerpo y modifican su metabolismo para la activación de las defensas antivirales. Este tipo de fenómeno se estaría registrando en pacientes hombres en un 95 por ciento. Los anticuerpos no se activarían a partir de la infección de Covid-19, sino que forman parte ya del sistema de los pacientes[46.]

El hallazgo podría permitir que se identifiquen a pacientes proclives a empeorar su condición con la infección y diseñar tratamientos específicos para su atención. Este nuevo factor genético se sumaría a enfermedades cardiovasculares, edad avanzada u obesidad, como uno de los factores de riesgo entre el universo de personas contagiadas.

CITAS EN EL TEXTO

1.	**Chen et al., 2020;** & Guo, D. Emergin coronaviruses: Genome structure, replication, and pathogenesis. J. Med. Virol., 92:41823, 2020. **Rokni et al., 2020;** Immune responses and pathogenesis of SARS-CoV-2 during an outbreak in Iran: Comparison with SARS and MERS. Rev. Med. Virol., 1-6, 2020
2.	**Daniela de la Rosa Zamboni.** 2020. revista UNAM Global, Daniela de la Rosa Zamboni, académica del Programa Universitario de Investigación en Salud (PUIS), 4/06/2020 21:48
3.	**Schoeman, et al**, 2020. Fields Virology, 2013
4.	**Belouzard, S., Chu, V. C., Whittaker, G. R.** 2009.Activation of the SARS coronavirus spike protein via sequential proteolytic cleavage at two distinct sites. _Proceedings of the National Academy of Sciences._ 106, (14), 5871-5876, 2009
5.	**acousticbiotech.com** 2020. Las estructuras crio-EM de las glicoproteínas de espiga MERS-CoV y SARS-CoV revelan los dominios de unión a receptores dinámicos. Octubre 2020
6.	**Huang C, Liu WJ, Xu W, Jin T, Zhao Y, Song J, Shi Y, Ji W, Jia H, Zhou Y, Wen H, Zhao H, Liu H, Li H, Wang Q, Wu Y, Wang L, Liu D, Liu G, Yu H, Holmes EC, Lu L, Gao GF.** 2016. A bat-derived putative cross-family recombinant coronavirus with a reovirus gene. PLoS Pathog. 2016;12(9): e1005883. doi. org/10.1371/journal.ppat.1005883
7.	**Blog Oficial del Colegio Oficial de Biólogos de la Comunidad de Madrid** (COBCM). 2020. SARS-CoV-2. Estructura y mecanismo de acción. 14 abril 2020

8. **Begoña Sanz Echevarría**.2020. ¿Podremos curar el coronavirus engañando al virus?. Actualizada 29/07/2020 a las 10:14

9. **Barrios V, Tomas JP, Ruilope LM.** Avances en el tratamiento de la hipertensión arterial con antagonistas de los receptores de la angiotensina. Rev Costarric Cardiol v.4 n.3 Dic.2002

10. formación IB.2020.Polonia, 811408 Jerez de la Frontera (Cádiz). 29 de julio de 2020

11. **Sandra Pulido**.2020. Concentraciones más altas de ACE2 en los hombres explicarían su mayor vulnerabilidad al virus. GACETA MÉDICA. 14 mayo 2020

12. **Liji Thomas, MD.** 2020. Una mirada más atenta en TMPRSS2: Esto podía ayudar a

13. **BBC News Mundo**.2020.Tratamiento del coronavirus: ¿podremos curar la covid-19 engañando al virus 29 de Julio de 2020 - 14:36 hs

14. **Revista Iberoamericana de Docentes**. Formación IB.2020. ¿Podremos curar la COVID-19 engañando al virus?.29 de julio de 2020 Polonia, 8 11408 Jerez de la Frontera (Cádiz)

15. **Oscar Rodrigo Balladares**. 2020.Coronavirus: COVID-19 ¿QUÉ SON Y CUÁL ES SU PATOGÉNESIS? UNIVERSIDAD TECNICA DE ORURO.FACULTAD CIENCIAS DE LA SALUD

16. isaid-demon. 2020.INVESTIGACION COVID 19, Apuntes de Biología. 15 de abril de 2020

17. **Ángel Tato Jiménez**. 2020.*Doctor en Veterinaria. Miembro de SOCIVESC.* CORONAVIRUS y Zoonosis. EL 08 JULIO 2020

18. **José Manuel López Tricas**.2020. Coronavirus Covid-19, un complejo puzle. Zaragoza, a 8 de abril de 2020

19. **Fernando Alberto Crisanto**. 2020. Cómo entra y qué órganos daña el COVID-19. Animal Político.05 Mayo, 2020

20. **Sanidad.** 2020| Redacción Oposita Test|) marzo 20, 2020

21. **X. Filellaa, R. Molinaa, AM. Ballestaa.** 2002. Estructura y función de las citocinas a Servicio de Bioqu??mica Cl??nica. ¿¿Cent de Diagn??stic Biom??dic. Hospital Cl??nic. Institut d'Investigacions Biom??diques August Pi i Sunyer (IDIBAPS). Barcelona. Vol. 39. Núm. 2.páginas 63-71 (enero 2002)

22. **Universidad Tecnológica de Santiago.** 2019/2020. Antagonismo de las citoquinas. INMUNOLOGIA.

23. **ELSEVIER.** 2020. Estructura y función de las citocinas. Medicina Integral

24. **X. Filella[a], R. Molina[a], AM. Ballesta[a].** 2002. [a] Servicio de Bioqu??mica Cl??nica. ¿¿Centre de Diagn??stic Biom??dic. Hospital Cl??nic. Institut d'Investigacions Biom??diques August Pi i Sunyer (IDIBAPS). Barcelona. Estructura y función de las citosinas. Vol. 39. Núm. 2. páginas 63-71. enero 2002

25. **De Cos MA, Merino J.** 1997.Fármacos inmunodepresores inmunoestimuladores. En: Flórez J, Armijo JA,Mediavilla A, eds. Farmacología humana, 3.a ed. Barcelona: Masson; 1997. p. 402-4

26. **Reynolds JEF,** ed. Martindale the extra pharmacopeia, 31.a ed. London: Royal Pharmaceutical Society; 1997. p. 653-8

27. **Boris Miranda. 2020.** Covid-19 | Qué son los interferones: los "soldados de primera línea" con los que nuestro cuerpo combate el coronavirus (y qué riesgo tiene un tratamiento con ellos). BBC News Mundo. 2 septiembre 2020.@ivanbor

28. **Jodie Testar, Traducción: Jesús Gil, Würzburg,** DE (SEI) Citocinas: Introducción, Imperial College London, Reino **Unido.** Sociedad Española de Inmunología (SEI). Ausias March, 24, 1º 2ª E: gestionSEI@inmunologia.org T: +34 (0)93 227 54 63 F: +34 (0)93 451 80 38 Sociedad Española de Inmunología

29. **CLAUDIA LÓPEZ VARGAS**. 2015. Las Citoquinas y su función en la respuesta inmune. SOMEPAR, Sociedad Mexicana de Pacientes Renales A.C. DICIEMBRE 7, 2015

30. **Jalopez.**Inmunidad. El sistema inmune. Inmunidad innata y adaptativa. Centro de Biología Molecular Severo Ochoa. www2.cbm.uam.es › ~jalopez ›

31.   **Giovanni Sorcia**–2020. Especialista en Alergia, Inmunología y Pediatría. Fuente: APJAI, 2020

32.   **Joel de León Delgado[*,1] Arturo Pareja Cruz[1] Priscilia Aguilar Ramirez Yanina Enríquez Valencia[1,1] Carlos Quiroz Carrillo[1] Edward Valencia Ayala[1.] SARS-CoV-2 y sistema inmune: una batalla de titanes.**2020.[1] Universidad de San Martín de Porres, Facultad de Medicina Humana, Instituto de Investigación, Centro de Investigación de Infectología e Inmunología. Lima, Perú.   Horiz.Med. vol.20 no.2 Lima abr./jun 2020*versión impresa* ISSN 1727-558Xhttp://dx.doi.org/10.24265/horizmed.2020.v20n2.12

33.   **Abbas AK., Lichtman AH., Pober JS.**, 1999. Inmunología Celular y Molecular, Ed. McGraw-Hill/Interamericana de España, Madrid, ISBN: 84 -486 -0221-8 pág. 291

34.   **Chen C., Zhou Y., Wang D.W.** 2020. SARS-CoV-2: a potential novel etiology of fulminant myocarditis. Herz. 2020

35.   **Prompetchara E., Ketloy C., Palaga T.** 2020. Immune responses in COVID-19 and potential vaccines: Lessons learned from SARS and MERS epidemic. Asian Pac J Allergy Immunol. 2020; 38:1

36.   **De Weerd NA, Samarajiwa SA, Hertzog PJ.**2007. «Type I interferon receptors: biochemistry and biological functions».*J Biol Chem.* 282 (28): 20053-20057. PMID 17502368. doi:10.1074/jbc.R700006200

37.   **Kidd, P.** "Th1/Th2 Balance: the hypothesis, its limitations, and implications for health and disease". Alternative Medicine Review. 8: 223–46

38.   **KISSIG, M., ISHIBASHI, J., HARMS, M. J., LIM, H. W., STINE, R. R., WON, K. J., & SEALE, P.** 2017. PRDM16 REPRESSES THE TYPE I INTERFERON RESPONSE IN ADIPOCYTES TO PROMOTE MITOCHONDRIAL AND THERMOGENIC PROGRAMING. *THE EMBO JOURNAL*, E201695588

39.   **https://vanguardia.com.mx** 2020. es un website del Grupo Editorial Coahuila, S.A. de C.V.2020. ¿Cómo destruye al cuerpo el COVID-19? Sistema inmunológico al ataque. 2 mayo 2020

40.   **Pérez Castro, Carolina Inés.** 2002. Rol de la familia de citoquinas gp130 en la regulación de la función hipofisaria. Facultad de Ciencias Exactas y Naturales, Universidad de Buenos Aires. Contacto: digital@bl.fcen.uba.ar

41.   **José Luis Maldonado García,** 2020. Inmunología del SARS-CoV-2 y el espectro de respuestas del cuerpo| Investigación. Profesor del Departamento de Bioquímica de la Facultad de Medicina de la UNAM. Gaceta. Facultad de Medicina. Ago. 10,2020

42.   **contacto@maldita.es**--2020. Cómo fabrica el organismo los anticuerpos y por qué a veces nuestras defensas se vuelven contra nosotros. Contenido bajo licencia Creative Commons BY-SA. 27/07/2020

43.   **MI SISTEMA INMUNE.** 2014. LOS LINFOCITOS T: MEDIADORES DE LA INMUNIDAD CELULAR. 14 MAYO, 2014

44.   **E. Fernández Mastache, A. González Fernández, S. Lorenzo Abalde.**2020. Linfocitos T y B. Clasificación. Receptores. Generación de diversidad: mecanismos moleculares. Capacidades funcionales. Medicine: Programa de Formación Médica Continuada Acreditado, ISSN 0304-5412, Serie 9, N°. 33, 2005 (Ejemplar dedicado a: Enfermedades del sistema inmune (VI). Inmunofisiología e implicaciones patológicas del sistema inmune (I), págs. 2162-2173. Fundación Dialnet© 2001-2020

45.   **DKV SALUD.**2020. Grupo sanguíneo y probabilidad de contraer covid-19. 15 oct 2020

46.   **Alexis Pavón.** 2020. CORONAVIRUS. Pacientes graves de coronavirus producirían anticuerpos que empeoran la enfermedad: Estudio SEPTIEMBRE 24, 2020 18:12

47.   **NUÑO DOMÍNGUEZ.2020.** Uno de cada diez enfermos graves de covid produce anticuerpos que empeoran su enfermedad. © EDICIONES EL PAÍS S.L.. 24 SEP 2020 - 13:17 CD

48.   **Linfocitos T y B. Clasificación. Receptores. Generación de ...**https://dialnet.unirioja.es › servlet › articulo.

XVI. EL SISTEMA INMUNITARIO SARS-Co-V-2

Un grupo de científicos australianos investigadores del Instituto de Infección e Inmunidad Peter Doherty, de la Universidad de Melbourne, afirma que la reacción del sistema inmunológico contra el COVID-19 es similar a la que tiene contra la gripe. Una información que podría resultar de vital importancia en la carrera para hallar una vacuna contra el nuevo coronavirus, cuya pandemia ya se ha extendido a 162 países[1].

Se conoce como sistema inmunológico, a un mecanismo defensivo del cuerpo humano y de otros seres vivos, que permite a través de *reacciones físicas, químicas y celulares coordinadas,* mantener el organismo libre de agentes extraños y potencialmente nocivos, como pueden ser toxinas, venenos, o INFECCIONES VIRALES, bacterianas y de otros microorganismos. *Dichos cuerpos y elementos extraños al organismo se denominan ANTÍGENOS (bacterias, virus u hongos), y su presencia en el organismo desata una reacción altamente especializada para* impedir que se esparza o que permanezca en el cuerpo.

Dicha reacción, denominada *antígeno-anticuerpo, consiste principalmente en la segregación de células y de sustancias defensivas, como son el conjunto de todas las células inmunitarias: distintos tipos de GLÓBULOS BLANCOS (ANTICUERPOS), cuya misión es reconocer y expulsar del organismo a los invasores.*

No obstante, el sistema inmunológico *también dispone de estrategias* mecánicas o físicas que incluyen la INFLAMACIÓN de la zona afectada (como método de aislamiento), el incremento de la temperatura corporal o FIEBRE (para hacer el cuerpo menos hospitalario para los invasores), y otras respuestas especializadas[2]. El sistema inmune se compone de una red de glóbulos blancos que recorre el organismo y que tiene presencia tanto en la sangre, la médula ósea y otras sustancias propias del cuerpo, como del sistema linfático que emplea para movilizarse a lo largo de los ganglios y órganos de filtrado del cuerpo, como el bazo.

SARS-CoV2

Covid-19 puede causar una _respuesta inmunitaria excesiva_ debido a las citocinas producidas durante las respuestas inmunes natural y específica que provoca una "tormenta" de estas proteínas o glucoproteinas: citoquinas y/ocitocinas. Las citoquinas son importantes durante las primeras etapas de la respuesta inflamatoria (Diagrama 4). Son producidas por una gran variedad de células y tienen un _papel central en infecciones virales_, _así como en la proliferación y muerte celular._

Diagrama 4. Tormenta de citocinas

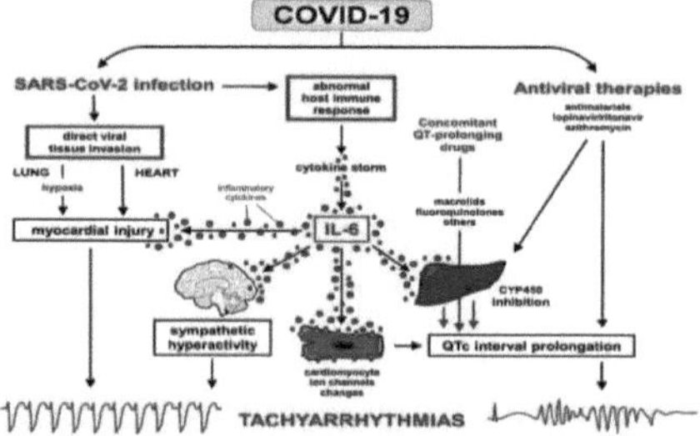

Fuente: https://www. ahajournals.org/

Las citocinas estimulan la motilidad de las células del sistema inmune, como los neutrófilos (leucocitos polimorfonucleares (PMN) con un 50-70% del total de células de la serie blanca), normalmente se encuentran en el torrente sanguíneo[3]. Son la primera linea de defensa, ayudan a combatir infecciones porque ingieren los microorganismos y segregan enzimas que los destruyen. Un neutrófilo es un tipo de glóbulo blanco, un tipo de granulocito y un tipo de fagocito y se dirigen por ejemplo hacia el lugar de inflamación, primero a través de las arterias, después a través del tejido intersticial), dirigidos por señales químicas como interleucina-8 (IL-8), interferón-gamma (IFN-γ), mediante un fenómeno denominado quimiotaxis[4]. Los neutrofilos son seguidos por los macrófagos y linfocitos (Figura 32).

Figura 32. Respuesta del sistema inmune en infección moderada y severa de SARS-CoV-2

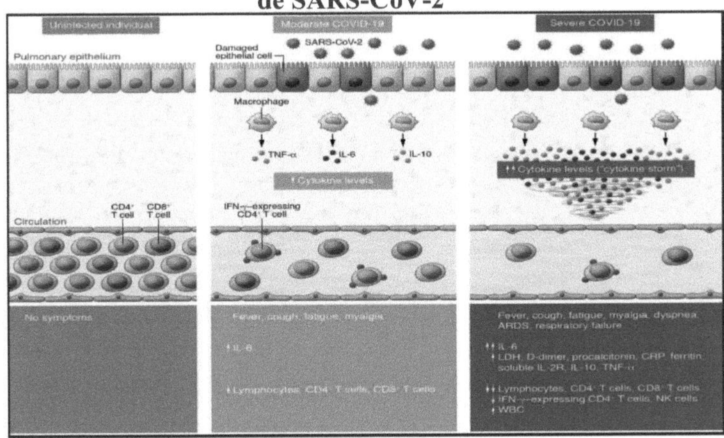

Fuente: Antonio Calles.#endlungcancer#lcsm

Como es sabido que la infección COVID-19 puede llevar en algunas ocasiones a tener cuadros graves con SARS, el cual puede ser debido en parte al incremento de citocinas proinflamatorias como la interleucina 6 (IL-6) y el factor de necrosis tumoral alfa (TNF-α)[5].

Aunque existen muchos tipos de células productoras citoquinas las más importantes son los linfocitos Th y los macrófagos, ya que sus citoquinas son esenciales para que se produzca la respuesta inmune. **Los linfocitos se dividen principalmente en células B y T;** *una vez que se activan las células T y B* por el contacto con las correspondientes células presentadoras de antígeno. La producción de las citoquinas suele ser breve (transitoria), limitada al lapso de tiempo que dura el estímulo (es decir, el agente extraño). En muchos casos ello se debe a que los correspondientes ARNm tienen una corta vida media, que a su vez depende de que las zonas 3' no traducibles ricas en A y U[6].

VISIÓN GENERAL DE LAS CÉLULAS DEL SISTEMA INMUNITARIO Y SU ORIGEN

El Sistema Inmune es un complejo entramado de células, y diferentes moléculas y receptores encargados de evitar el ingreso de agentes extraños al organismo o, en su defecto, de evitar el daño que pueden producir estos antígenos en caso de traspasar las primeras barreras e introducirse en el organismo[7].

La respuesta inmune es un esfuerzo coordinado. Todas las células inmunitarias trabajan juntas, por lo que necesitan comunicarse entre sí. Esta comunicación se logra mediante la secreción de mayores niveles de una molécula proteica especial llamada citocina, que actúa sobre otras células. Hay muchos tipos diferentes de citocinas. Ejemplos de éstas son las *interleucinas,* los *interferones*, *los factores de necrosis tumoral* y *los factores estimulantes de colonias.*

CÉLULAS MADRE HEMATOPOYÉTICAS (CMH) Y SU CLASIFICACIÓN:

El sistema hematopoyético está integrado por células de diferentes regiones en el organismo como son: la médula ósea, la sangre y el sistema linfoide. La célula madre hematopoyética puede diferenciarse en dos tipos de células progenitoras, linfoides y mieloides. De tal forma, a partir de una CMH se pueden originan todos los linajes sanguíneos divididos en tres grandes grupos:

1.   La línea blanca que produce células:

   a. células linfoides: linfocitos B y T, Natural Killer y células dendríticas linfoides, antes conocidas como células productoras naturales de IFN-α y. Las células progenitores linfoides son las que darán lugar (con ciertas excepciones) a las *células del sistema inmune adaptativo*.

b. <u>células mieloides</u> ("pertenencia a la médula ósea"): <u>basófilos, eosinófilos, Fagocitos: leucocitos polimorfonucleares neutrófilos (PMN) y monocitos, que a su vez se diferencian a macrófagos, mastocitos, y células dendríticas (CDs)</u> mieloides. A partir de las células progenitoras mieloides derivará, principalmente, en las *células del sistema inmune innato*. Los macrófagos se originan a partir de monocitos sanguíneos que dejan la circulación para diferenciarse en distintos tejidos (Fig. 33). La célula progenitor mieloide (médula ósea) puede diferenciarse en células progenitoras de granulocitos-macrófagos Otras células producidas por dicho precursor, son los precursores de mastocitos y los promonocitos.

Fig 33. Progenitor pluripotencial linaje mieloide y linaje linfoide

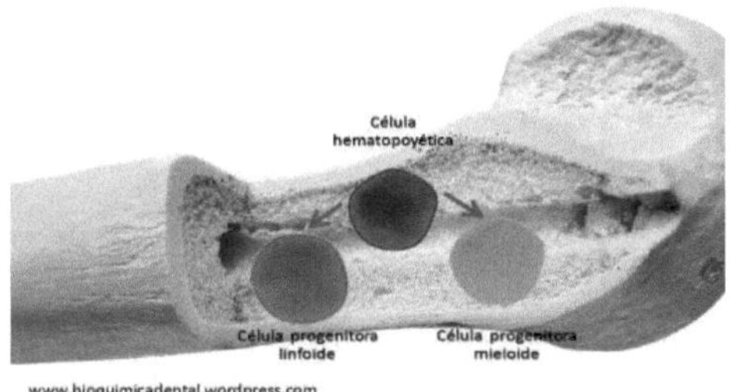

También, la célula progenitora mieloide puede diferenciarse hacia las células progenitoras de los eritrocitos (eritroblastos) y en megacarioblastos, precursor de los megacariocitos, que producen plaquetas.

2. la línea roja que produce a los eritrocitos y finalmente[8].

3. la línea trombocítica que da origen a megacariocitos y plaquetas.

Las células del sistema inmunitario se pueden clasificar de acuerdo con sus características mor- fológicas en granulocitos y agranulocitos:

- **Granulocitos**: se caracterizan por poseer gránulos específicos. Son los neutrófilos, eosinófilos y los basófilos.

- **Agranulocitos**: no poseen gránulos específicos. Son los **linfocitos y los monocitos.**

Las células del sistema inmunitario también se pueden clasificar siguiendo un criterio funcional en inflamocitos, fagocitos y células presentadoras de antígeno profesionales (APC):

- **Inflamocitos**: intervienen en la respuesta inflamatoria. Son las plaquetas, los mastocitos, los macrófagos y los granulocitos.

- **Fagocitos**: poseen capacidad fagocítica. Los más importantes son los monocitos macrófagos, pero también lo son los neutrófilos, los eosinófilos, las células dendríticas y algunos linfocitos.

- **Células presentadoras de antígeno profesionales (APC)**: son capaces de _mostrar fragmentos del patógeno fagocitado en su superficie celular_, en moléculas MHC de clase II. Son los **monocitos-macrófagos, las células dendríticas** y **los linfocitos B**[9] En la figura 34 se puede diferenciar a progenitor linfoide o progenitor mieloide. Una vez realizada esta diferenciación, la célula queda comprometida a evolucionar a alguna de las células de los respectivos linajes. Nótese que las células dendríticas pueden proceder de ambos progenitores.

Fig 34. Linaje mieloide y linaje linfoide

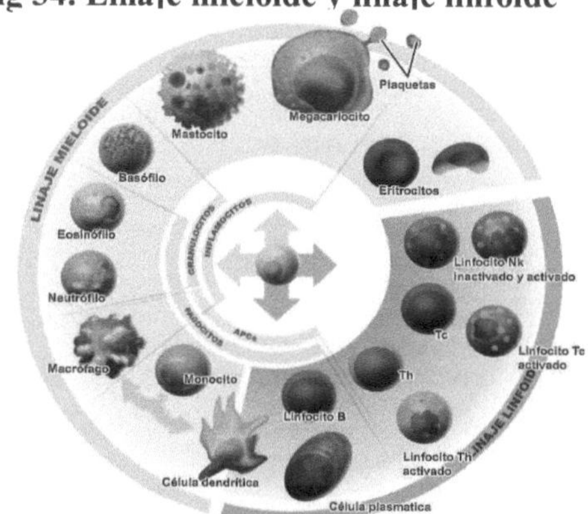

Fuente: Cortesía de Rodrigo Blanco Salado, Universidad de Valladolid

ORGANOS DEL SISTEMA INMUNOLÓGICO
ÓRGANOS LINFOIDES PRIMARIOS Y ÓRGANOS SECUNDARIOS DEL SISTEMA INMUNE

ORGANOS LINFOIDES PRIMARIOS: MÉDULA OSEA Y TIMO

Los órganos linfoides primarios son los que **conciernen al funcionamiendo de la MÉDULA ÓSEA y el TIMO** (Fig. 35a y 35b). **En la médula ósea se encuentra un grupo de** _células madre multipotentes (Sistema Hematopoyético_) **las cuales pueden diferenciarse en células del sistema inmune y de la sangre. Es el tejido donde se fabrican las células de la sangre,** _glóbulos rojos, glóbulos blancos y plaquetas_ (Fig. 36). **Se encuentra en el interior de los huesos y es donde maduran los linfocitos B**. **Algunas de las células que derivan, deben dejar la médula y viajar a lugares anatómicos distantes tanto para madurar y activarse.** Se considera que las células que darán respuesta inmune, maduran para después ser transportadas. **La función del timo es la maduración de los linfocitos T. Una vez maduros, dejan el timo y se transportan a través de la sangre a los** _ganglios linfáticos y el bazo._

Fig 35a y 35b . Órganos del sistema inmunologico

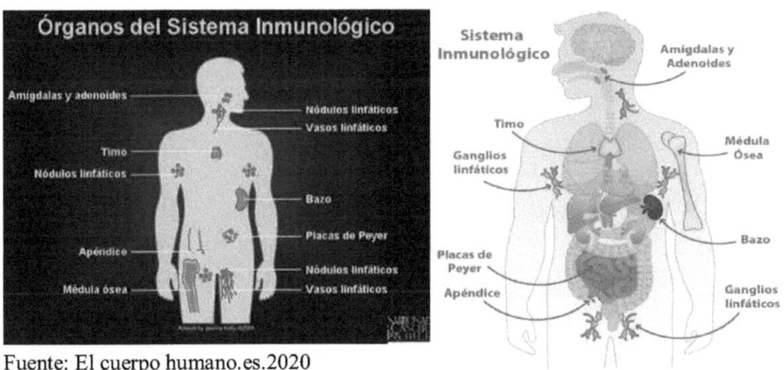

Fuente: El cuerpo humano.es.2020

Fuente: Iáñez Pareja, E (1999). Curso de Inmunología General. Universidad de Granad,España. http://www.ugr.es/~eianez/inmuno/cap_03.htm

Fig 36. Medula osea y produccion de globulos rojos, globulos blanco y plaquetas

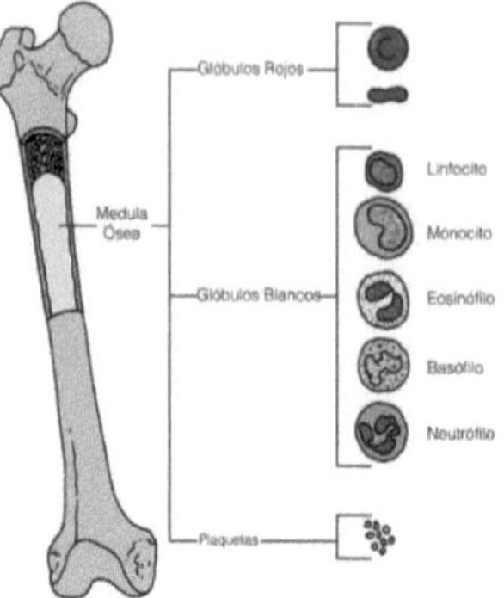

Fuente: Sitio web desarrollado por AEAL. Todos los derechos reservados ©2020. Web actualizada a 20/02/2017

MÉDULA ÓSEA

La medula osea (stem cells) o células madre, es un tipo de tejido que se encuentra en el interior de los huesos puede ser de cuatro clases:

I. **La médula ósea roja, que ocupa** el tejido esponjoso de los huesos **planos, como el esternón, las vértebras, la pelvis y las costillas; es la que tiene la función hematopoyética, que es el proceso de fabricación de todas las células de la sangre, este proceso se denomina** hematopoyesis o **hemopoyesis y/o célula madre hematopoyética pluripotencial (hemoblastos células madre multipotenciales o stem cells) que, al madurar, originan los tres tipos principales de células sanguíneas:**

- **Los hematíes, eritrocitos o glóbulos rojos. Son las células encargadas de transportar el oxígeno a las células.**

- **Los leucocitos o glóbulos blancos nos defienden de las infecciones**.

- **Las plaquetas evitan la hemorragia formando un coágulo cuando tenemos una herida**[10,11].

II.   La médula ósea amarilla, que es tejido adiposo y se localiza en los canales medulares de los huesos largos. La médula amarilla se compone de grasa y no participa en la formación de la sangre.

III.   La médula gelatinosa o gelatiniforme, así denominada (Robin) por su semi-transparencia y consistencia, _se encuentra exepcionalmente en el hombre_, y aun sólo en el adulto: ocupa la aureolas de los huesos anchos que entran en la constitución ósea del cráneo y de la cara.

IV.   La médula gris, _sumamente rara en el hombre ya que aparece después de los 50 años_ sustituyendo la médula amarilla. Está formada por una sustancia gelatinosa de aspecto grisáceo, que se piensa que puede estar formada por hidratos de carbono[12].

En la médula ósea se encuentran las células que irán dividiéndose en progenitoras y que al madurar pasarán al sistema circulatorio para cumplir diferentes funciones.

La médula ósea mantiene el número normal de los tres tipos de células sanguíneas, sustituyendo a las viejas que sufren una muerte natural programada, conocida con el nombre de apoptosis. Además siempre que sea necesario, _la médula ósea es capaz de producir células de manera más rápida_. Por ejemplo, cuando hay una infección, la médula estimula la formación de leucocitos para combatirla[13].

La médula ósea roja origina los tres tipos principales de células sanguíneas:
- Globulos blancos o leucocitos
- Plaquetas
- Glóbulos rojos, hematíes o eritrocitos[14].

GLOBULOS BLANCOS O LEUCOCITOS

Distinción taxonomica de los globulos blancos tambien llamados leucocitos se dividen en dos grupos: granulocitos y agranulocitos. Los glóbulos blancos viven en la sangre unas doce horas Y SE FORMAN EN LA MEDULA OSEA[15].

LOS GRANULOCITOS:

Los granulocitos son celulas blancas mieloides de la médula osea. Los tipos de leucocitos granulocitos (Fig 37). Se llaman así porque poseen *gránulos* en su citoplasma. Constituyen aproximadamente el 70-75% del total de glóbulos blancos. Hay tres tipos:
- neutrófilos,
- eosinófilos,
- basófilos

Fig 37. Granulocitos: neutrofilo, eosinofilo, basófilo, agrunolocitos: linfocito y monosito

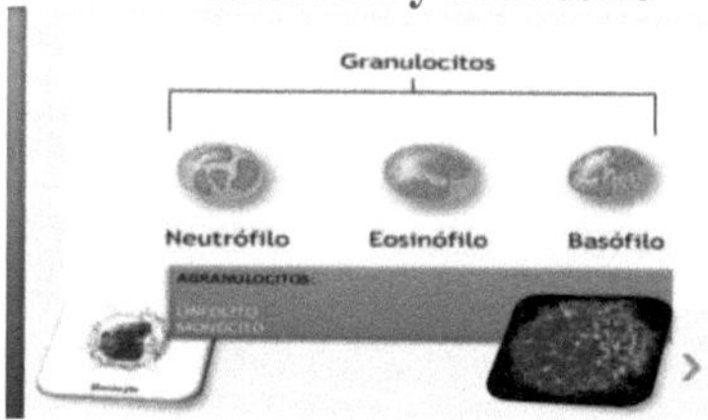

Fuente: Antonio Vásquez Hidalgo, MD, Ph.D 2014. Universidad del Salvador

- Los neutrófilos son los glóbulos blancos más numerosos alrededor del 40-AL 75% del total de globulos blancos. Sus granulos son Finos y ligeramente rosados en presencia de tincion[16]. Se forman a partir de celulas madre mieloides en la medula osea por medio del proceso denominado "fagocitopoyesis" *donde se almacenan, y se liberan al torrente sanguíneo.* Posteriormente, los neutrófilos circulan en sangre durante *períodos relativamente cortos ya que su vida media es de sólo 8-20 horas* en circulación, aumentando varias veces esta vida media al entrar en tejidos infectados o inflamados[17]. Cuando el organismo los necesita van a cualquier parte donde se necesiten. *Cuando la demanda es alta, se producen en la medula osea grandes cantidades de formas inmaduras de neutrófilos.*

De forma práctica, en la médula ósea los neutrófilos se dividen en 3 compartimentos:

a) **Pool Mitótico**: Constituido por precursores con capacidad para dividirse (mieloblastos, promielocitos y mielocitos). Son los responsables de abastecer neutrófilos cuando así lo requieren las demandas tisulares.

b) **Pool de Maduración**: Constituido por mielocitos, metamielocitos y neutrófilos llamados en banda o cayados. No poseen la capacidad de dividirse y su finalidad es madurar progresivamente hasta convertirse en neutrófilos segmentados maduros.

c) **Pool de Almacenamiento**: Formado por neutrófilos maduros en espera de ser liberados hacia la circulación sanguínea[18].

Dentro de las células defensivas, *los neutrófilos son los primeros en llegar al tejido afectado*, seguidos por los macrófagos y linfocitos. *Su función consiste en localizar y neutralizar a las bacterias,* de tal forma que cuando las encuentran en un tejido se rompen y liberan sustancias que hacen que aumente la circulación de sangre en la zona y atraen a más neutrófilos, lo que provoca que la zona esté enrojecida y caliente.

• Los eosinófilos, de tipo granulocito son los encargados de responder a *las reacciones alérgicas.* Lo que hacen es inactivar las sustancias extrañas al cuerpo para que no causen daño, *y también poseen gránulos tóxicos que matan a las células invasoras y limpian el área de inflamación*. Los eosinfilos componen aproximadamente 2-4% del total de globulos blancos[19].

Se ocupan principalmente de las *infecciones parasitarias.* Su nucleo es, habitualmente, bilobulado con un tamano aproximado de 10-12m. Los lobulos estan conectados por un cordon delgado. El citoplasma esta lleno de granulos que asumen un color rosa-naranja caracterstico con tincion de eosina. Ttambién son capaces de activar a los linfocitos T o inducir la producción de anticuerpos IgM en las células B, participando así en la respuesta inmune adaptativa [20].

• Los basófilos contienen pequeñas partículas que tienen enzimas que se liberan durante *reacciones alérgicas y el asma.* En las **reacciones alérgicas,** liberando *histamina,* sustancia que **aumenta la circulación sanguínea en la zona** para que aparezcan otro tipo de glóbulos blancos y, además, facilitan que éstos salgan de los vasos sanguíneos y avancen *hacia la parte dañada.* También liberan *heparina,* una sustancia que **disuelve los coágulos**. Los basofilos son los **leucocitos menos numerosos, en torno a un 3% (0.5-1%) del total de glóbulos blancos, sin embargo, son el tipo mas grande de granulocitos y sus** *gránulos tienen histamina y heparina.* **Cuando se liberan grandes cantidades en el choque anafiláctico, pueden ocasionar el fallecimiento de una persona.** [21].

• Monocitos → Macrofagos
Monocitos (no poseen gránulos específicos).
Los monocitos son un tipo célula **sanguínea** que pertenece a la clasificación de los glóbulos blancos y que se localizan junto a los neutrófilos, basófilos, linfocitos y los eosinófilos en el torrente sanguíneo, por lo que tienen funciones protectoras del organismo.

Estos se forman en la médula ósea y tras pasar por la sangre vigilan y cumplen sus funciones en los diferentes tejidos como la piel, los pulmones, el hígado o el bazo.

constituyen un 5.3% del total de glóbulos blancos. *Su función consiste en acudir a la zona de infección para eliminar las células muertas y los desechos.* Contienen enzimas (un tipo de **proteínas**) especiales con las que también matan bacterias. **Cuando existe una** <u>infección,</u> se produce **INFLAMACIÓN, DOLOR, ENROJECIMIENTO, CALOR EN LA ZONA AFECTADA, Y FIEBRE.** Eso significa que el organismo está luchando contra las sustancias extrañas y aumenta la formación de glóbulos blancos, por eso, es normal que sus cifras estén altas en una analítica[22]. y LA PRODUCCIÓN MEDULAR SE VE AFECTADA. Entonces hay más riesgo de producirse una infección grave, por lo que habrá que tomar una serie de precauciones.

- Macrófagos

Los macrófagos provienen de las células progenitoras (pluripotenciales) mieloides de la médula ósea, que primero dan lugar a los *promonocitos* y, más tarde, a los *monocitos* sanguíneos. Los macrófagos proceden de la serie granulocítico-monocítica, gracias al factor de crecimiento GM-CSF (*granulocyte macrophage colony stimulating factor*) y otras citoquinas, como la interleucina 3 (IL-3). Los monocitos circulantes atraviesan las paredes de los vasos sanguíneos y se dirigen a los diferentes órganos y sistemas tisulares, donde *se transforman en macrófagos...* Los macrófagos (gr. "gran comedor") son fagocitos, se localiz→an en los tejidos. Pueden ingerir y destruir bacterias, parásitos, virus, así como sustancias de desecho de los tejidos (bacterias, células dañadas y eritrocitos gastados), y de introducirlas en su interior con el fin de eliminarlas. Los macrófagos tisulares residentes tienen un rol crítico en el inicio de la respuesta inmune innata en el tejido al ser el tipo principal de fagocitos dentro de los tejidos. Son la PRIMERA LÍNEA DE DEFENSA DEL CUERPO y cumplen muchas funciones:

Existen como células móviles y fijas, y son importantes efectores dentro del sistema inmunológico.

Los macrófagos forman parte de la *inmunidad celular innata* mediante la activación de uno o más TLRs s "Toll Like Recpetors". La activación de TLRs en macrófagos tisulares residentes y células dendríticas (DCs), induce la liberación de mediadores inflamatorios (incluídas las quemoquinas) y modula la expresión de receptores de quemoquinas en las DCs. Los eventos mediados por TLRs son esenciales, tanto para el reclutamiento de DCs a los sitios de entrada de patógenos, como para su posterior migración a los nódulos linfáticos regionales para activar a los linfocitos T vírgenes específicos para el antígeno, *iniciando así la respuesta inmune adaptativa.* Además, las quemoquinas liberadas por las células tisulares residentes después de su activación guiarán a esas células T activadas desde el nódulo linfático **al sitio de entrada o de replicación del microorganismo. Por lo tanto, las quemoquinas son un factor central** *que une eventos de la inmunidad innata y adaptativa*[23].

Cada macrófago tiene varios tipos de **receptores** en su superficie **que ayudan a reconocer las partículas a fagocitar.** Cuando los macrófagos fagocitan sustancias extrañas al cuerpo, presentan estos antígenos en su superficie, donde serán reconocidos por los linfocitos T y B y se activa la respuesta inmune (Esquema 24 y 25). **El reconocimiento de los microorganismos** por el sistema inmune innato está determinado por **receptores conocidos como "Pattern Recognition Receptors" (PRRs)** que reconocen patrones moleculares conservados: **"Pathogen Associated Molecular Patterns" (PAMP),** compartidos por grandes grupos **de microorganismos.**

Una vez activados los macrófagos liberarán diferentes citoquinas que favorecerán **la respuesta inflamatoria con el fin de neutralizar al agente patógeno** y la migración de otras células del sistema inmune al lugar de la infección.

Esquema 24. Macrófago-LT detección del patógeno y transporte LB reconocimiento de antígeno

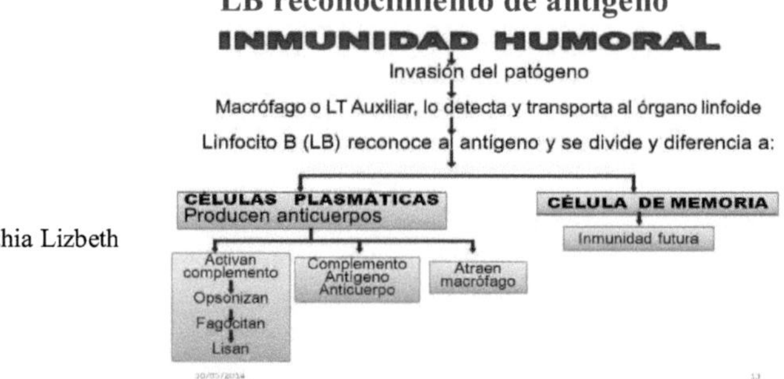

Fuente: Cinthia Lizbeth López Mota

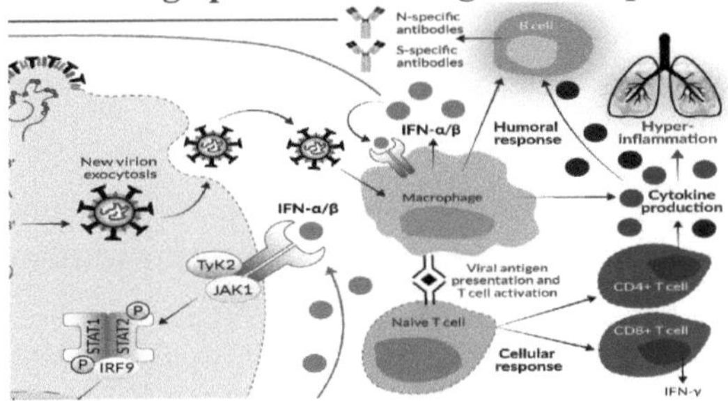

Fuente: Inmunología / News Aplicaciones . Etiquetado SARS-CoV-2

LOS AGRANULOCITOS: CELULAS BLANCAS LINFOIDES
Son Los:
- Linfocitos B y T
- Célula Natural killer (NK) y
- Celulas Dendríticas

LINFOCITOS
Los linfocitos son un tipo de leucocito que a diferencia de los granulocitos, los agranulocitos se caracterizan por no presentar granulos en su citoplasma. Tampoco disponen de una cobertura de membrana, propia de los granulocitos. Constituyen aproximadamente el 40% del total de los glóbulos blancos y del 20 al 25% del total de la población de leucocitos circulantes. Los agranulocitos pueden clasificarse en:
- Linfocitos células B,
- Linfocitos y/o celulas T y
- celulas NK

• Los linfocitos. Son mas comunes en el sistema linfatico que en el flujo sanguneo, son uno de los principales tipos de células inmunitarias pueden clasificarse en tres tipos:
- celulas NK,
- celulas T y
- celulas B25.

En una infección, aumentan su número rápidamente. Son los principales componentes del pus y se encuentran alrededor de las inflamaciones más comunes. Su función es ingerir y destruir el material extraño. Estos interactúan con determinados materiales extraños. Un aumento de su actividad puede provocar una reacción alérgica.

- Los linfocitos B (o células B) producen anticuerpos, proteínas (gamma-globulinas), que reconocen sustancias extrañas (antígenos) y se unen a ellas. *Las células B juegan un papel importante en la inducción de células T CD4+, no* así en las CD8+. Los linfocitos B están programados para hacer un anticuerpo específico. Cuando una célula B se encuentra con su antígeno <u>desencadenante,</u> ésta produce muchas células grandes conocidas como *células plasmáticas*. Cada célula plasmática es esencialmente una fábrica para producir anticuerpos. Las células B, a diferencia de las otras dos clases de linfocitos, las células T y las células asesinas naturales, expresan en su membrana celular[25]. Los BCR (en inglés B-cell receptor o BCR), permiten que la célula B se una a un antígeno específico, contra el cual iniciará una respuesta de anticuerpos. Los linfocitos B utilizan las proteínas BCR como receptores de antígenos.

UN ANTICUERPO CORRESPONDE A UN ANTÍGENO de la misma manera que una llave lo hace con su cerradura. Siempre que el anticuerpo y el antígeno se corresponden, *EL ANTICUERPO MARCA EL ANTÍGENO PARA SU DESTRUCCIÓN*. Los linfocitos B no pueden penetrar en las células, de manera que EL TRABAJO DE ATACAR ESTAS <u>CÉLULAS DIANA</u> SE DEJA A LOS LINFOCITOS T (Esquema 26).

Las células diana o células blanco es cualquier célula que tiene un RECEPTOR ESPECÍFICO que reacciona con una hormona, antígeno, anticuerpo, antibiótico, célula T sensibilizada u otra sustancia específica. Las células diana es un objetivo biológico o diana biológica es cualquier cosa dentro de un organismo vivo al que se dirige y/o se une alguna otra entidad (como un ligando endógeno o un fármaco), lo que produce un cambio en su comportamiento o función. **Ejemplos de clases comunes de dianas biológicas son proteínas y ácidos nucleicos**[26.]

Esquema 26. Tipos de respuestas de células B al antígeno

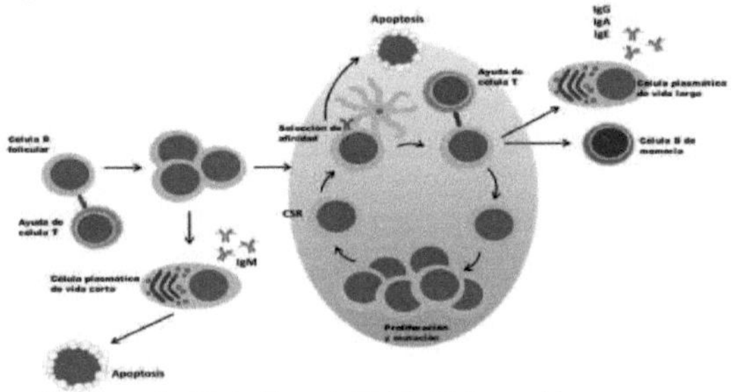

Fuente: Rebecca Newman. Instituto Francis Crick, Reino unido

- **Los linfocitos T.** **Existen básicamente dos tipos de linfocitos:** *linfocitos T (Th y Tc)* **son células que están programadas para reconocer, responder a y recordar antígenos. Los linfocitos T (o células T) contribuyen a las defensas inmunitarias de dos formas principales:**

Algunos dirigen y regulan las respuestas inmunes. Cuando son estimulados por el material antigénico presentado por los macrófagos, *las células T forman linfocinas que alertan a otras células*.

Otros linfocitos T pueden destruir células diana (dianocitos) al entrar en contacto directo con ellas. Los linfocitos T utilizan las proteínas TCR como receptores de antígenos[27].

- **Las células natural killer (NK) representan uno de los tres grupos de linfocitos, aparte de las células T y B. A diferencia de ellos, pertenecen** *al sistema inmune innato.* **Provienen de la médula ósea y se encuentran en la sangre y tejidos linfáticos, especialmente el bazo. se caracterizan morfológicamente por ser mayoritariamente linfocitos grandes *y contienen numerosos gránulos (aunque no son granulocitos).* Representan aproximadamente el 18% de toda la población linfocitaria. Además, no son macrófagos, granulocitos, ni** exponen en su membrana los marcadores característicos de los linfocitos T o B. Tal vez por esta razón, *Arnold Greenberg* las llamó «células nulas»[28].

Aproximadamente entre el 10 y el 15% de todos los linfocitos en sangre periférica son células *Natural Killers* (NKs). Se concentran en sangre periférica, bazo, hígado y epitelio mucoso. Son también abundantes en el GALT (*Gut Associated Lymphoid Tissue*), BALT (*Bronchi Associated Lymphoid Tissue*) y NALT (*Nasopharynx Associated Lymphoid Tissue*).

Las NK forman parte de la primera línea de defensa que eliminan de forma espontánea células tumorales y células infectadas por diferentes patógenos. Las células NK son activadas por la interacción con determinadas moléculas de superficie expresadas en las células de los tejidos circundantes, por diferentes factores solubles y por la matriz extracelular.

Capacidades funcionales.
Las células NK desarrollan la capacidad de *matar células diana* de forma natural y dependiente de anticuerpo. Las principales funciones son la citotoxicidad y la secreción de citoquinas. Las células NK se activan a través del contacto con células sensibles o células blanco o por la acción de mediadores solubles, principalmente citoquinas[29].
Además, secretan factores solubles que regulan las funciones de otras células del sistema inmune. Por tanto, *son células efectoras de la inmunidad natural y adquirida.* La capacidad funcional característica de estas células es la eliminación de células tumorales y de células infectadas por virus.

Mecanismos de citotoxicidad. El proceso clave de la citotoxicidad es la secreción de gránulos, los cuales contienen proteínas formadoras de poros y proteínas que disparan la apoptosis[30.] (La apoptosis es una forma de muerte celular programada, o "suicidio celular). La apoptosis retira las células durante el desarrollo, *ELIMINA LAS CÉLULAS INFECTADAS DE VIRUS* y las potencialmente cancerosas, y mantiene el equilibrio en el organismo). La citotoxicidad es selectiva y tiene lugar en la zona de contacto entre el linfocito citotóxico y la célula diana, donde se concentran moléculas que participan en la adhesión, señalización y secreción de los gránulos, constituyendo la denominada sinapsis inmunológica.

Podríamos pensar que las células que muestran una "habilidad natural para matar" deberían estar estrictamente controladas para proteger a las células sanas de su ataque. **Por ello,** *además de una variedad de receptores activadores, las células NK expresan receptores de inhibición que reconocen MHC de clase I* (lo que se denomina "reconocimiento de lo propio"). Según se observa en la Figura 38.

Algunos marcadores de las células NKs son: CD56, CD2, CD28, CD8 y otros de menor interés. CD56 es una variante del NCAM (*Neural Cell Adhesion Molecule*), **que contiene dominios para IgG y** *fibronectina*. Este *Cluster of Differentation* (CD56) **es fundamental para la adhesión de las células NKs a las células diana.**

La citotoxicidad de las NKs está controlada por un «sistema represor» que reconoce las proteínas del *Complejo Mayor de Histocompatibilidad clase I* **propio** (*self MHC-I*).

La ausencia de expresión de MHC-I propio en una célula diana (una célula tumoral, infectada por virus, o una célula foránea) conduce a un bloqueo de los receptores inhibidores de la citotoxicidad. En ausencia del sistema represor, las células NKs destruyen las células diana[31].

Fig 38. Célula NK- ligado y receptores

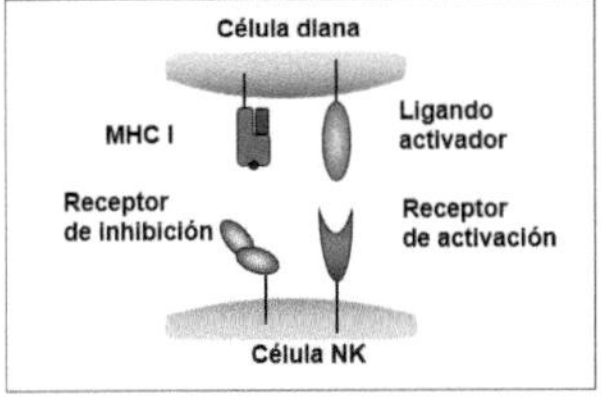

Fuente: Philipp Eissmann

Esquema 27. Sistema represor activo e inactivo

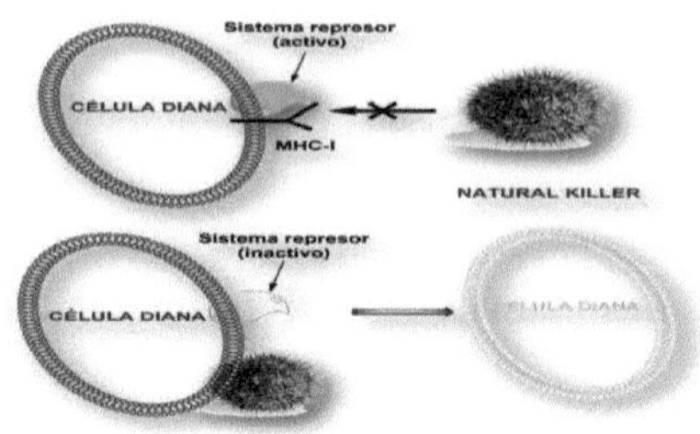

Fuente: Lopeztricas Jose-Manuel, 12 ene 2019 9:41

En resumen, las células NKs destruyen aquellas células que, bien no expresan, o tienen muy baja expresión, de las proteínas del *Complejo Mayor de Histocompatibilidad clase I* (esquema 27).

- **Células dendríticas (CDs) son leucocitos**

Las células dendríticas (CDs) son responsables *de la iniciación de las respuestas inmunitarias adaptativas,* y funcionan como "centinelas" del sistema inmunitario. Las CDs circulan en sangre representando aproximadamente el 1% de las células mononucleares de sangre periférica (PBMCs).

Siendo las células *presentadoras de antígeno* más potentes que existen y con *la capacidad única de activar linfocitos T colaboradores que no han tenido contacto antigénico previo*[32]. Las células dendríticas (DCs, por sus siglas en inglés)**, llamadas así por sus proyecciones en forma de "árbol" o dendritas, son células de origen hematopoiético.**

Células dendríticas capaces de activar otros tipos celulares, como *linfocitos B, células NK, macrófagos o eosinófilos*, e incluso generar tolerancia inmunológica. Las celulas denditricas Están especializadas en capturar y procesar antígeno, es decir, convertir proteínas en péptidos que pueden ser

presentados en moléculas del complejo principal de histocompatibilidad (MHC, por sus siglas en inglés), que son reconocidos por las células T.

Las células dendríticas derivan de la MÉDULA ÓSEA de progenitores mieloides o linfoides, pero que _se dirigen principalmente a los órganos linfoides_. Se las encuentra en todo el cuerpo, pero sobre todo en _las regiones de linfocitos T de los ganglios linfáticos, en la capa linfocítica periarteriolar del bazo, el timo, las amígdalas y las placas de Peyer_. La membrana plasmática es ATPasa-positiva. Las células dendríticas expresan constitutivamente moléculas _presentadoras de antígeno_ MHC de clase I y II, y son funcionalmente las inductoras más potentes de la activación y proliferación de linfocitos T a los que presentan antígenos. Los linfocitos T CD8+ proliferan y adquieren capacidad citotóxica cuando reconocen su antígeno específico presentado en la superficie de una o varias células dendríticas con las que interactúan. Sin embargo, solamente algunas subpoblaciones de células dendríticas pueden presentar antígenos internalizados desde el exterior celular a través de procesos de pinocitosis y fagocitosis a precursores de linfocitos T citotóxicos[33].

La presentación de antígenos a los linfocitos T es un proceso en el cual no sólo es necesaria la interacción del CMH-II con el receptor de linfocitos T sino también la interacción de otras moléculas accesorias: como las moléculas _coestimuladoras y las moléculas de adhesión_. Las CDs son células de una gran plasticidad funcional y que van a caracterizarse por su diferente localización en el organismo, su estado de madurez y su origen[33.]

Para que tenga lugar este proceso de presentación, es necesaria la presencia de una molécula denominada complejo mayor de histocompatibilidad (CMH tipo I y tipo II). Los receptores de linfocitos T (TCR - T cell receptor) son incapaces de reconocer antígenos intactos (como hacen los linfocitos B), por lo que necesitan que el antígeno sea procesado por una CPA (células presentadoras de antígeno) _y que ésta lo presente en su superficie como fragmentos unidos al CMH_.

- **La CMH tipo I** _se expresa en la **mayoría de células nucleadas, que van**_ _**a presentar antígenos intracelulares a los linfocitos T citotóxicos (CTL o**_ _**CD8+)**_**, como es el caso de las nuevas proteínas sintetizadas en las células infectadas por virus.** Una vez activados, los linfocitos T **citotóxicos** pueden destruir directamente la célula diana (Fig. 39).

- **Las moléculas CMH tipo II, sin embargo,** _**se localizan principalmente**_ _**en linfocitos B, macrófagos y células dendríticas, que son responsables de la**_ _**presentación a linfocitos T colaboradores (Th o CD4+)**_ de **antígenos extracelulares** que han sido captados por la **CPA mediante fagocitosis o por endocitosis mediada por receptores.** Estos **linfocitos T CD4, al activarse se transforman en potentes reguladores de la respuesta inmune**[34].

-

Fig 39. Respuesta inmunitaria específica

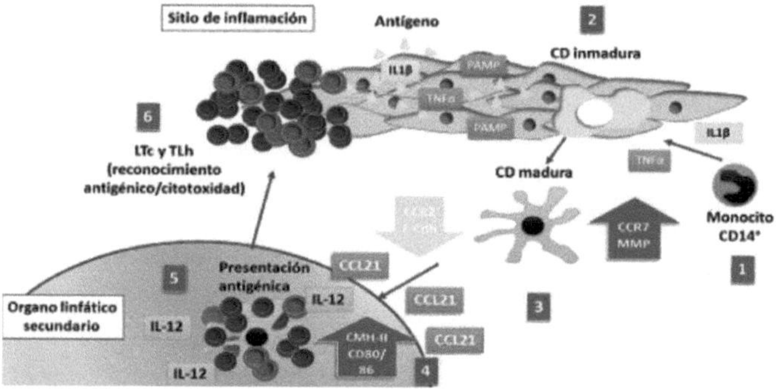

Fuente: Manglio Rizzo[1], Laura Alaniz[2]*, Guillermo D. Mazzolini[1]*2016

(1)   **Las células precursoras de células dendríticas (monocitos CD14+) migran a sitios de inflamación atraídos por moléculas como IL-1β y TNF-α.**

(2)   **Allí se diferencian a células dendríticas (CD), capturan el antígeno,**

(3)   **adquieren mayor capacidad de migrar al ganglio linfático e**

(4)   **incrementan la expresión de moléculas de co-estímulo como CD80/CD86, CD40 e ICAM**

(5)   En el ganglio linfático realizan la presentación antigénica y estimulación linfocitaria con reactividad antígeno específica.

(6)   Estos migran al lugar de inflación donde reconocerán su tido blanco. LTc: linfocito T citotóxico; LTh: linfocito T helper; MMP: metaloproteasas[35].

Las células DENDRÍTICAS ESTÁN RECIBIENDO CADA VEZ MÁS ATENCIÓN CIENTÍFICA Y CLÍNICA debido a su función clave en la respuesta inmune y su posible uso en las vacunas antitumorales.

LA LINEA TROMBOCÍTICA
Megacariocitos → Plaquetas
El megacariocito
Es la célula más grande de la médula ósea, por lo tanto, es relativamente fácil reconocer su presencia al observar un aspirado o una biopsia de este tejido. Difiere de otras células por su tamaño, por ser poliploide, por su proceso de crecimiento muy especial llamado por endomitosis, que consiste en que la célula duplica su material genético e inicia el proceso de mitosis, pero sin citocinesis ni cariocinesis; así, al no separarse en 2 células hijas, esta célula se hace más grande, con mayor cantidad de citoplasma y con un núcleo lobulado cada vez de mayor tamaño. No hay otra célula humana que crezca así. Además, tiene funciones biológicas muy importantes como dar origen a las plaquetas, que son indispensables para la hemostasia y la reparación de los vasos sanguíneos dañados, así como para la cicatrización de los tejidos que rodean a las heridas. Sin embargo, en los últimos años, a los megacariocitos también se les han atribuido algunas otras funciones que discutiremos en esta revisión[36].

La principal hormona reguladora de la producción plaquetaria es la TPO, que es el *estímulo más potente para las células formadoras de colonias de megacariocitos,* y también promueve la supervivencia y expansión de las células troncales hematopoyéticas (CTH)[37]. De hecho, su receptor Mpl se encuentra presente desde la célula troncal hematopoyética hasta las plaquetas[38].

La TPO se sintetiza principalmente en el hígado, y un poco menos en el riñón y en la médula ósea. La megacariopoyesis se lleva a cabo en la médula ósea roja, aunque también se ha descrito que se realiza en el pulmón de manera muy importante[39]. (Esquema 28). **El núcleo es multilobulado (Esquema 29). El megacariocito tiene que crecer tanto debido a que entre más grande es, mayor es la cantidad de plaquetas que puede generar. El proceso de formación de plaquetas es MUY diferente al resto de las células sanguíneas (no ocurre mitosis celular). Durante este proceso se producen divisiones NUCLEARES repetitivas SIN que haya división citoplásmica, por lo tanto, hay células que contienen de 1 a 32 núcleos. La primera célula comprometida de la megacariopoyesis es la unidad formadora de colonias de megacariocitos (UFC-Meg).**

Esquema 28. Megacariopoyesis

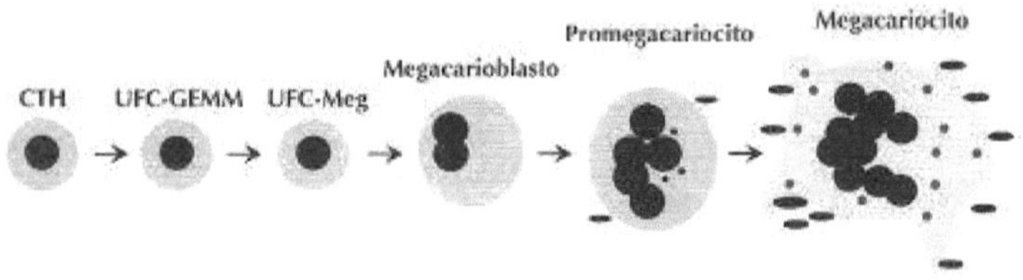

Fuente: Rodak, B. Fundamentos y aplicaciones clínicas. Megacariopoyesis. Hematología 2002

Esquema 28. Etapas de la megacariopoyesis. La célula troncal hematopoyética (CTH) da origen al progenitor mieloide común (no ilustrado) y este origina al progenitor eritroide-megacariocítico (PEM), posteriormente hay la formación de unidades formadoras de colonias de megacariocitos (no ilustrado) y empezará la diferenciación de las células precursoras. El megacarioblasto inicia la endomitosis y tiene un núcleo bilobulado, el promegacariocito continúa con la endomitosis y tiene varios

lóbulos (4 a 8N) y por último el megacariocito maduro que puede llegar a 64N y tiene gran cantidad de citoplasma.

Esquema 29. Etapas de la megacariopoyesis

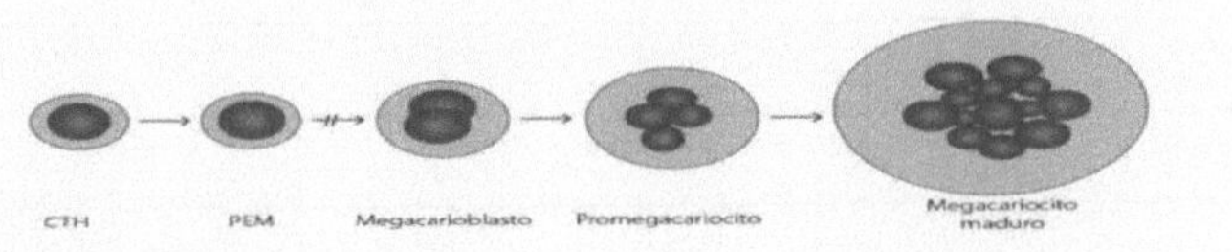

Fuente: Armando Zepeda Rodríguez y a Francisco Pasos Nájera. Departamento de Biología Celular y Tisular de la Facultad de Medicina, UNAM

Durante el crecimiento de las células, también va madurando su citoplasma, es decir, se produce una gran cantidad de proteínas que son almacenadas en sus tres tipos de gránulos, que son los que heredarán a las plaquetas: alfa o A, delta o densos y lambda o lisosomas (Cuadro 11). Finalmente, ocurrirá el proceso de desprendimiento del citoplasma para dar lugar a las plaquetas y el núcleo desnudo de los megacariocitos lo fagocitan los macrófagos de la médula ósea[40]. También se ha documentado la presencia de megacariocitos productores de plaquetas en el pulmón.

Funciones
La principal función de los megacariocitos, como se ha explicado es la *producción de plaquetas*, además: Los megacariocitos juegan un papel en el mantenimiento de la matriz extracelular y participan en el desarrollo de la mielofibrosis.

Sintetizan factores profibrogénicos y antifibrogénicos. Entre los *antifibrogénicos* se encuentran las *metaloproteinasas (MMP), como MMP-2*MMP-9, MMP14, MMP-24 MMP-25 que degradan varios componentes de la matriz extracelular. Esta función es importante para que los megacariocitos migren del nicho osteoblástico al nicho vascular, así como para extender sus podosomas y generar las proplaquetas en los sinusoides[41,42]. Estos megacariocitos patológicos aumentan la síntesis y secreción de factores *profibrogénicos*, como el TGFb y PDGF que estimulan la proliferación y activación de fibroblastos y, a su vez, los fibroblastos aumentan su producción de colágena I y III, lo que predispone a la fibrosis.

Cuadro 11. Tipos de gránulo de los megarocitos y sus funciones

Tipo de gránulo	Contenido de los gránulos
1. Gránulos alfa	
Contienen factores de crecimiento que favorecen síntesis de matriz extracelular, moléculas de adherencia plaquetaria o coagulación	Factor plaquetario 4 (CXCL4)
	Trombospondina 1 y 2
	(Tromboglobulina)
	Factor de Von Willebrand
	PDGF (factor de crecimiento derivado de plaquetas)
	TGF beta (factor de crecimiento transformante)
	EGF (factor de crecimiento epidérmico)
	VEGF (factor de crecimiento endotelial vascular)
2. Gránulos densos o delta	
Contienen agonistas plaquetarios, moléculas que activan a las plaquetas	Adenosin trifosfato (ATP)
	Serotonina, histamina, adrenalina
	Calcio, magnesio
3. Gránulos lambda o lisosomas	
Misma forma y contenido que en otras células	Hidrolasas ácidas: fosfatasa ácida, proteasas, glucosidasas, lipasas, nucleasas

Fuente: Adriana González-Villalva[a], *et,al.* . 2019.Departamento de Biología Celular. Facultad de Medicina. Universidad Nacional Autónoma de México. Ciudad de México, Méxic

Las Plaquetas (trombocitos)

Las plaquetas también conocidas como **trombocitos** se forman en la médula ósea, a partir de una *célula llamada megacariocito* que proviene de la célula madre. *__La trombopoyetina (TPO) es una hormona sintetizada por el hígado, el riñón y el músculo esquelético__* (Esquema 30). Su función no es otra que la de *__estimular la producción de plaquetas.__* Este proceso de formación tiene el nombre de trombopoyesis.. Las plaquetas son fragmentos celulares en lugar de células enteras (fragmentos citoplasmáticos) **sin núcleo.** Constituyen una parte muy pequeña de la sangre (menos del 1 %). El período de vida de las plaquetas es de alrededor de 9 a 12 días dentro del torrente sanguíneo[43]. A partir del proceso celular denominado megacariocito, **se desprenden los trombocitos o plaquetas** (Fig 40).

Esquema 30. Formación de plaquetas

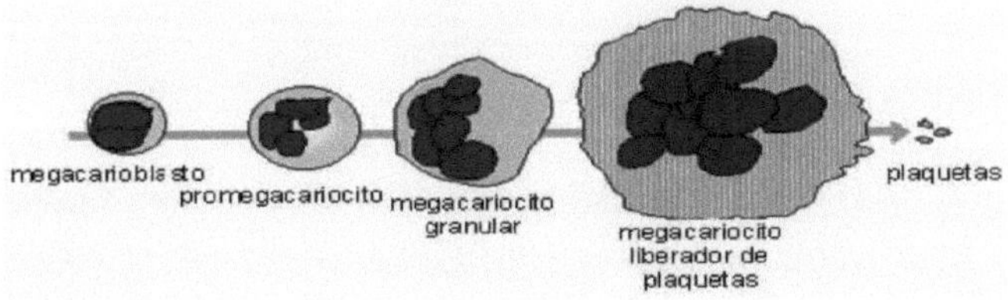

Fuente: slideshare. 2010

Las plaquetas intervienen en el proceso trombótico agudo que sigue a la rotura de la placa de ateroma. Después de producirse la rotura de la placa de ateroma, diferentes proteínas se expresan en la plaqueta que interviene tanto en la unión de la plaqueta a la pared vascular dañada como en la interacción con nuevas plaquetas y otras células sanguíneas para formar el trombo final[44]. (Fig. 41).

__Su principal función es la coagulación de la sangre__. **Normalmente, cuando uno de sus vasos sanguíneos se rompe, comienza a sangrar. Las plaquetas se coagularán (se agruparán) para tapar la lesión en el vaso sanguíneo y detener el sangrado y/o controlar el sangrado - evitar las hemorragias cuando existe una herida o corte.**

Las plaquetas **se acumulan en las heridas**, provocando una contracción
del vaso sanguíneo y, **tras una serie de reacciones químicas y junto con los
factores de coagulación que intervienen, se unen entre sí y forman un
coágulo de fibrina que detiene definitivamente la hemorragia**[45].

**Fig 40. Desprendendimiento
de los trombocitos o plaquetas**

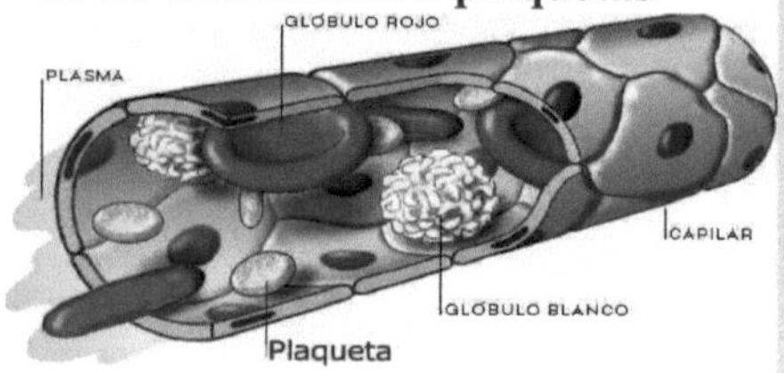

Fuente: blogspot.com

Fig 41. placa de ateroma

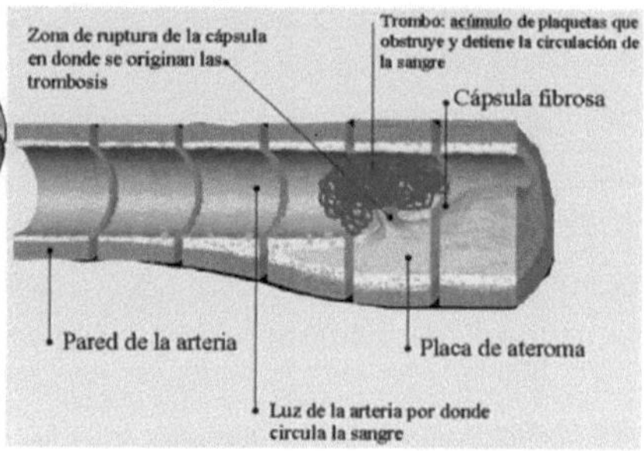

Fuente: Alfonso Olarte Barrera. 2012

GLÓBULOS ROJOS, HEMATÍES O ERITROCITOS

**Los glóbulos rojos son discos bicóncavos (como una esfera hueca aplanada
en sus dos polos)** *que contienen la hemoglobina,* **una sustancia rica en hierro**
cuya función es transportar el oxígeno.. **El oxígeno del aire es captado por**
la **hemoglobina** en los **capilares** (vasos sanguíneos de un grosor mínimo) **de
los pulmones y es llevado a todas partes del cuerpo dentro de los glóbulos
rojos para llevar el oxígeno a todas las células de nuestro organismo, que
lo necesitan para vivir**[46].

La hormona que regula la formación de glóbulos rojos se
llama *eritropoyetina* y se produce en unas **células de los riñones.** *La función
de la eritropoyetina es estimular a la médula ósea* para que ésta realice el
proceso de eritropoyesis que forma más glóbulos rojos. La sangre contiene
un 45% de glóbulos rojos (Cuadro 12 y Fig. 42).

Cuadro 12. Formación de glóbulos rojos

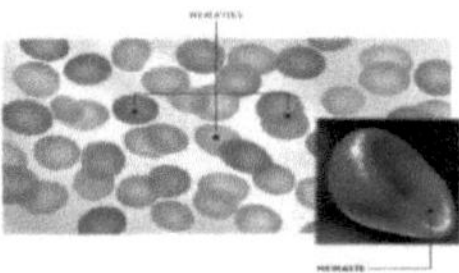

Fuente: Daniela Quezada M. 14 de ago. de 2020

Fig 42. composición de la sangre

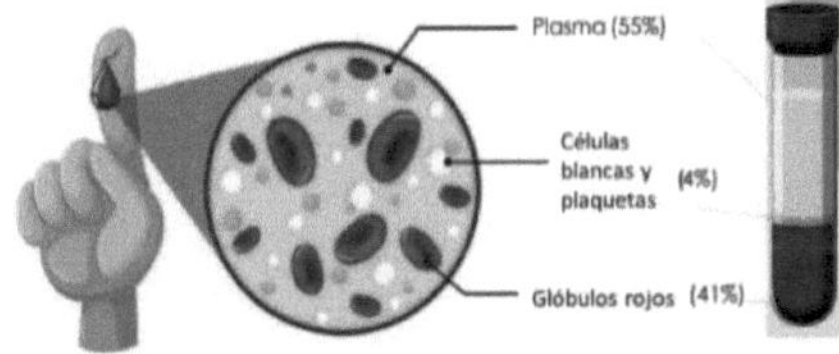

Fuente: https://www.freepik.es/

Los glóbulos rojos tienen una vida media de unos 90 a 120 días y una vez llegados a su fin se eliminan en el hígado y el bazo. Para que se formen los glóbulos rojos, la médula ósea necesita hierro, vitamina B-12, ácido fólico y vitamina B-6, entre otros elementos[47,48] .

EL TIMO

El timo es un órgano linfoide primario y especializado del sistema inmunológico en forma de glándula. El timo es un organo de dos lóbulos identicos que se unen por delante de la tráquea, detrás del esternón Está localizado por encima del pericardio cardíaco, frente a la aorta, entre los pulmones, debajo de la glándula tiroides y detrás del esternón (Fig. 43). El

timo tiene una fina cubierta llamada cápsula (Fig. 44). Está formado por tres tipos de células:

\-   **Células epiteliales.** Son células compactas que le dan la forma y estructura.

\-   **Linfocito.** Son células inmunitarias que protegen contra las infecciones y   estimulan la respuesta inmune. Los linfocitos T se originan de las células madre hematopoyéticas de la médula ósea y migran en estado inmaduro al Timo a través del torrente sanguíneo (Fig. 45).

\-   **Células de Kulchitsky.** SON CÉLULAS QUE LIBERAN HORMONAS[49].

<table>
<tr><td align="center">

Fig 43. Localización del timo

</td><td align="center">

Fig 44. Histología del timo

</td></tr>
</table>

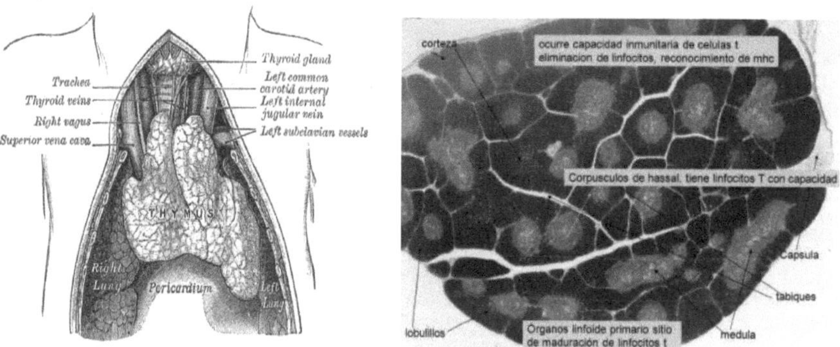

Fuente: Wikidata is part of the Wikimedia family.2020   Fuente: Pinterest.com.mx

Fig 45. El timo y maduración de linfocitos

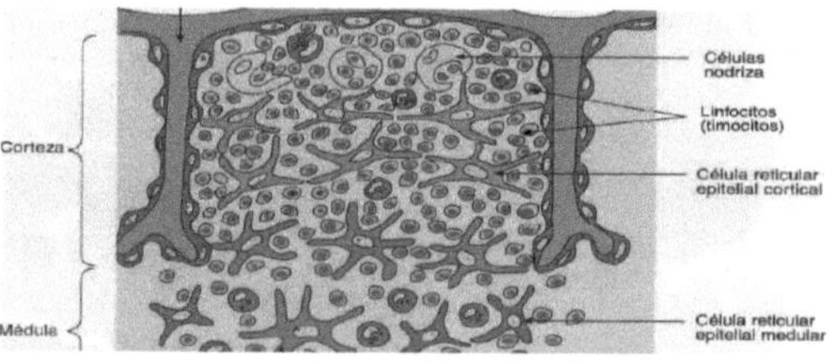

Publicado por **Unknown** en 2013 <u>10:51</u>

Linfocitos T

El timo alberga células especializadas que destruyen los **agentes patógenos
nocivos.** *Los linfocitos que se crean en la médula ósea maduran **en el timo**.*
**Durante el proceso de maduración, las células T van adquiriendo diferentes
moléculas en su membrana. Así por ejemplo** todas las **células T expresan en su
superficie un receptor de membrana de estructura similar a las
inmunoglobulinas, conocido como receptor de la célula T (TCR). Mediante este
receptor los linfocitos T son capaces de identificar al antígeno de forma
específica.**

A diferencia de los linfocitos B, los linfocitos T **necesitan** que el **antígeno** sea
presentado por una molécula del complejo mayor de histocompatibilidad
(CMH), una propiedad conocida como restricción CMH. Estas moléculas son
de dos tipos: CMH de clase I y II. **En el timo** se seleccionan, por tanto, los
linfocitos T capaces de interactuar con dichas moléculas.

La función principal del timo es maduran los linfocitos T. **Una vez maduros,
dejan el timo y se transportan a través de la sangre a los ganglios linfáticos
y el bazo (Fig. 46).**

Los linfocitos T se diferencian en tres tipos, en el timo:
- **Células T citotóxicas. Se unen directamente a los antígenos del
patógeno y lo eliminan.**
- **Células T auxiliares. Precipitan la producción de anticuerpos
por los Linfocitos B y también producen sustancias que activan otras
células T.**
- **Células T reguladoras. También reciben el nombre de células
T supresoras porque** *suprimen la respuesta de las células B y otras
células T a los antígenos*[50].

Los lóbulos están formados por muchas divisiones más pequeñas llamadas
lobulillos. Un lóbulo consiste en un área interna llamada **médula,** y una
región periférica denominada corteza:

- **Región de la corteza:** contiene linfocitos T inmaduros, de manera que estas células aún no tienen capacidad inmunológica de distinguir las propias células del cuerpo **a partir de células extrañas.**

- **Región de la médula:** contiene los linfocitos T maduros. Estas células tienen la capacidad de identificar las células propias **de las extranjeras, por** diferenciarse en linfocitos T especializados[51].

Fig 46. Linfocitos T maduros, dejan el timo y se transportan a través de la sangre a los ganglios linfáticos y el bazo

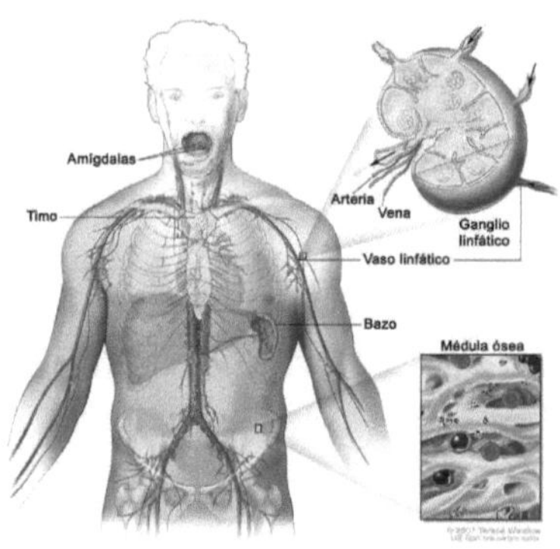

CITAS EN EL TEXTO

1.   **Agencia EFE, S.A.** 2020. Científicos australianos descubren la defensa inmunológica ante el COVID-19. Avd. de Burgos, 8-B. 28036 Madrid. España Tel: +34 91 346 7100. 17 mar. 2020

2.   **María Estela Raffino.** 2019. "Sistema inmunológico". De: Argentina. Para: Concepto.de. Disponible en: https://concepto.de/sistema-inmunologico/.Última edición: 4 de diciembre de 2019. Consultado: 12 de junio de 2020

3.   **Barbieri Petrelli G, Flores Guillén J, Vignoletti F**. 2005. El neutrófilo y su importancia en la enfermedad periodontal. Av Periodon Implantol. 2005; 17, 1: 11-16

4.   **P. Z. Shaikh,** 2011."Cytokines & their physiologic and pharmacologic functions in inflammation : A review," Int. J. Pharm. Life Sci., vol. 2, no. 11, pp. 1247–1263, 2011

5.   **Claudia Mendoza-Pinto,**[ab] **Mario García-Carrasco,**[ab]**Pamela Munguía Realpozo,**[b]**and Socorro Méndez-Martínez**[c].2020.Opciones terapéuticas en el manejo de la COVID-19 grave: una perspectiva de Reumatología. Elsevier Public Health Emergency Collection.Public Health Emergency COVID-19Initiative. PMCID: PMC7229930. PMID: 32426002. 10.1016/j.reuma.2020.05.002

6.   **Enrique Iáñez Pareja**.1999. Departamento de Microbiología. Universidad de Granada, España

7.   **German Barbieri.** 2005. El neutrófilo y su importancia en la enfermedad periodontal Complutense University of Madrid, **J. Flores Guillén, Fabio Vignoletti.** Complutense University of Madrid. January 2005

8.   **Marilú Domínguez Pantoja**[1]**, Héctor Romero-Ramirez**[2]**, Juan Carlos Rodríguez Alba**[1,3].2015. Células Madre Hematopoyéticas: origen, diferenciación y función. 1 programa de Doctorado en Ciencias de la Salud, Universidad Veracruzana. 2 departamento de Biomedicina Molecular, Centro de Investigación y Estudios Avanzados del I.P.N., Apartado postal 14-740, C.P. 07360, México D.F., México. 3 departamento de Biomedicina, Instituto de Ciencias de la Salud, Universidad Veracruzana., Av. Dr. Luis Castelazo Ayala S/N, C.P. 91190, Xalapa Veracruz., México Recibido: 30-11-2014 Aceptado: 07-04-2015

9.   **Alfredo Corell Almuzara.** 2019. células del Sistema Inmunitario y diferenciación Celular. Área de Inmunología. Facultad de Medicina. Universidad de Valladolid

10.   **Tu Blog sobre microinmunoterapia y el Sistema immune.**2013. **MiSistemaInmune.**.Órganos del Sistema Inmune. 4 SEPTIEMBRE, 2013

11.   **AEAL (Asociación Española de Afectados por Linfoma, Mieloma y Leucemia).** 2020. La médula ósea, las células madre y la formación de las células sanguíneas. 2020.Web actualizada a 20/02/2017

12.   **Ulrich Welsch, Johannes Sobotta.** 2009. Histología, , 2ª ed. edit. panamericana, 2009, ISBN 978-84-9835-178-1, pag. 225

13.   **Wang J, Yu L, Jiang C, Chen M, Ou C, Wang J.** 2013. «Bone marrow mononuclear cells exert long-term neuroprotection in a rat model of ischemic stroke by promoting arteriogenesis and angiogenesis.». *Brain Behav Immun.* 34: 56-66. PMID 23891963. doi:10.1016/j.bbi.2013.07.010

14.   **enriqueconde101.** 2020. ¿Cómo apoya el sistema circulatorio al sistema 14.09.2020 óseo?

15.   **Wang J, Yu L, Jiang C, Fu X, Liu X, Wang M, Ou C, Cui X, Zhou C, Wang J.**2015. «Cerebral ischemia increases bone marrow CD4+CD25+FoxP3+ regulatory T cells in mice via signals from sympathetic nervous system.». Brain Behav Immun. 43: 172-83. PMID 25110149. doi:10.1016/j.bbi.2014.07.022

16.   **Dan Lopez Puigdollers.** 2017.Caracterización y clasificación de glóbulos blancos mediante descriptores locales de imágenes. UNIVERSITAT JAUME I. 25 de septiembre de 2017

17.   **David López Vilar.** 2009. Director Unidad técnica. D.L.V. Laboratorio Veterinario. 2009. artículo científico. Comportamiento de la leucograma en los procesos inflamatorios y patrones leucocitarios no Inflamatorios

18.   **FUNDACION UNIVERSITARIA JUAN N. CORPAS.** 2020. Generalidades de neutrófilos

19.   **Dan Lopez Puigdollers ´ Tutores académicos: Vicente Javier Traver Roig Filiberto Pla Ban˜on´** .Caracterizaci´on y clasificaci´on de gl´obulos blancos mediante descriptores locales de im´agenes .Fecha de lectura: 25 de septiembre de 2017

20.   **MiSistemaInmune.**2015. ¿QUÉ SON LOS EOSINÓFILOS? Tú blog sobre "Microinmunoterapia y el Sistema Inmune". 8 OCTUBRE, 2015

21.   **Blog SaludOnNet.** 2019. ¿Qué son los basófilos y qué significa tenerlos altos o bajos? 13/09/2019

22.   **J. Chabalgoity, M. Pereira, A. Ria.** Inmunidad contra los agentes infecciosos TEMAS DE BACTERIOLOGÍA Y VIROLOGÍA MÉDICA

23.   **https://brainly.lat/tarea/14866820.** 2020. Cada tipo de glóbulo blanco y realiza una descripción de sus características. 14.04.2020

24.   **Murphy, Kenneth** (2012). *Janeway's Immunobiology* (8th edición). New York: Garland Science. ISBN 9780815342434

25.   «**Intermolecular forces and energies between ligands and receptors**». 1994.Science 266 (5183): 257-9. Octubre 1994

26.   **C. Alfaro**[1]**, C. Oñate**[1]**, A. Rodríguez**[1]**, J.L. Pérez-Gracia**[2]**, M. Fernández de Sanmamed**[1,2]**, I. Melero**[1,2] 2013. 1. Área de Terapia Génica y Hepatología. Centro de

Investigación Médica Aplicada. Universidad de Navarra. Pamplona.
27. Departamento de Oncología Médica. Clínica Universidad de Navarra. Universidad de Navarra. Pamplona. 2013. Células dendríticas especializadas en presentación de antígenos exógenos a linfocitos T citotóxicos. Anales Sis San Navarra vol.36 no.3 Pamplona sep./dic. 2013.http://dx.doi.org/10.4321/S1137-66272013000300016
28. Philipp Eissmann, Traducción: **Jesús Gil, Würzburg,** DE (SEI). Células Natural Killer. Imperial College London, Reino Unido. s/f. Imperial College of Science, Technology and Medicine
29. Abbas A, Lichtman A, Pober J.1997. En: *Cellular and Molecular Immunology,* W.Saunders & Company 1997; 213-30, 249-77, 278-96
30. Trinchieri G. 1989.Biology of natural killer cells. *Adv Immunol* 1989; 47: 187-375
31. P. Roda Navarro, E. Fernández Ruiz. 2001-2020.Células natural killer. Fundación Dialnet. Concepto. Mecanismos de activación. Capacidades funcionales. Mecanismos de citotoxicidad Medicine: Programa de Formación Médica Continuada Acreditado, ISSN 0304-5412
32. José Manuel López Tricas.**2019. Células Natural Killer (NK). INFO-FARMACIA.COM publicado a la(s) 12 ene 2019 11:43**
33. Diccionario de biología. 2020. Editorial Norma S.A. 1982. p. 206. Esta página se editó por última vez el 19 ago 2020 a las 23:45.
34. F. ROMERO-PALOMO1*, P.J. SÁNCHEZ CORDÓN1, M.A. RISALDE1 , M. PEDRERA1 , V. MOLINA1 , E. RUIZ-VILLAMOR2 , J.C. GÓMEZ-VILLAMANDOS1. FUNCIONES Y CLASIFICACIÓN DE LAS CÉLULAS DENDRÍTICAS. 2011. 1 Departamento de Anatomía y Anatomía Patológica Comparadas, Facultad de Veterinaria, Universidad de Córdoba-Campus de Excelencia Internacional Agroalimentario (ceiA3), Edificio Sanidad Animal, Campus de Rabanales, 14014, Córdoba, España. 2 laboratorio Central de Veterinaria de Santa Fe, Camino del Jau s/n, 18320, Santa Fe, Granada, España. aNALES - VOL. 24 (1) - DIC. 2011 - REAL ACADEMIA DE CIENCIAS VETERINARIAS DE ANDALUCÍA ORIENTAL. *E-mail: v32ropaf@uco.es
35. Fernando Romero-Palomo. Roche. Pedro Jose Sanchez-Cordon. Animal and Plant Health Agency.María Ángeles Risalde. IMIBIC es un Instituto Sanitario de Investigación Biomédica de Córdoba. Miriam Pedrera. University of Cordoba (Spain). 2011. Funciones y clasificación de las células dendríticas January 2011
36. MANGLIO RIZZO[1], LAURA ALANIZ[2]*, GUILLERMO D. MAZZOLINI1*. 2016.VACUNAS TERAPÉUTICAS ANTITUMORALES BASADAS EN CÉLULAS DENDRÍTICAS. 1 laboratorio de Terapia Génica y Celular, Instituto de Investigaciones Médicas Aplicadas-CONICET, Universidad Austral, Derqui-Pilar, 2 Centro de Investigaciones y Transferencia del Noroeste de Buenos Aires (CIT NOBA), Buenos Aires, Argentina. MEDICINA (Buenos Aires) 2016; 76: 307-31. ISSN 0025-7680
37. Peritt D, Robertson S, Gri G, Showe L, Aste-Amezaga M, Trinchieri G. 1999. Differentiation of human NK cells into NK1 and NK2 subsets. *J Immunol* 1999; 161: 5821-4
38. ResearchGate GmbH.© 2008-2020
39. Adriana González-Villalva[a]Patricia Bizarro-Nevares[a],Marcela Rojas-Lemus[a],Nelly López Valdez[a],Martha Ustarroz-Cano[a],Fernanda Barbosa-Barrón[b],Brenda García-Gil[a c] , Juan Carlos Albarrán-Alonso[a],Teresa I. Fortoul van der Goes[a *]2019. [a]Departamento de Biología Celular. Facultad de Medicina. Universidad Nacional Autónoma de México. Ciudad de México, México.[b]Facultad de Ciencias. UNAM. Estudiante de Licenciatura en Biología. Universidad Nacional Autónoma de México. Ciudad de México, México.[c] Pasante en Servicio Social en Investigación. Facultad de Medicina. Universidad Nacional Autónoma de México. Ciudad de México, EL megacariocito: una célula muy original. México. Rev. Fac. Med. (Méx.) vol.62 no.1 Ciudad de México ene. /feb. 2019
versión On-line ISSN 2448-4865*versión impresa* ISSN 0026-1742
https://doi.org/10.22201/fm.24484865e.2019.62.1.02

37.	Kaushansky K. **2016. Thrombopoietin and its receptor in normal and neoplastic he.matopoiesis. Thrombosis journal. 2016 oct;14 (Suppl1):40,23-6**
38.	González Villalva A, Falcón Rodríguez CI, Fortoul TI. **2010. Vías de señalización implicadas en la megacariopoyesis. Gac Méd Méx. 2010;146(2):136-43**
39.	**Zucker-Franklin D, Philipp CS.** 2000.Platelet production in the pulmonary capillary bed: New ultrastructural evidence for an old concept. Am J Pathol. 2000 Jul;157(1):69-74
40.	**Lefrancais E, Ortiz-Muñoz G, Caudrillier A, Mallavia B, Liu F, Sayah DM, Krummel MF.** 2017. The lung is a site of platelet biogenesis and a reservoir for haematopoietic progenitors. Nature. 2017 Apr 6;544(7648):105-9
41.	**González Villalva A, Carrillo Mora P.** 2017. Hematopoyesis. Capítulo 10. En: Fortoul Teresa. Histología y Biología Celular. Tercera Edición. México: Ed. McGraw-Hill Interamericana. 2017. p. 165-71
42.	**Malara A, Abbonante V, Di Buduo C, Tozzi L, Currao M, Balduini A.** 2015. The secret life of a megakaryocyte: emerging roles in bone marrow homeostasis control. Cell Mol Life Sci. 2015 Apr;72(8):1517-36
43.	**Memorial Sloan Kettering Cancer Center (MSK).** 2020. Información sobre la sangre y las células sanguíneas. 1275 York Avenue New York, NY 10065
44.	**Antonio López Farré, Carlos Macaya.** 2013Plaqueta: fisiología de la activación y la inhibición. Unidad de Investigación Cardiovascular, Servicio de Cardiología, Hospital Clínico San Carlos, Madrid, España. DOI: 10.1016/S1131-3587(13)70073-6.Vol. 13. Núm. B. Antiagregación plaquetaria páginas 2-7 (enero 2013)
45.	**Asociación Española de Afectados por Linfoma, Mieloma y Leucemia,** AEAL, 2017. 1.3.3 Las plaquetas. Web actualizada a 20/02/2017
46.	**Inmunotec.** 2020.GLÓBULOS ROJOS, HEMATÍES O ERITROCITOS. ¿QUÉ SON Y PARA QUÉ SIRVEN? . junio 30, 2020. info@inmunoteclab.com
47.	**JESÚS ALCARAZ RUBIO.** 2019. Importancia del Timo en las infecciones y el trasplante hematopoyético. Publicado: 25/05/2016 | Actualizado: 19/12/2019
48.	**MiSistemaInmune.**2014.LOS LINFOCITOS T: MEDIADORES DE LA INMUNIDAD CELULAR. **Labo'Life España.** Avenida des Raiguer, 707330 Consell – Mallorca, España.0034 971 14 20 35. espana@labolife.com. 14 MAYO, 2014
49.	**Víctor Vidal.** 2020. El timo, la glándula de la salud y de la inmunidad. dirección: C/ Hernan Cortes	37,	50005	Zaragoza.	Tel:	976700010. Web: www.dicom-medios.com. 20/06/2020
50.	**Top Doctors** Argentina.2016. Importancia del Timo en las infecciones y el trasplante hematopoyético. 25/05/2016Publicado por: TOP DOCTORS® info@topdoctors.com.ar
51.	**Universidad de Guayaquil (UG).** El timo y su estructura, Apuntes de Anatomía DOCSITY. 1er Callejon 5 NO, Guayaquil 090613, Ecuador. http://www.ug.edu.ec/

ÓRGANOS LINFOIDES SECUNDARIOS O PERIFÉRICOS
Los órganos linfoides secundarios o periféricos son los encargados de la regulación de las interacciones celulares de los antígenos con las células del sistema inmunitario. Es decir, en los órganos linfoides secundarios ocurre el proceso de reconocimiento del antígeno invasor *los linfocitos se activaran únicamente en presencia de lo no propio*. Esta capacidad que tienen los

linfocitos de discriminar _entre lo propio y lo extraño_, es debido a que han sido debidamente entrenados en el timo para ello.

Los principales órganos linfoides secundarios son:
- los ganglios linfáticos,
- bazo) (Diagrama 5),
- amígdalas y las adenoides[1],
- apéndice, placas de Peyer,
- Además de tejido linfático asociado a mucosas (MALT)

"El reconocimiento de antígenos dará lugar a una serie de eventos como _la fagocitosis, la presentación de antígeno y la activación de otras células inmunológicas, con producción de anticuerpos y citoquinas_"[2]. (Esquemas 31 y 32).

Diagrama 5. Organos linfáticos

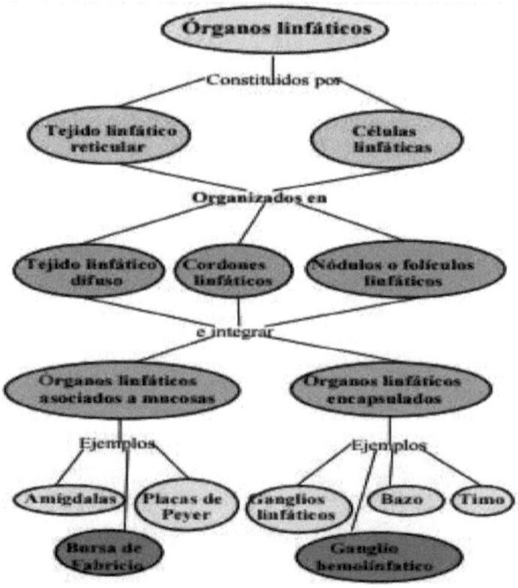

Fuente: info@mind42.com

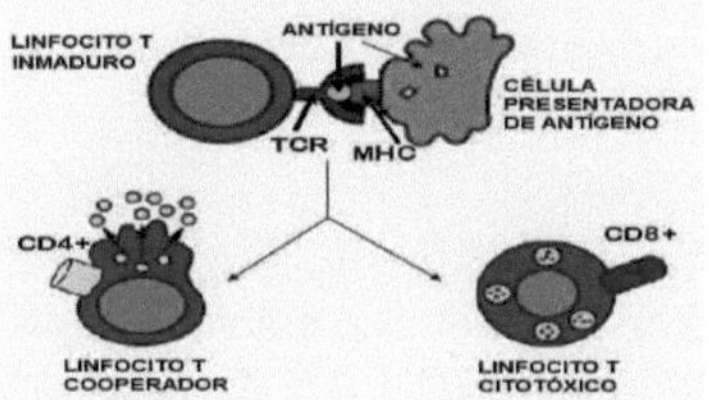

**Esquema 31. Presentación
de antígeno**

Fuente: Wikimedia.com

Esquema 32. Presentación y reconocimiento de antígeno

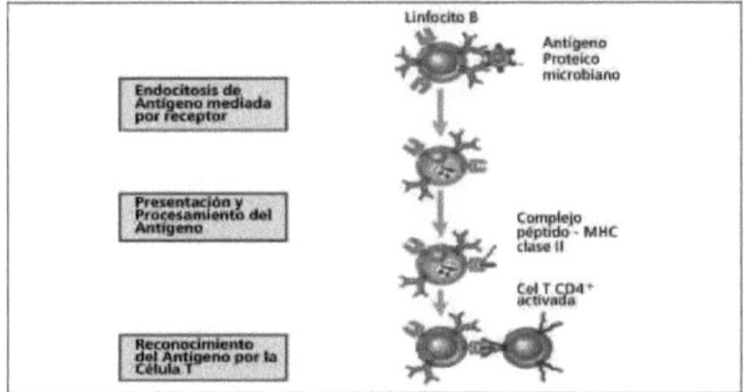

Fuente: Figura- disponible con licencia: Creative Commons Internati

EL SISTEMA LINFÁTICO:

Se le llama *sistema linfático* a la **estructura anatómica** que se encarga de *transportar a la linfa* que se encuentra en el espacio intersticial (prelinfa). Una vez que el líquido llega al sistema linfático adquiere la condición y el nombre de linfa. El sistema linfático compone la segunda red de transporte que tienen los *líquidos corporales*. Es un sistema paralelo a la circulación sanguínea.

La linfa es un líquido claro, ligeramente blanquecino o amarillo (cuando está cargado de grasa), resultado de agua sobrante (90%) y el resto, restos orgánicos de los tejidos y productos metabólicos de desecho, pero su composición consiste principalmente en glóbulos blancos (mayoritariamente linfocitos), glucosa, proteínas, sales, agua, grasas, bacterias y otras sustancias. Esta composición no es siempre uniforme. Puede variar en tanto las células y la sangre eliminan o añaden sustancias desde el fluido intersticial.

La linfa se forma, con el líquido intersticial que se encuentra alrededor y entre las células, es un derivado del plasma sanguíneo: compuesto por un 90 % de <u>agua,</u> un 7 % de <u>proteínas,</u> y el 3 % restante por <u>grasa, glucosa, vitaminas, hormonas, oxígeno, dióxido de carbono y nitrógeno,</u> además de productos de desecho del metabolismo como el <u>ácido úrico.</u> A estos se les pueden añadir otros compuestos como las <u>sales y la urea.</u> La linfa evita la acumulación de líquido intersticial en los espacios del cuerpo, el sistema linfático lo recoge por medio de los llamados capilares linfáticos.

El sistema linfático constituye una serie de *órganos* linfoides, *células, conductos* y una <u>*red de conductos muy pequeños*</u> (o vasos linfáticos) y *tejido* disperso que se *distribuyen* por *todo el cuerpo,* cuyas principales funciones son: <u>*producir y madurar las células de defensa del organismo*</u>, además de <u>*drenar y filtrar el exceso de líquido del cuerpo, encaminándolo para el torrente sanguíneo*</u> y <u>*participar en la defensa del organismo para lo cual se integra al sistema circulatorio*</u>[3].

El sistema linfático se origina pues, en los capilares linfáticos, por el exceso de líquido que expulsan los capilares sanguíneos hasta el espacio intersticial y de allí se recoge y se transporta por los *capilares linfáticos* que desembocan en *vasos linfáticos* los cuales elevan su tamaño de forma progresiva hasta llegar a converger en el <u>*conducto linfático derecho o en el conducto torácico*</u>[4]. (Fig. 47).

El conducto linfático derecho o gran vena linfática termina en el sistema venoso, justo en el punto donde se reúnen la vena yugular interna y la vena subclavia, cada uno en su lado[5]. (Fig. 48).

Fig 47. Circulación linfática y sanguínea

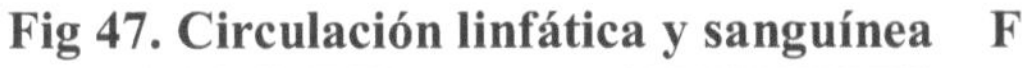

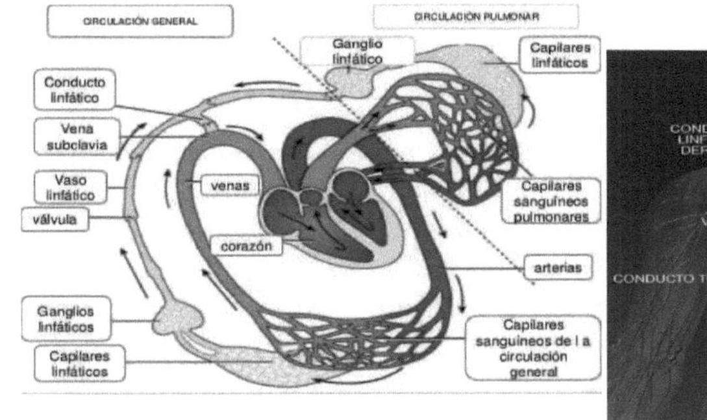

Fuente: Mídias sociais.2015

Fig 48. Vena yugular y vena subclavia

Alrededor del 90 % de la sangre vuelve por las venas. Pero el otro 10 % de la sangre es un componente líquido que se filtra a los tejidos del cuerpo mediante los diminutos vasos sanguíneos conocidos como "capilares". Este líquido contiene proteínas, desechos, residuos celulares, bacterias, virus, grasa adicional; elementos demasiado grandes que no caben en las venas. En este momento, entra en acción el sistema linfático. Este también tiene vasos diminutos conocidos como *"capilares linfáticos"*, pero estos capilares tienen pequeños orificios en las paredes, los cuales permiten el paso del líquido. Este líquido se denomina *"linfa"*.

El sistema linfático no tiene un órgano que actúe como bomba. En cambio, la respiración y el movimiento de los músculos impulsan la linfa constantemente desde los extremos del cuerpo hacia el corazón a través de *vasos y conductos linfáticos*[6]. En el trayecto al corazón, *la linfa debe pasar a través de los ganglios linfáticos, estructuras redondas y pequeñas que filtran las bacterias, los residuos y otras toxinas, y que además contienen glóbulos blancos que combaten infecciones.* Los ganglios cumplen una función clave en el reconocimiento y la eliminación de estas sustancias. Además, cuando es necesario, le indican **al cuerpo que debe iniciar una respuesta** inmunitaria.

A. LOS COMPONENTES PRINCIPALES DEL SISTEMA LINFOIDE INCLUYEN:

- Células Inmunitarias
- Células Presentadoras y receptoras de Antígeno
- La Linfa

ORGANOS LINFÁTICOS SECUNDARIOS:

- Bazo,
- Ganglios linfáticos,
- La Médula ósea como órgano linfoide secundario

TEJIDO LINFOIDE ASOCIADO A LAS MUCOSAS O MALT:

- Tejido linfático asociado al intestino (GALT): placas de Peyer y apéndice,
- Tejido linfático asociado a nasofaringe (NALT): amígdalas y adenoides,
- Tejido linfático asociado a bronquios (BALT)
- Tejido linfático asociado a piel (SALT)
- Tejido linfático asociado a la conjuntiva (CALT).

ESTRUCTURA DEL SISTEMA LINFÁTICO

- Capilares y Vasos linfáticos
- Conductos linfáticos:
- Colectores linfáticos prenodales y Colectores linfáticos postnodales
- Troncos linfáticos
- Conducto torácico y Conducto linfático derecho

- CELULAS INMUNITARIAS Y CÉLULAS PRESENTADORAS Y RECEPTORAS DE ANTIGENO

Los receptores de antígeno de los linfocitos T (TCR) reconocen antígenos peptídicos, presentados por las moléculas del complejo principal de histocompatibilidad en la membrana de las células presentadoras de antígeno 1, mientras que los receptores de antígeno de los linfocitos B (BCR) reconocen antígenos solubles 2.

• Los linfocitos B son importantes porque son las células que *secretan anticuerpos,* con lo que son responsables de la inmunidad humoral, pero también porque *son células presentadoras de antígeno a los linfocitos T.* Por medio de sus inmunoglobulinas (Ig) de superficie. Los linfocitos B se desarrollan en la médula ósea y en el hígado fetal a partir de células progenitoras (hematopoyéticas (CMHs) que se comprome-ten *al linaje B* y reordenan los segmentos génicos que codifi-can para el *BCR*. Este mecanismo de reordenamiento génico combinatorio permite la generación de *un receptor específico y distinto* en cada célula B individual, generándose así una po-blación de células B con receptores muy diversos (superior a los mil millones de especificidades antigénicas distintas).
Esta amplísima versatilidad permite *reconocer distintos antígenos,* y lo logra con gran economía de medios a partir de un núme-ro discreto de segmentos génicos que se recombinan para pro-ducir genes del BCR exclusivos de cada célula. Los receptores de antígeno de los linfocitos B (BCR) reconocen antígenos solubles 2.

En suma: las células B durante su maduración expresan diferentes moléculas de superficie que son útiles para su identificación y conocimiento de su capacidad funcional. Pero una vez que hayan completado estos cambios se ubican en los ganglios linfáticos, donde se activan en presencia de un agente extraño, con la ayuda de otro tipo celular, los *Linfocitos T CD4 + o Linfocitos T helper*; aunque bajo ciertas circunstancias pueden hacerlo en ausencia de estos. Con diferenciación de linfocitos T en el Timo.

Las células B derivadas del hígado fetal dan lugar a un tipo de linfocito B denominado B-1, mientras que las *células de la médula ósea se diferencian en linfocitos B2 o linfocitos B –convencionales*[7.] Progenitores comunes: progenitor mieloide común da lugar a la Serie mieloide. Progenitor común linfoide: da lugar a la *serie linfoide de leucocitos*:

\-   **B1 Las células B1 expresan altos niveles de IgM y bajos niveles de IgD, CD21 y CD23. Pueden subdividirse en subtipos B1a (CD5+) y B1b (CD5-). En seres humanos se ha identificado una población B1 que expresan CD11b, secretan IL-10 y suprimen la activación de células T. Estas células B1 CD11b+ se consi-deran capaces de orquestar las respuestas inmunes y se han denominado células B1orc, mientras que las células CD11b- que secretan anticuerpos se denomina células B1sec (secretoras)[8].**

\-   **B2 convencionales, (>90…%) se pueden diferenciar en dos subtipos según su expresión de antígenos de superficie y se-gún su localización:**

- **células B marginales en la zona de manto (MZ) y**
- **células B foliculares (FO): (Tabla 8).**

a.   Las células B MZ se localizan en el períme-tro de la pulpa blanca, entre los senos marginales y el bor- de de la pulpa roja. Las células B MZ _expresan elevados ni-veles de IgM, CD21, CD1 y CD9_, con niveles bajos de IgD, CD23, CD5 y CD11b, lo que permite distinguirlas de las células B1 y también de las células B FO[9]. Estas cé-lulas, que representan entre el 5 y el 10% del total de las células B del bazo, darán lugar a una respuesta primaria rápi-da, fundamentalmente de IgM y, en seres humanos, se ha descrito su diferenciación _a células B memoria de isotipo IgM_[10]. Es-tas células se convierten rápidamente _en células plasmáticas_, dando lugar, en cuestión de horas, a células plasmáticas de vida corta y que no requieren cooperación de células T.

b.   Las células B FO, que representan el 80% de las célu-las B esplénicas, darán lugar a respuestas de isotipos cambia-dos (IgA, IgE, IgG1, IgG2, IgG3 o IgG4). Las células B MZ participan en las respuestas de anticuerpos tempranas de una manera timoindependiente contra antígenos que penetran en la circulación sanguínea y son atrapados en el bazo[11]. La respuesta folicular es cierta-mente más lenta, pero generará _células B de memoria y células plasmáticas de larga vida, e inducirá una respuesta protectora_

de anticuerpos específicos de alta afinidad y de isotipos cam-biados que desencadenarán funciones efectoras diversas con-tra el patógeno.

Tabla 8. Fenotipo de superficie de las distintas subpoblaciones de células B maduras

Antígeno	B1	B de zona marginal (MZ)	B foliculares (FO)
IgM	+++	+++	++
IgD	+	+	+++
CD21	+	+++	++
CD23	+	+	+++
CD45R	++	++	+++
CD5	+++	–	–

http://www.medicineonline.es el 22/03/2013

- Linfocitos T (TCR) son elementos imprescindibles de la inmunidad adaptativa ya que además de atacar directamente células tumorales y microrganismos extraños, *coordinan la respuesta inmune a través de la producción de factores solubles como las citocinas y quimiocinas*. La célula inmadura se denomina timocito, el cual durante el proceso de maduración en el timo se diferencia en linfocito T cooperador (CD4+) o bien en linfocito T citotóxico (CD8+). Cuando se obtiene un reordenamiento productivo de TCRα, esta cadena se asocia con la cadena TCRβ preexistente y con los módulos de CD3, promoviendo la expresión del complejo TCRαβ.

Los dos subtipos o linajes principales son los *linfocitos T CD* ("cluster of differentiation") 8 + o citotóxicos ("cytotoxic T lymphocytes" o CTL), especializados en *matar patógenos, células infectadas y células tumorales, Y*

Células cooperadoras CD4+ (II restrictos). APCs (antígenos profesionales) activan B y macrófagos.

Los linfocitos T CD4+, compuestos a su vez por linfocitos T *cooperadores* (Th, del inglés "T helper") y T *reguladores* (Treg) y que coordinan la respuesta tisular y del sistema inmune durante una infección. La mayoría de las células CD4 se diferencia durante una respuesta inmune hacia uno de los *varios subtipos de células T cooperadoras (Th1, Th2, Th9, Th17 y Th22)*, siendo esto determinado por el tipo de infección[12].

También existen subtipos menos frecuentes de células T como es el caso de los *linfocitos T γδ*, las *células T invariantes* asociadas a mucosa (MAIT, por sus siglas en inglés: "mucosal-associated invariant T cell") y las *células T invariante de tipo NK* (INKT de "invariant Natural Killer T cells"), que participan en la *respuesta inmune adaptativa* como soporte a las células T convencionales (CD4+ y CD8+), o en situaciones donde éstas no pueden responder.

• Las células asesinas naturales invariantes (1NKT), también conocidas como células NKT (**CD1 RESTRICTAS**) clásicas o de tipo I.

Las 1NKT son una población de células T caracterizadas por expresar las *cadenas αβ invariantes del receptor de células T (TCR) así como determinadas moléculas de superficie que también se encuentran en las células natural killer (NK*). También llamadas *Células NKT (CD1 restrictas).* Los antígenos presentados por la proteína CD1 son moléculas glicolipídicas anfipáticas, esto es, consisten en una cabeza hidrofílica con grupos polares y una cola hidrofóbica compuesta por una o dos cadenas hidrocarbonadas. La presentación de antígenos glicolipídicos por moléculas CD1 a linfocitos T (también llamada restricción antigénica) muestra semejanzas con el reconocimiento antigénico de los complejos péptido/HLA. Los antígenos leucocitarios humanos (HLA, por sus siglas en inglés) son proteínas que ayudan al sistema inmunitario del cuerpo a diferenciar entre sus propias células y sustancias extrañas y dañinas. Estos antígenos son producidos a partir de las instrucciones de genes heredados.

Atendiendo a su función, las células 1NKT pueden ser divididas en tres subpoblaciones: _CD4+, CD8+ o CD4-CD8- (doble negativas)._ Los estudios in vitro han demostrado que las primeras producen citocinas de tipo Th1 o Th2 y, por tanto, tienen un papel de regulador del sistema inmunitario más destacado. Las CD8+ y dobles negativas (DN) suelen generar respuestas de tipo Th1 y presentan una mayor capacidad citolítica. Las citocinas y quimiocinas producidas por las células 1NKT pueden modular distintos tipos de poblaciones inmunitarias, _como las células NK, las células T CD4+ y CD8+_ convencionales, _macrófagos, neutrófilos y células B, así como actuar sobre el reclutamiento y activación de células dendríticas._

TCRγδ+ (parte CD1 restrictas).

La subpoblación de linfocitos T que más ha sido estudiada por su asociación a las moléculas CD1 son los linfocitos T tipo NK; fenotípicamente estos linfocitos pueden ser _CD4$^+$, CD8$^+$, CD4–CD8$^-$(dobles negativos) y TCRγδ$^+$._ Se han revelado en los últimos tiempos a las células Tγδ+ como un tipo celular básico dentro del _sistema inmunológico innato y adaptativo_ por su capacidad para producir citoquinas a diferentes tiempos y a la posibilidad de actuar contra distintos agentes infecciosos como virus, bacterias, parásitos o incluso contra células tumorales.

Linfocitos sin receptores específicos para el antígeno

– Linfocitos NK (CD3-)
   CD56 bright inmunoreguladores (CD56+ BRIGHT CD16-, 10%)
   CD16 bright citotóxicos (CD56+ DIMM CD16+, 90%)

– Dendríticas linfoplasmacitoides[13,14,15].

LA LINFA

La linfa se define como el líquido transparente y blanquecino normalmente no tiene pigmentos. *Cuando entra en los vasos linfáticos, el líquido intersticial se llama linfa.* También se llama líquido tisular-- Su trabajo de el de limpiar el organismo. Ayudándolo a que se mantenga sano. Y con el sistema inmune fuerte y saludable.

La linfa proviene del líquido intersticial que rodea las células de los tejidos del cuerpo. Este líquido intersticial se origina en sustancias que se fugan de los capilares sanguíneos (el tipo más pequeño de vaso sanguíneo). La linfa Ayuda a ~~traer oxígeno y nutrientes a las células y a extraer desperdicios de ellas~~. A medida que se forma nuevo líquido intersticial, este reemplaza el líquido viejo, que se drena hacia los vasos linfáticos[16]. (Fig. 49) Cuando entra en los vasos linfáticos, el líquido tisular se llama linfa. También se llama líquido intersticial.

Fig 49. Formación y circulación de la linfa a partir del líquido intersticial

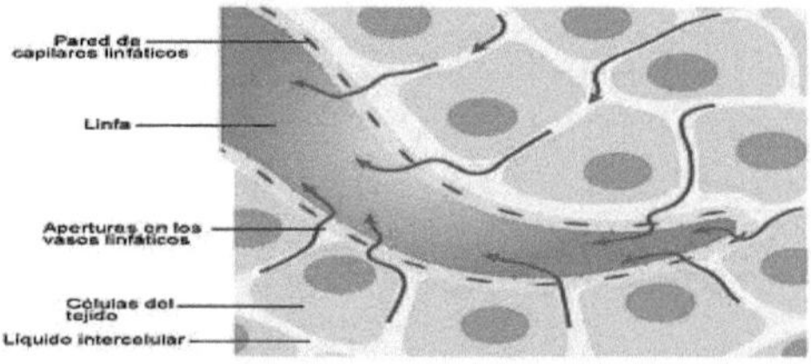

Fuente: Wikipedia® Esta página se editó por última vez el 4 abr 2020 a las 11:46.

Esta captación de líquido, llamado linfa, *ocurre a través de capilares, finos vasos* que se comunican con las células y, al alcanzar niveles más profundos del cuerpo, *los capilares se convierten en vasos linfáticos más grandes*. Durante la circulación en los vasos linfáticos, *la linfa pasa a través de órganos, como los ganglios, adenoides y bazo,* responsables por la producción, almacenamiento y maduración de las células del sistema inmune, tales como <u>linfocitos,</u> responsables por la defensa y lucha contra microorganismos extraños[17].

La mayor parte del líquido se reabsorbe en los capilares y el resto se vacía en el interior de los vasos linfáticos en forma de linfa, que finalmente lo devuelven a las venas. (Fig. 50).

Fig 50. Capilares sanguíneo y capilar linfático

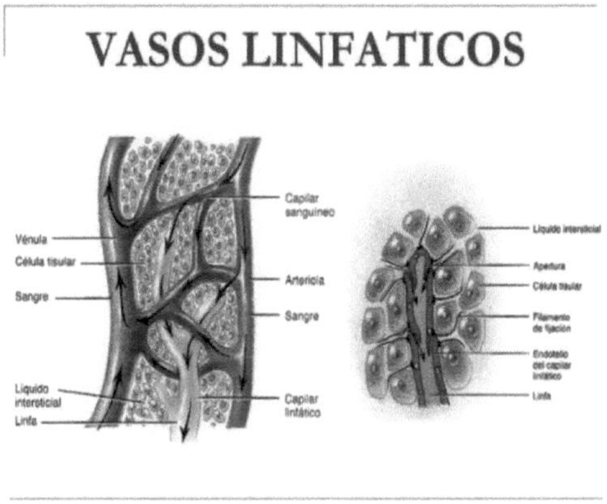

Fuente: Tucuerpohumano.com ©2019

La linfa también contiene muchas sustancias, como:
-       Un 87% de plasma, constituye aproximadamente 2 litros lo que viene siendo menos abundante en relación con la **cantidad de sangre** que tiene nuestro organismo que es de 5 litros.
-       3% de Glóbulos blancos, especialmente *linfocitos*, las células que atacan a las bacterias en la sangre. Procedentes de los ganglios o nódulos linfáticos.
-       Líquido proveniente de los intestinos, llamado quilo, que contiene proteínas (3-4 %) y grasas (0,5-1 %). Además
-       Minerales (0,4-0,8 %), **nutrientes y otras sustancias, que proporcionan nutrición a los tejidos.**

- Células dañadas, células cancerosas y partículas extrañas (como bacterias y **virus**) que pueden haber penetrado en los líquidos tisulares.

- **Hormonas**

- **93-96% agua**[18].

La linfa realiza tres funciones principales:

a. Transporte del <u>líquido intersticial</u> hacia la sangre. El líquido intersticial que se genera continuamente procedente de la circulación sanguínea. El exceso de líquido intersticial fluye hacia los capilares linfáticos que lo devuelven hacia el sistema venoso.

b. Transporte <u>de las grasas</u> procedentes de la dieta que son absorbidas a través de las células de la pared intestinal (<u>enterocitos</u>). Estás células fabrican unas partículas complejas cargadas de <u>triglicéridos</u> que reciben el nombre de <u>quilomicrones (Fig. 51)</u>. Los quilomicrones pasan a formar parte de la linfa que los traslada hasta la sangre. La linfa proveniente del <u>intestino</u>. Después de una comida abundante, es muy rica en grasas y tiene en aspecto cremoso, por lo que recibe el nombre de <u>quilo</u>.

c. <u>Respuesta inmunitaria</u>. *<u>Los vasos linfáticos atraviesan los ganglios linfáticos</u>* en los que se localizan diferentes células del sistema inmune, principalmente linfocitos, los cuales atacan y destruyen los microorganismos y actúan como factor defensivo frente a infecciones por agentes externos[19].

d. Finalmente toda la linfa que produce el organismo humano acaba en el sistema venoso en el punto de unión de la vena subclavia y la vena yugular interna a través de solo dos conductos: *conducto linfático derecho o gran vena linfática* que drena la mitad superior derecha del cuerpo *y conducto torácico*, de mayor tamaño, para el resto del cuerpo[20]. (Fig. 52 y 53).

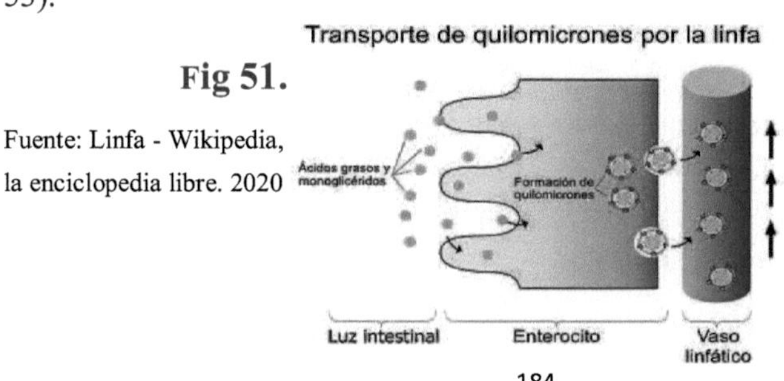

Fig 51.

Fuente: Linfa - Wikipedia, la enciclopedia libre. 2020

Fig 52. Conducto linfático derecho o gran vena linfática y conducto torácico

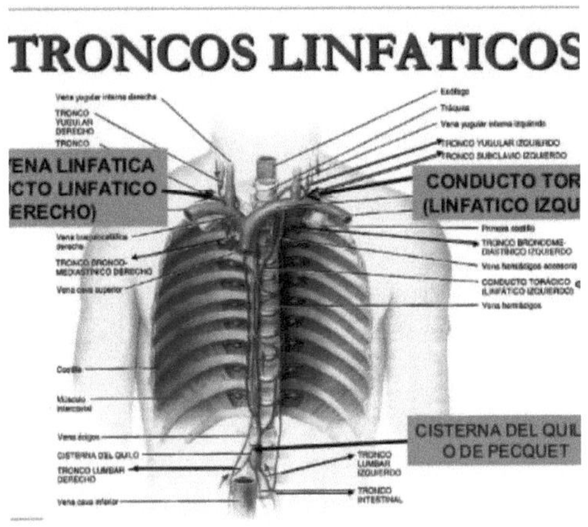

Fuente: Creative Commons (BY-NC-SA), 2020

Fig 53. Drenaje linfático y torácico del cuerpo

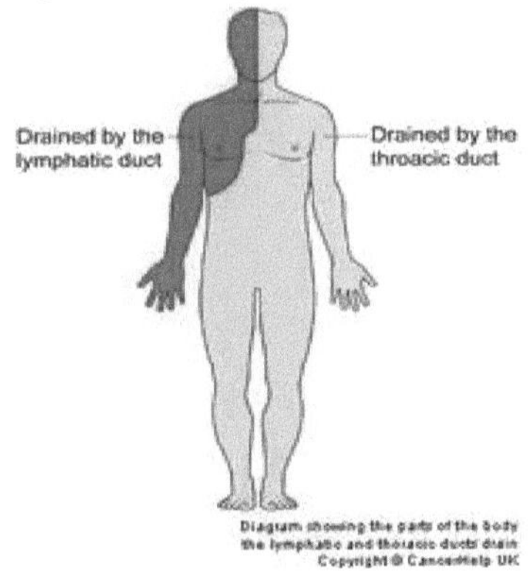

Fuente: Malena Geronimo.2020

B.   ORGANOS LINFÁTICOS SECUNDARIOS (OLS)

Los órganos linfoides secundarios son especializados en la recolección de antígenos desde distintos compartimentos anatómicos: ganglios linfáticos, desde territorios drenados por vasculatura linfática, bazo, desde la sangre – GALT: amígdalas, adenoides, apéndice placas de Peyer de mucosa gastrointestinal. BALT mucosa bronquial. – MALT otras mucosas como las urogenitales[21].

En los órganos linfoides secundarios o perifericos tiene lugar la proliferación y diferenciación de células inmunitarias. Estos órganos serán el escenario donde los leucocitos T y B, actúen contra los antígenos, y por tanto los responsables de transportarlos por todo el organismo para protegerlo…El Bazo y los ganglios linfáticos, son órganos *capsulados* bien definidos, mientras que Los tejidos linfoides asociados a las mucosas o MALT, están *parcialmente encapsulados* (*amígdalas, adenoides, apéndice* y *placas de Peyer)* (Cuadro 13) (Diagrama 6).

Cuadro 13. Órganos linfoides secundarios

A nivel sistémico por:	Ganglios linfáticos, Bazo
A nivel de mucosas por:	Tejido linfoide asociado a las mucosas (tonsilas y placas de Peyer)

Fuente: José Manuel Sánchez-Vizcaíno. 2010.Diseño gráfico y desarrollo: Interbionet. Life in your Projects

EL BAZO

El Bazo es un órgano linfático pardusco del tamaño de un puño. Ubicado en la parte superior izquierda del abdomen, metido en un espacio entre el estómago, el páncreas y el riñón izquierdo (Fig. 54) está conectado a los vasos sanguíneos del estómago y el páncreas. *Es el nódulo linfático más grande del cuerpo*[22]. Sirve como un sitio donde las poblaciones de linfocitos se forman y aumentan. Es un órgano localizado entre la circulación sanguínea, por lo tanto, desarrolla las funciones de filtrar la sangre de elementos indeseados, es donde se destruyen glóbulos rojos, se acumulan plaquetas, y un depósito de hierro,

Fig 54. Localización del bazo

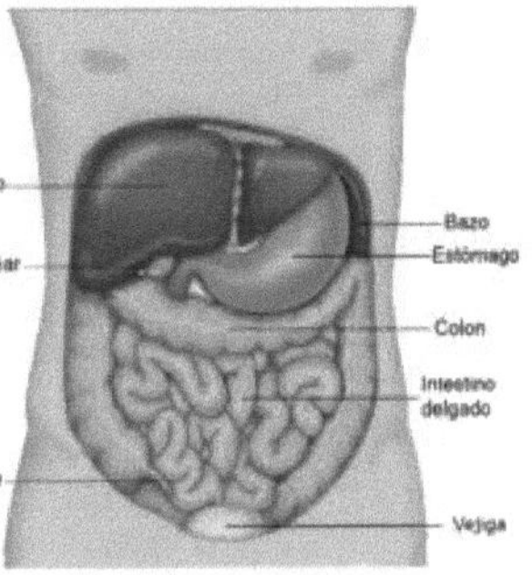

Fuente: Carneiro, José y Junqueria L.C. (1996). *Histología Básica*. Barcelona: Masson. ISBN 84-458-0370-0

El bazo actúa como un filtro. Elimina las células viejas y lesionadas y ayuda a controlar la cantidad de sangre y de células sanguíneas que circulan por el cuerpo. El bazo también ayuda a eliminar gérmenes. Posee una gran cantidad de linfocitos, macrófagos, células reticulares, **las cuales crean un especie de malla,** además de espacios acelulares y conductos vasculares (Figura 55).

Fig 55. Linfocitos B y T en el bazo

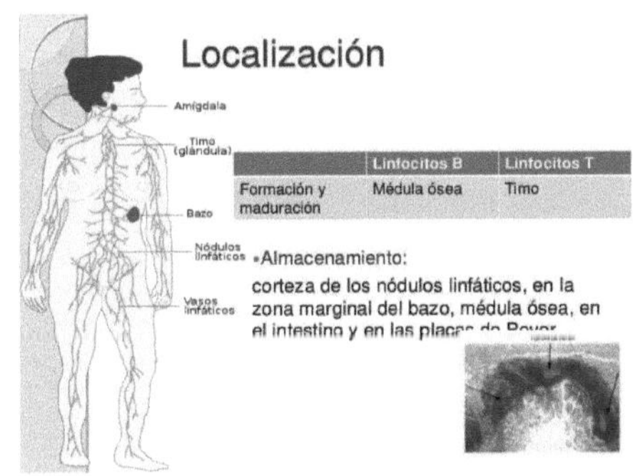

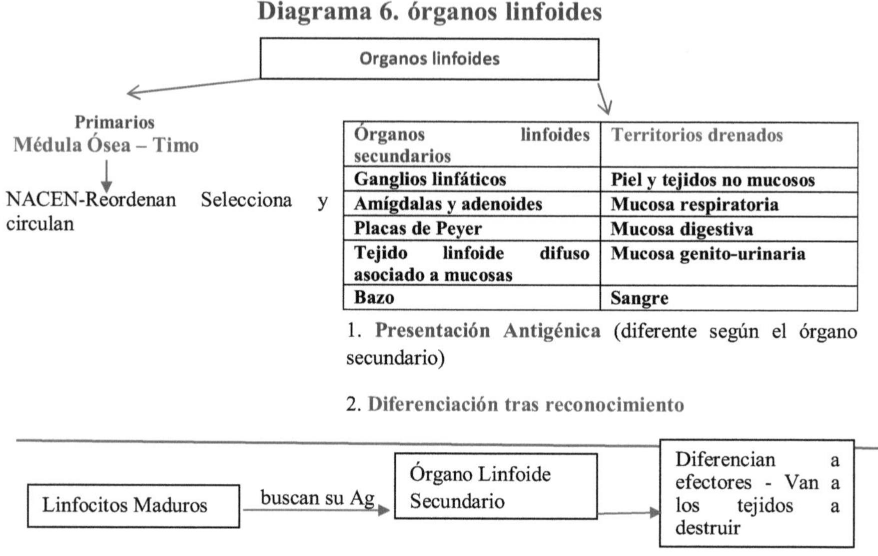

Órganos linfoides secundarios	Territorios drenados
Ganglios linfáticos	Piel y tejidos no mucosos
Amígdalas y adenoides	Mucosa respiratoria
Placas de Peyer	Mucosa digestiva
Tejido linfoide difuso asociado a mucosas	Mucosa genito-urinaria
Bazo	Sangre

Fuente: UAH.www3.uah.es › curso_jorge_monserrat ›

El bazo se divide en dos divisiones principales, la <u>pulpa roja</u> (elimina los materiales de desecho de la sangre, como los glóbulos rojos) y la <u>pulpa blanca</u> (parte del sistema de defensa (inmune), y es rodeada por una cubierta fibrosa densa llamada <u>la cápsula esplénica</u>:

- **La pulpa blanca es el tejido linfoide infección-que lucha donde se producen y se maduran a los glóbulos blancos** (linfocitos B y linfocitos T). **Esta pulpa se compone de las vainas linfoides periarteriolar (PALS) y de los nódulos linfáticos. Las vainas rodean arterias centrales dentro del bazo y contienen los linfocitos de T que atacan a los cuerpos extraños mientras que la sangre se filtra en el bazo. El contacto con los antígenos se produce en este ámbito de la pulpa blanca donde son fagocitados por los macrófagos, procesados en el interior de ellos[23].**

• **La arteria esplénica entrega sangre al bazo donde es filtrada por la pulpa roja. La pulpa roja se compone de cuerdas del tejido conectivo y de los vasos sanguíneos anchos llamados los sinusoids esplénicos. La sangre pasa a través de las cuerdas y en los sinusoids donde se drena en las venas trabeculares grandes del bazo**[24].

• **La pulpa roja elimina bacterias revestidas de anticuerpos, eritrocitos envejecidos o defectuosos y células sanguíneas revestidas de anticuerpos. La pulpa roja controla los glóbulos rojos. También sirve de reservorio de elementos de la sangre, en especial leucocitos y plaquetas. La pulpa roja contiene otros glóbulos blancos (fagocitos).**

Durante la fase de selección y enucleación de eritrocitos, _el bazo elimina los cuerpos de inclusión_, como los cuerpos de Heinz (precipitados de globina insoluble), los cuerpos de Howell-Jolly (fragmentos nucleares) y todo el núcleo; por consiguiente, después de la esplenectomía o en un estado de hipoesplenismo funcional, aparecen eritrocitos con estas inclusiones en la circulación periférica[25]. (Figura 55).

Fig 55. Pulpa blanca y pulpa roja del bazo

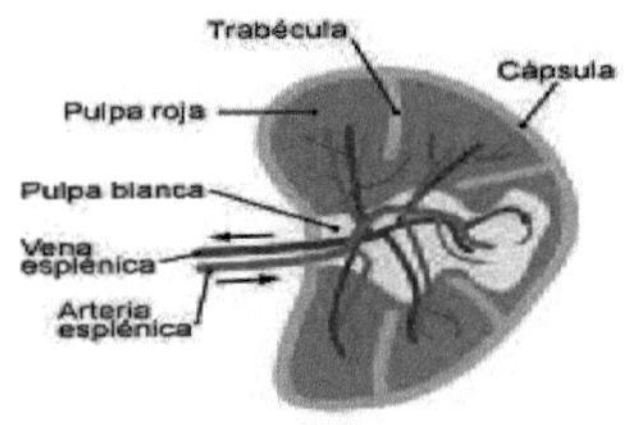

Fuente: Wikidata 21 February 2021, at 06:07.

Funciones del bazo
En el bazo se recogen antígenos y APCs (células presentadoras de antígeno) a través de vasos linfáticos aferentes. Recogen linfocitos desde vénulas endoteliales altas… Linfocitos reconocen antígeno, proliferan y se

diferencian en efectores. Vuelven a recircular a sangre por linfáticos eferentes. Llegan al tejido infectado y lo infiltran. Destruyen al patógeno.

El bazo es el responsable de la producción, el almacenamiento y maduración de linfocitos, y macrófagos. Estas células funcionan atacando y destruyendo los microorganismos que contiene la sangre que pasa a través del bazo como bacterias y virus.

La ferritina es la principal proteína de almacenamiento de hierro, mientras que la hemosiderina se acumula sólo en pequeñas cantidades en el bazo.

LOS GANGLIOS LINFÁTICOS, NÓDULOS LINFÁTICOS, NODOS LINFÁTICOS O LINFONODOS

Los ganglios linfáticos son pequeños órganos, tiene un diámetro de hasta 20 mm y estructuras redondas, ovaladas o reniformes (con forma de riñón), *encapsuladas,* que forman parte estructuralmente del sistema linfático y funcionalmente del sistema inmunitario[26]. Los ganglios linfáticos consisten en masas de tejido que encontramos situados estratégicamente en lugares anatómicos donde es más fácil recibir señales inmunológicas de todo el cuerpo – a lo largo de las distintas vías del sistema linfático: trayecto de la red de los vasos linfáticos formando cadenas o racimos.

Los linfocitos de los ganglios pueden ingresar a los vasos linfáticos para eliminar los agentes patógenos. Por lo general no se pueden ver ni sentir fácilmente. *En los ganglios nos encontramos con un nódulo que actúa como barrera contra las infecciones, al actuar como un filtro capaz de destruir tanto las toxinas como los microorganismos*.

Los ganglios linfáticos, proporcionan un ambiente ideal para la comunicación entre las células del sistema inmunitario. Son centros de acumulación de linfa (toda la linfa pasa por los ganglios linfáticos) y filtran la linfa depurándola eliminando *material extraño*, como *bacterias, virus, y células cancerosas*. Cuando las bacterias son reconocidas en el líquido linfático (linfa), **los ganglios linfáticos producen más glóbulos blancos para combatir la infección.** Esto hace que dichos *ganglios se inflamen*. **Los ganglios inflamados algunas veces se sienten en el <u>cuello, bajo los brazos y en la ingle</u>.** Encontrándose en forma más abundante en **las <u>axilas, las ingles, en el cuello, en el abdomen</u>** (principalmente en el mesenterio) <u>**y en torno a los grandes vasos sanguíneos**</u>. [27,28,29,30]. (Fig. 56 y 57).

fig 56. Ganglios linfáticos cervicales,axilares, inguinales

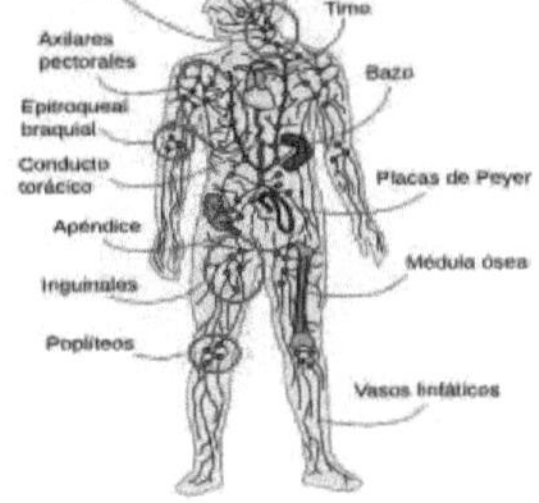

fig 57. Cadena ganglionar

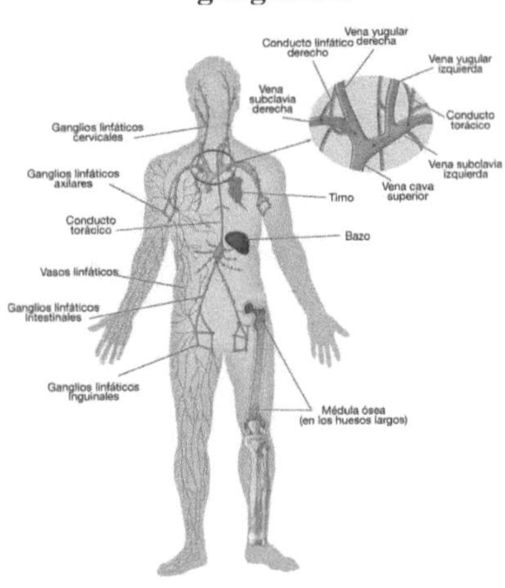

Fuente:Inmunobloggers6.2016   Fuente: Blog de fran. 2015

El cuerpo humano tiene aproximadamente 600 ganglios linfáticos, **ubicadas en el bazo, amígdalas, adenoides y las placas de Peyer también parte del tejido linfoide**, y su función es limpiar los antígenos del líquido extracelular **que recubren internamente las mucosas, así como las del intestino**[31].

Los ganglios linfáticos contienen 2 regiones dentro de ellas - éstos incluyen la corteza y la médula:

• _La corteza_ contiene colecciones de linfocitos. Predominando B linfocitos y algunos T-linfocitos.. _La capa media (corteza interna o paracorteza)_ está poblada principalmente por células T y células dendríticas.

• La paracorteza también contiene vasos sanguíneos especializados (vénulas endoteliales altas), a través de los cuales muchas células B y T acceden al nodo. Los vasos linfáticos entran por el borde exterior, entre la cápsula y la corteza, y también penetran profundamente mediante conductos.

Los linfocitos de B se maduran totalmente dentro de la médula mientras que los linfocitos de T salen de la médula sin madurar y logran madurez dentro del timo[32].

\- Los vasos linfáticos aferentes: transportan la linfa dentro de un ganglio linfático.

\- Vasos linfáticos eferentes: transportan linfa fuera del ganglio linfático. Desde estos últimos, la linfa puede viajar a otro ganglio linfático, puede retornar a una vena, o transportarse a un conducto linfático más grande. Los conductos linfáticos drenan la linfa en una de las venas subclavias y, por lo tanto, vuelve a la circulación general[33]. (Fig. 58 y 59).

Fig 58. Vasos linfáticos aferentes y eferentes

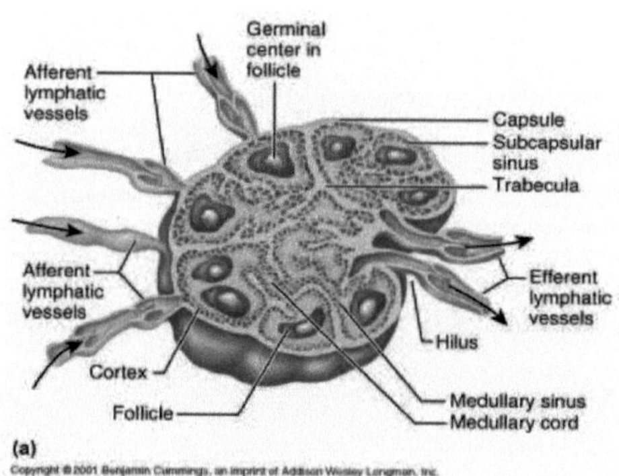

**Fig 59ª y b. Nódo- linfa-capilar linfático-arteria- vena-vaso linfático-
nodo inflamado y nodo normal**

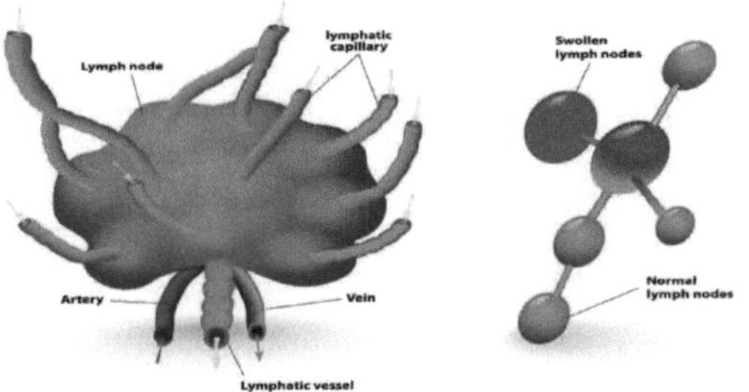

Fuente: Christian Pérez. 2008-2019

LA MÉDULA ÓSEA COMO ÓRGANO LINFOIDE SECUNDARIO

La médula ósea es el único órgano hematopoyético y linfoide a la vez. En la _respuesta secundaria, la médula ósea actúa igualmente como órgano secundario_. Aunque durante mucho tiempo pasó casi desapercibida en este papel, la médula ósea es importante para la producción de anticuerpos (formación de células plasmáticas y LT maduros) durante la respuesta secundaria humoral. Durante esta respuesta, _los órganos secundarios "clásicos" responden rápidamente, pero durante poco tiempo_. En cambio, _la médula ósea "arranca" lentamente_, pero da una respuesta más prolongada de producción de anticuerpos, llegando a ser responsable del 80% de estos durante la respuesta secundaria[34].

C.   TEJIDO LINFOIDE ASOCIADO A LAS MUCOSAS O MALT, por sus siglas en inglés (_Mucosa-associated lymphoid tissue_)

MALT. Aproximadamente la mitad de los linfocitos se encuentran en los tejidos linfoides asociados a las mucosas o MALT, que se sitúa a lo largo de todas las mucosas del organismo. MALT está _parcialmente encapsulado._ Los cinco tipos de MALT son: _tejido linfático asociado al intestino (GALT):_

placas de Peyer y apéndice, *el asociado a nasofaringe (NALT):* amígdalas y adenoides, el *asociado a bronquios (BALT)* y *el asociado a piel (SALT)* y *tejido linfoide asociado a la conjuntiva (CALT)* [35].

En estos tejidos los linfocitos B y T toman contacto con los patógenos y sus antígenos, activándose y multiplicándose. La función principal del MALT es la producción y secreción de IgA a través de la mucosa, mediante una **reacción antígeno-específica y dependiente de Th 2.**

Anatómicamente, el MALT se puede dividir en *sitios inductores y sitios efectores* [36].

MALT es un tipo de agrupación de células linfoides sin organización o estructura, que se encuentra asociado a la mucosa y que **forma parte** de una serie de **localizaciones linfoides repartidas por el organismo. MALT va a proteger a la superficie mucosa. A diferencia de los ganglios linfáticos, no tienen una cápsula de tejido conectivo. Los MALT se disponen de varias formas en el organismo. Formando estructuras más complejas, asociadas con el tubo digestivo como las placas de Peyer en el intestino y el apéndice cecal, las amígdalas y adenoides. Constituyendo los órganos linfáticos como el bazo y los ganglios linfáticos** [37].

Las superficies mucosas están colonizadas por linfocitos y células presentadoras de antígeno, capaces de iniciar respuestas inmunitarias frente a antígenos ingeridos o inhalados. Esta colonización da lugar al tejido linfoide asociado a mucosas (MALT) situado en la lámina propia y áreas submucosas de diferentes tractos, que contiene aproximadamente al 70% de las células linfoides y constituye una importante barrera entre el medio externo e interno frente a microorganismos. *Es donde tiene lugar el contacto con el antígeno, además del transporte, procesamiento y presentación a los linfocitos T y B* [38].

La mayoría de los linfocitos intraepiteliales son T con predominio del tipo CD8; en humanos aproximadamente el 10% corresponde a linfocitos intraepiteliales T caracterizados por su capacidad para responder directamente ante cualquier antígeno [39]. **La inmunidad generada en estos**

sitios se enriquece con la actividad desplegada por la gran cantidad de anticuerpos (IgA), que se encuentran inmersos en las mucosas[40].

TEJIDO LINFOIDE ASOCIADO A LOS BRONQUIOS O BALT (*bronchus-associated lymphoid tissue*). Se encuentra en la mucosa que recubre las **vías respiratorias. Contiene linfocitos B y T. tejido bronquial BALT.**

TEJIDO LINFOIDE ASOCIADO AL TUBO DIGESTIVO o GALT (*gut-associated lymphoid tissue*). Se compone de folículos linfoides a todo lo largo del tubo gastrointestinal casi todos están aislados entre sí. Destacan las *placas de Peyer* (Fig. 60), situadas en la lámina propia de la mucosa del intestino delgado, con mayor proporción en el íleon y el *apéndice* al inicio del intestino grueso[41]. (Fig. 61). Las microvellosidades de los enterocitos (células epiteliales del intestino) también son parte del GALT, para lo que resultan imprescindibles sus redes capi- lares, vénulas y conductos linfáticos lacteales·

- Las placas de peyer

Las placas de Peyer son unos cúmulos de tejido linfático que recubren interiormente en las paredes del intestino delgado. **En 30 a 40 nódulos no** capsulados en esta parte del intestino delgado. Las cuales *son células sensibilizadas y especializadas en identificar los antígenos asociados a los alimentos que pasan a lo largo del tracto digestivo, debido a que contienen macrófagos que destruyen bacterias o microorganismos nocivos para el cuerpo humano*[41]. Recoge antígenos de luz intestinal a través células M o multifenestradas. Vénulas de endotelio alto (vénulas postcapilares en las que se produce la extravasación de los linfocitos durante el tráfico linfocitario. Su endotelio cuboideo permite a los linfocitos su paso hacia el tejido).

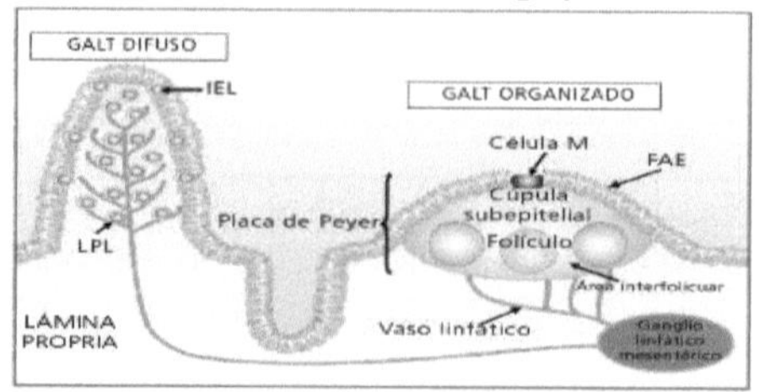

Fig 60. Placas de peyer

Fig. 1. Representación de los elementos que integran el tejido linfoide asociado a la mucosa intestinal (GALT): GALT organizado o inductor de la respuesta inmunitaria (placas de Peyer y ganglios linfáticos mesentéricos) y GALT difuso o efector (linfocitos intraepiteliales o IEL y linfocitos de lámina propria o LPL). Adaptada de (1).

Fuente: Rev. esp. enferm. dig. vol.100 D.C CORREO: yenpao_109@hotmail.com

En su mayor parte, estos folículos linfoides se ubican en el íleon terminal y están formados principalmente por linfocitos B, que sintetizan inmunoglobulinas A, que a su vez van a realizar una función muy importante de inmunidad (exclusión inmunológica), opsonizando agentes patógenos que atraviesen estas paredes para que estos últimos puedan ser procesados por las células presentadoras de antígenos (CPA) y presentando a los linfocitos T, desencadenando una respuesta inmune[42].

- **El apéndice vermiforme (apéndice vermicular, apéndice cecal o simplemente apéndice)**

El apéndice es un **órgano de forma de cilindro sin salida conectado al ciego** (unido a la primera parte del intestino grueso). **Se desarrolla embriológicamente a partir del ciego. El apéndice humano** es **una estructura funcional y activa. Se cree que el apéndice desempeña un papel en la función inmune, porque la estructura está asociada con tejido linfático sustancial. Contiene glándulas mucosas y la lámina propia, donde se observan gran cantidad de agregados linfoides.**

Fig 61. Ápendice cecal

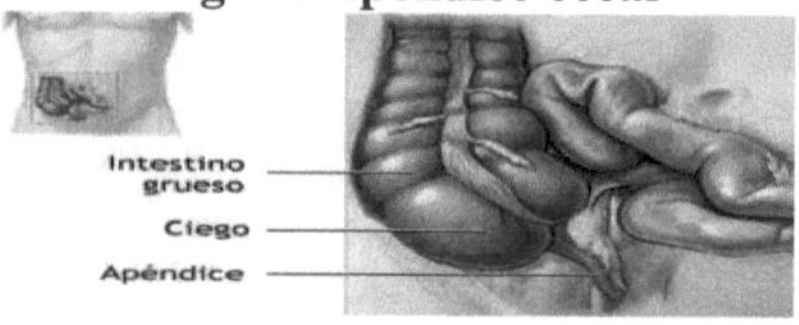

Fuente: Yeny Sánchez
Ciudad: Bogotá no.1
Madrid ene. 2008 ISSN 1130-0108

Algunos científicos han propuesto recientemente que el apéndice puede albergar y proteger a las bacterias que benefician la función del colon humano[43,44,45]. Estimula el crecimiento de bacterias intestinales sanas que forman y regulan la flora intestinal. Por lo tanto, tal y como revela Smith, el apéndice cumple la función de refugio para bacterias intestinales. Por lo que, el apéndice jugaría un importante papel en el sistema inmunológico ejerciendo de apoyo a las defensas[46].

TEJIDO LINFOIDE ASOCIADO NASOFARÍNGEO O NALT (nasopharynxassociated) lymphoid tissue): amígdalas -adenoides -otros tejidos linfoides

ANILLO DE WALDEYER

El anillo de Waldeyer es un conjunto de estructuras de tejido linfoide localizadas en la faringe. Aunque se encuentra presente de forma difusa en la pared faríngea, forma varios conglomerados principales que reciben el nombre de:

- amígdalas y adenoides que, por su emplazamiento en la puerta de entrada de boca y nariz, estos órganos van a ser importantes en la primera defensa ante la entrada de agentes externos. Las *amígdalas* son masas carnosas que están localizadas en la parte posterior de la <u>garganta</u> una de cada lado y *las adenoides* o vegetaciones son otra masa colocada en la cavidad posterior de la <u>nariz</u> (donde la garganta se une con la parte de atrás de la nariz).

Actualmente se sabe que *el anillo de Waldeyer* es una estructura circular de tejido linfoideo *<u>localizado en las tres porciones de la faringe</u>*. El anillo de Waldeyer es un órgano pequeño secundario o periférico del sistema inmune formado por *<u>las amígdalas, las adenoides y otros tejidos linfoides</u>* contiene linfocitos (un tipo de célula inmunitaria) que ayudan al cuerpo a combatir infecciones y enfermedades [47,48].

El anillo linfático de Waldeyer está constituido por:

amígdalas palatinas o amígdalas,
amígdalas faríngeas o adenoides,
amígdalas peritubarias,
amígdalas linguales (Figs. 62 y 63) y todo el resto de tejido linfático que se encuentra en la faringe albergan células especializadas que destruyen los agentes patógenos nocivos.

Gracias a estudios de algunos investigadores (Ishikawa *et al.*) se puso en evidencia la producción de inmunoglobulinas por las amígdalas (Ig A, Ig M, Ig G, Ig E e Ig D).

Actualmente se considera el anillo de Waldeyer, un tejido con características inmunológicas únicas y se lo puede encontrar en la bibliografía como "tejido linfoideo asociado a la nasofaringe" (nasopharynxassociated lymphoid tissue o NALT)[49,50]. Dada la composición linfoide del anillo de Waldeyer, su función se atribuye a recoger información de todas las partículas extrañas que entran al organismo, ya sea por <u>vía aérea</u> o por vía <u>digestiva.</u>

AMIGDALAS FARÍNGEAS O ADENOIDES

Las amígdalas faríngeas se conocen comúnmente como adenoides, según la Enciclopedia Británica. Son dos masas de tejido linfoide situadas posterior a la cavidad nasal, en el techo de la nasofaringe, donde la nariz se funde con la garganta. El cuerpo usa los adenoides para crear anticuerpos que lo protegen de la enfermedad. Los adenoides, al tener epitelio respiratorio producen Ig A secretora (IgAS)[51].

Las funciones del anillo linfático de Waldeyer pueden ser resumidas en:

-       Constituyen una zona de contacto directo con antígenos del medio ambiente y con agentes patógenos.

-       **En su seno** se produce la diferenciación de linfocitos T y B en **inmunocompetentes frente a estímulos de antígenos.** Algunos de estos linfocitos serán linfocitos mensajeros específicos y otros, linfocitos con memoria.

-       **Producción** de anticuerpos por parte de las células plasmáticas.

-       **Emisión al torrente circulatorio** de linfocitos mensajeros inmunoactivos para informar de la situación **antigénica, a los órganos linfoides** del sistema inmunitario, denominando a este fenómeno defensa silenciosa.

-       **Emisión de linfocitos con inmunidad recién activada hacia la cavidad oral-digestiva, dándose así una emigración linfocitaria para dar lugar a un fenómeno de simbiosis linfoepitelial**[52,53].

Fig 62. Amígdala faríngea-adenoide

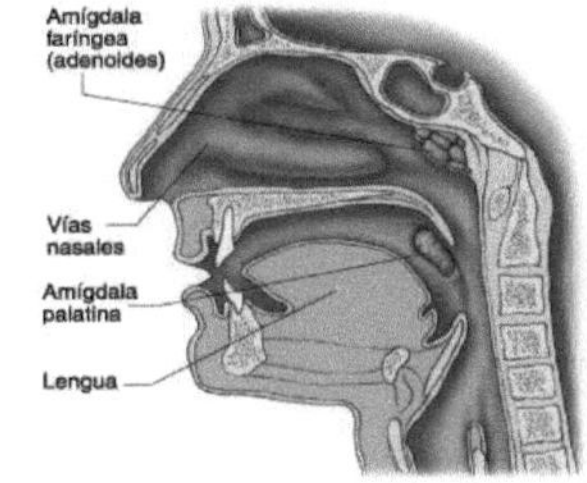

Fig 63. Amígdala tubarica-amígdala palatina amígdala lingual

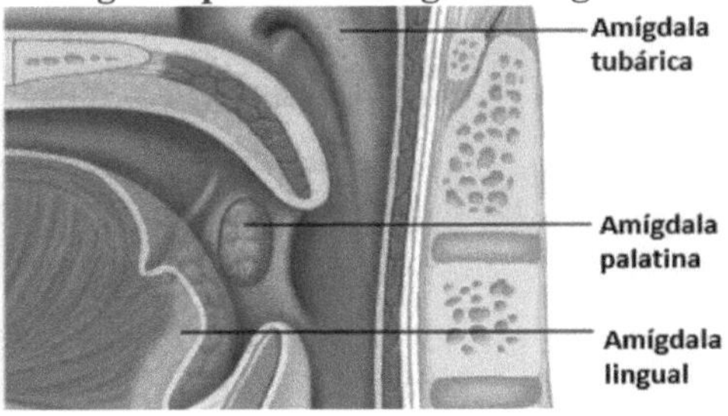

Fuente: Dr. Javier Castellanos Coutiño. 2015   Fuente: Coral Pintado Varas.2017

A nivel histológico, las amígdalas no difieren demasiado de la estructura de otros órganos linfoides. Se encuentran revestidas por un epitelio de tipo linforreticular, *el cual consiste primordialmente en una mezcla de células epiteliales, mononucleares y dendríticas, además de otros macrófagos, llamados células de membrana o células M* (Esquema 33). Se comportan como células **presentadoras de antígenos (CPA).** La mayoría de los linfocitos presentes en **las amígdalas** son linfocitos B (LB) y linfocitos T helper CD4+ (LTh).

Un 50-90% de estos son linfocitos B. La función inmunológica de las amígdalas implica una serie de eventos en forma de cascada, tanto en forma local como en forma sistémica[49]. *La primera línea de defensa son las células M, las que reconocen al antígeno como extraño y los transportan hacia* otras CPA, las células dendríticas y, en menor cuantía, los macrófagos--En ellas el antígeno debe ser interiorizado y mediante reacciones proteolíticas presentado en la membrana en forma de inmunocomplejo. Este *inmunocomplejo provocará, al interaccionar con receptores de membrana, una activación en los linfocitos, inicialmente con los LTh, grandes productores de citoquinas tales como IL-2, IL-4, IL-6, TNF-α, TNF-β (actualmente llamado linfotoxina alfa o LT-α), INF-γ, TGF-β[50].*

Las células M especializadas son enterocitos que captan y transportan antígenos extraños desde la luz epitelial a los tejidos linfoides organizados de la mucosa[51.]

Esquema 33. Malt-conductos linfáticos y grupos celulares que se localizan en estrecho contacto con las mucosas del organismo (respiratoria, gastrointestinal y genitourinaria

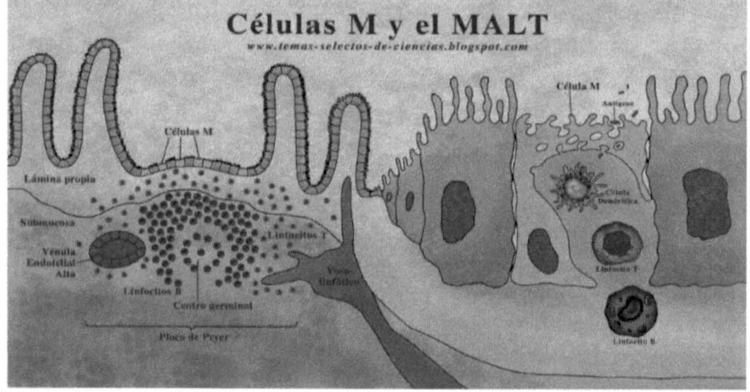

TEJIDO LINFOIDE ASOCIADO A LA CONJUNTIVA O CALT (*conjunctiva-associated lymphoide tissue*)

En el ojo, tenemos tejido linfoide en conjuntiva y tejido linfoide asociado al sistema de drenaje lagrimal, conocidos como CALT y LDALT,

 La superficie ocular está constantemente expuesta a agentes irritantes, alérgenos y patógenos, contra las cuales puede desarrollar *una respuesta inmunológica de forma inmediata* **(Esquema 34). Al igual que otras mucosas, el ojo se enfrenta al dilema de ignorar o desarrollar respuestas inmunológicas a todos los antígenos a los que se expone y, de esta manera, comprometer su función.**

Esquemas 34. Respuesta inmunitaria ocular: conjuntiva y cornea

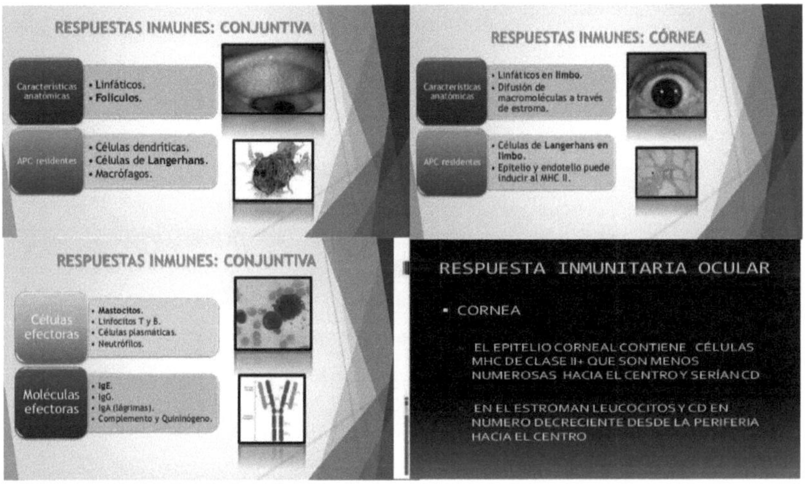

Fuente: Omar Pérez Estrada.2014   Fuente: Health & Medicine. Apr 10, 2013

Afortunadamente, la superficie ocular cuenta con una serie de mecanismos tanto de la _respuesta inmune innata como adaptativa_**, los cuales trabajan de manera conjunta para evitar los procesos inflamatorios innecesarios y preservar su integridad (Cuadro 14). Sin embargo, EALT** (Eye-associated lymphoid tissue) **cuenta además con áreas dispersas y organizadas de** linfocitos no encapsulados, **los cuales están asociados con tejido linfoide asociado a conjuntiva, el cual se conoce como CALT y LDALT. La importancia que tiene EALT,** _CALT y LDALT se centra en la capacidad que_ _tienen para distinguir entre antígenos inocuos, es decir, aquellos que no_ _causan daño y potencialmente patógenos_. >> **Bien, ahora que sabemos que**

el ojo se expone constantemente a agentes ambientales potencialmente dañinos >> y que morfológicamente está compuesto de tejido linfoide asociado a mucosas, el cual tiene funciones vitales en el mantenimiento de la salud ocular, hablaremos sobre privilegio inmunológico ocular. > La secreción de <u>moléculas inmunosupresoras,</u> a través de las cuales se modula la respuesta inmunológica frente antígenos e inflamación[52,53]. El privilegio inmune del ojo es la suma de las adaptaciones anatómica, fisiológica e inmunológica que de forma conjunta excluyen, regulan a la baja, neutralizan o eliminan los elementos efectores inmunitarios que pueden dañar los tejidos oculares, que tienen capacidad regenerativa limitada[54].

Cuadro 14. Respuesta inmune ocular: innata y adaptativa

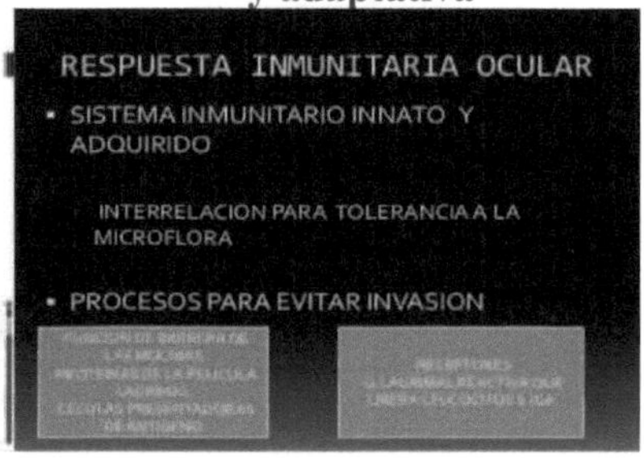

Fuente: Martha Fabiola Rodríguez Álvarez. Inmunología ocular.2016

<u>*La película lagrimal*</u> es la porción que se encuentra directamente en contacto con el medio ambiente (Cuadros 15). Su importancia radica en la protección que ofrece al ojo frente a influencias externas dañinas (sequedad del ambiente y agentes infecciosos entre otras), y en <u>*su capacidad para mantener la integridad de la córnea y la conjuntiva.*</u>

Respecto a su estructura, la película lagrimal consta de tres capas: la capa lipídica o anterior, la capa acuosa o intermedia y la capa mucosa o profunda.

Cuadros 15. Respuesta inmunitaria ocular glándulas lacrimales

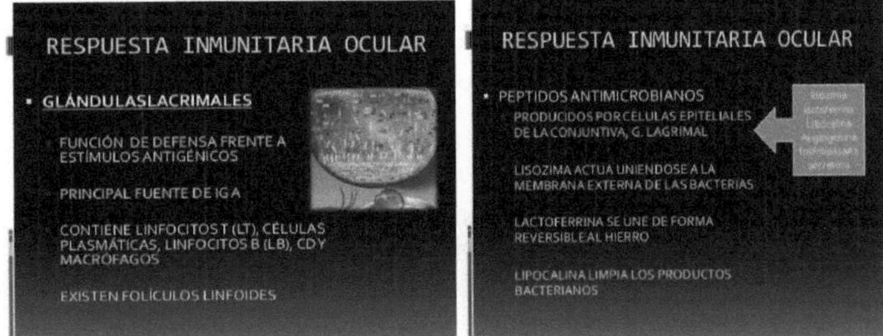

Fuente: Salud y medicina. 2013

Sus funciones principales son:

•Mantener un ambiente húmedo para las células epiteliales de la córnea y la conjuntiva.

•Tener propiedades bactericidas, ya que posee sustancias tales como la *lactoferrina, lisozima, transferrina, lipocalina, beta-lisina, inmunoglobulinas, defensinas,* factores del complemento y contener en suspensión *leucocitos.*

•Transportar productos metabólicos, fundamentalmente, oxígeno y dióxido de carbono, hacia y desde el epitelio córneo-conjuntival.

•Servir de vehículo para *herramientas inmunológicas* de la respuesta inflamatoria en caso de agresión a la superficie ocular.

•Diluir y eliminar elementos tóxicos y/o nocivos.

- *La lisozima es una enzima* bacteriolítica que se halla en altas concentraciones en la lágrima. Estructuralmente está formada por una cadena polipeptídica y es sintetizada en las glándulas lagrimales principal y accesorias. Su actividad antimicrobiana se basa en su capacidad de inducir la lisis de la membrana celular de algunos microorganismos, principalmente Gram negativos y hongos, al romper el enlace β1-4 entre la N-acetilglucosamina y el ácido N-acetilmurámico[55,56].

-    _Lactoferrina y lactotransferrina,_ glicoproteínas secretadas por las glándulas lagrimales **principal** y **accesorias**. La lactoferrina se une a **dos átomos de hierro**, siendo su afinidad por este ion 300 veces superior a la de otras proteínas **transportadoras de hierro**, como la transferrina. **Es esta afinidad por el hierro la que le confiere propiedades bacteriostáticas, principalmente contra bacterias Gram positivas, al extraer del medio un ion, como el hierro, que es esencial en el metabolismo microbiano.**

-    _Inmunoglobulinas y complemento_. **En la lágrima existen todos los tipos de inmunoglobulinas, aunque sólo la IgA está en cantidades significativas. La IgA se sintetiza en las células plasmáticas de las glándulas lagrimales. El "componente secretor", proteína que mantiene unidas a dos moléculas de IgA, se sintetiza en los acinos de las glándulas. La IgA tiene varias misiones fundamentales para el mantenimiento de la integridad de la superficie ocular:**

- **Previene la adhesión de bacterias a la superficie de las células epiteliales.**
- **Aglutina bacterias.**
- **Inactiva toxinas y enzimas bacterianos.**
  Mucinas. Las mucinas son un grupo heterogéneo de proteínas, que forman parte de todas las secreciones mucosas presentes en los epitelios.

Parece ser que las _citocinas_ **jugarían un papel clave en esta respuesta inmune e inflamatoria, ya que son capaces de regular la activación, diferenciación y proliferación de las células inmunocompetentes de la conjuntiva**[57,58].

TEJIDO LINFOIDE ASOCIADO A LA PIEL (SALT) (Skin Associated Lymphoid Tissue, SALT)

Del mismo modo, pero en mayor grado que las mucosas, la piel representa una superficie de ataque para microorganismos patógenos y otros

antígenos extraños. Sin embargo, como eslabón en la inmunidad pasiva, **la piel posee alto grado de impenetrabilidad para los microorganismos**, como consecuencia <u>de la capa córnea de la epidermis</u>, pero, al igual que en las mucosas, **hay un tejido linfoide asociado a la piel, SALT.**

Hay linfocitos intradérmicos correspondientes a los linfocitos intraepiteliales **del MALT**, pero en su mayor parte se encuentran linfocitos Th, y las células dendríticas presentadoras de antígeno aparecen como células de Langerhans. Además, *los queratinocitos* pueden ser inducidos a expresar moléculas CMH clase II, por lo que es posible que puedan actuar como células presentadoras de antígeno.

<u>*En la dermis subyacente*</u> hay una cantidad variable de linfocitos aislados, linfocitos Th y Tc, además de macrófagos. Se ha demostrado que la mayor parte de los linfocitos dérmicos son linfocitos activados o linfocitos memoria[59].

D. ESTRUCTURA DEL SISTEMA LINFÁTICO

a. Capilares linfáticos precolectores
b. Vasos linfáticos o colectores linfáticos:
        Colectores linfáticos prenodales
        Colectores linfáticos postnodales
c. Ganglio linfático o Linfangion
d. Puntos de unión del sistema linfático con el circuito venoso:
        Vasos linfáticos
        Venas yugulares internas y
        Venas subclavias
e. Troncos linfáticos terminales:
        Canal Toráxico
        cisterna de Pecquet
        Tronco yugular derecho
        Tronco subclavio IDO
        Tronco broncomediastínico IDO

Tronco subclavio D

Tronco broncomediastínico D

Tronco yugular IDO (Figura 64)

f. Grupos Ganglionares linfáticos:

Cervicales

Occipitales

Submentonianos

Pre y retro articulares

Axilares

Periexternales

Paravertevrales

Abdominales

Inguinales

Plopliteos

Del pliegue del codo

tendón de Aquiles

Muñeca (Método de Emil Bodder)

Fig 64. Sistema Linfático e Inmunidad

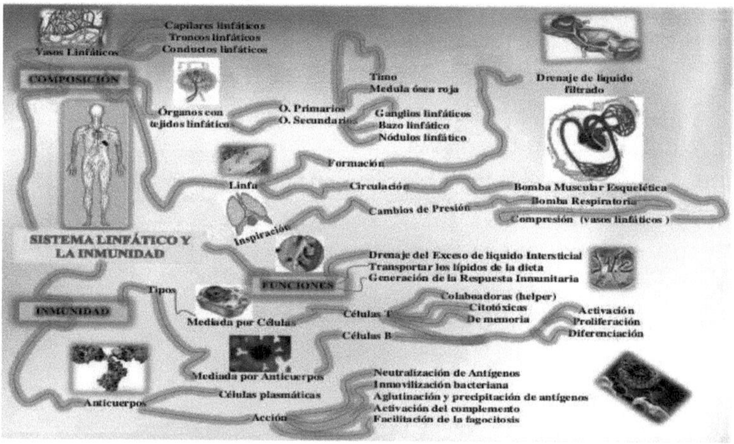

Fuente: LUCOLMENAREZ686. Sistema linfático. 16 de feb de 2013

a.   CAPILARES LINFÁTICOS

Los *capilares linfáticos* también llamados linfáticos iniciales, son vasos diminutos con una estructura similar a los capilares sanguíneos: están tapizados de células endoteliales que dejan un espacio por donde el tejido conjuntivo intersticial y la luz del capilar linfático están en contacto (Fig. 65). Sus paredes son permeables para permitir el paso de las macromoléculas que no serían reabsorbidas por el capilar venoso[60.] Estas paredes permiten el paso del líquido compuesto por material de desechos y células del sistema inmunitario en un líquido denomino *"linfa"*. Estos vasos, interconexionados entre sí, forman redes dentro del espacio intersticial para unirse posteriormente y formar los colectores linfáticos. La linfa confluye en los llamados *colectores prenodales*. Varios de estos colectores se dirigen y drenan en estaciones linfáticas o *ganglios linfáticos*. De éstos sale un vaso eferente, denominado *colector postnodal*. Estos vasos postnodales desembocan en los *troncos linfáticos,* y éstos a su vez, en los *conductos linfáticos,* que son:

-    Conducto torácico: que drena en el ángulo yugulo-subclavio izquierdo.

-    Conducto linfático derecho: que drena el brazo y la pierna derecha además de la parte derecha de la cara, que alcanzan el torrente circulatorio a nivel de los troncos venosos del cuello.

Fig 65. Capilares linfáticos

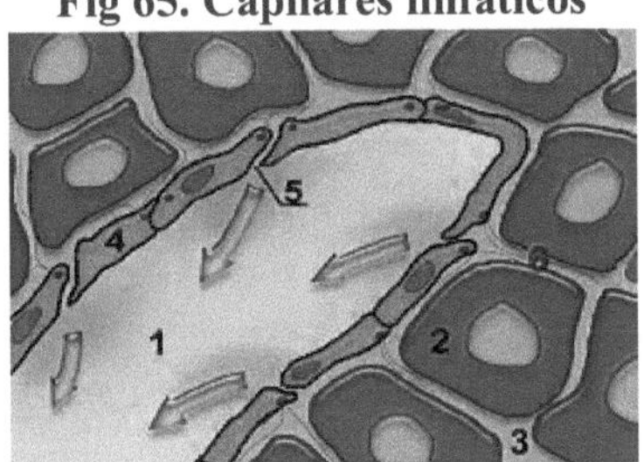

Fuente: Capilares linfáticos - Wikipedia, la enciclopedia libre. 2020. es.wikipedia.org

b.   LOS VASOS LINFÁTICOS

El sistema linfático, a partir de los capilares linfáticos, se transforma en vasos linfáticos de calibre cada vez mayor formando una red de canales por todo el cuerpo que transportan linfocitos hacia los ÓRGANOS LINFOIDES y el TORRENTE SANGUÍNEO que brindan apoyo al sistema circulatorio. Los vasos producen y transportan un fluido denominado LINFA desde los tejidos del cuerpo y los lechos capilares para que sea filtrado por los ganglios y órganos, y luego regresa al torrente sanguíneo. Recogen y conducen el líquido linfático procedente de todo el cuerpo. Estas estructuras ayudan a filtrar las sustancias nocivas del torrente sanguíneo (Figs. 66 y 67). *El sistema linfático es una parte principal del SISTEMA INMUNITARIO del cuerpo*[61] Los vasos linfáticos forman una suerte de hilos de una red cuyos nudos son los ganglios linfáticos Por su interior circula la linfa, producto de la actividad del sistema linfático.

La circulación de la linfa, que es muy lenta si la comparamos con la sanguínea, es unidireccional y acíclica, es decir, recoge los detritus celulares (son residuos, generalmente sólidos, que provienen de la descomposición de fuentes orgánicas y minerales) y las grandes moléculas 'sueltas' del espacio intercelular por todo el organismo y las vierte en la circulación venosa a través del llamado 'conducto torácico' en el lado izquierdo del cuerpo y en el "conducto linfático derecho" en la parte superior del cuerpo. Conforme la linfa entra en un ganglio linfático es escrutada por los glóbulos blancos que destruyen los microorganismos extraños (si los hubiera) y contribuyen a la formación de anticuerpos (si estuvieran presentes los antígenos correspondientes).

Los vasos linfáticos son estructuras especializadas en la recolección de antígenos de distintos compartimentos anatómicos. En ellos se lleva a cabo la activación de los linfocitos maduros, a través de la «presentación» o el contacto con el antígeno, lo que inicia la respuesta inmune específica, con la consiguiente proliferación clonal y la generación de células de memoria[62].

Los vasos linfáticos que transportan la linfa dentro de un ganglio linfático se llaman ___vasos linfáticos aferentes___, mientras que los que transportan linfa fuera del ganglio linfático se llaman ___vasos linfáticos eferentes___[63.] (Fig. 68) Desde estos últimos, la linfa puede viajar a otro ganglio linfático, puede retornar a una vena, o transportarse a un conducto linfático más grande (Fig. 69). Los conductos linfáticos drenan la linfa en una de las venas subclavias y, por lo tanto, vuelve a la circulación general.

Fig 66. Red linfática

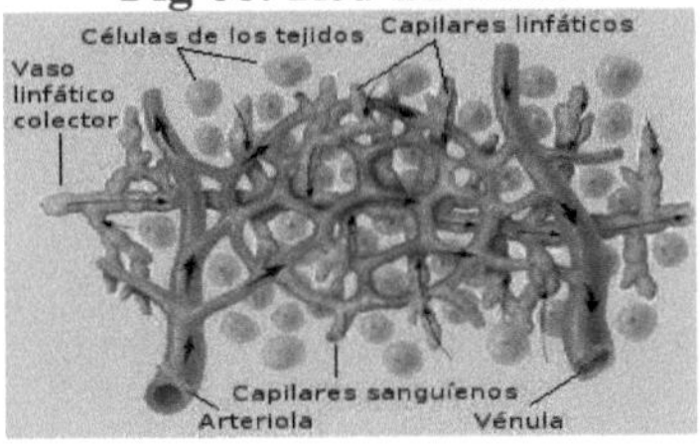

Fuente: sabelotodo.org

1.Interior del capilar.

2. Célula y núcleo.

3. Espacio intersticial.

4.Célula endotelial del capilar linfático.

5. Abertura en el endotelio.

6. Filamento de anclaje.

Fig 67. Red linfática

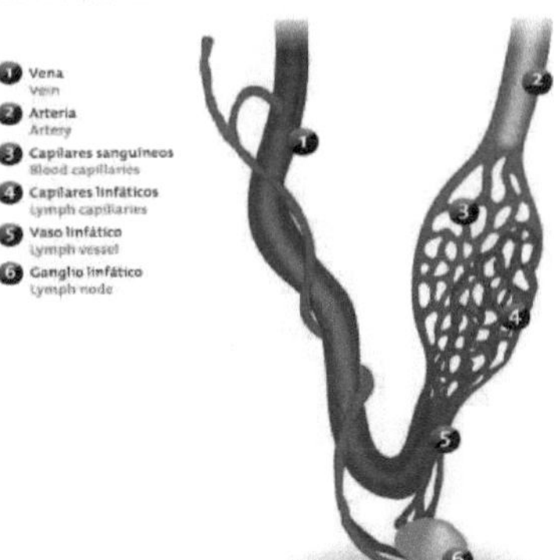

fuente: Sistema Linfático. 2020. Icarito Ic

Fig. 68. Vasos linfáticos aferentes-vasos linfáticos eferentes

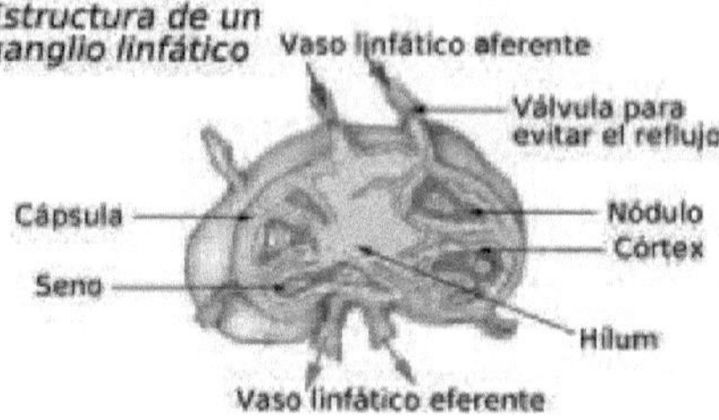

Fuente: Wikipedia, la enciclopedia libre

Fig 69. Vasos aferentes, nódulo linfático, vasos eferentes- vena cava superior y conducto toráxico

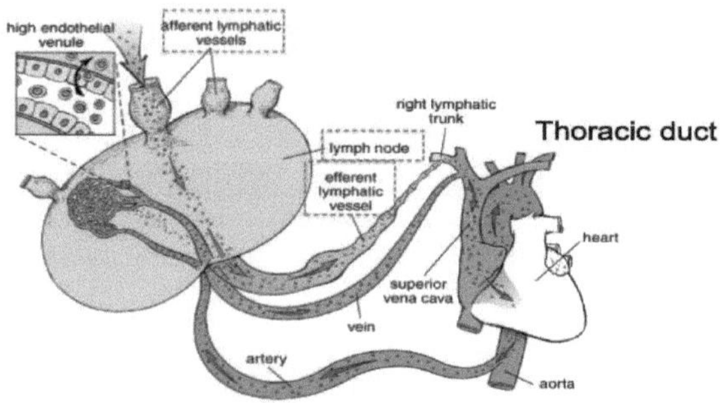

Fuente: SlideShare. 2020.Histofisiologia sistema linfático

c.   LINFANGIONES O ANGIONES LINFÁTICOS.

Los linfangiones o angiones linfáticos son las porciones de vaso linfático entre dos válvulas consecutivas (Fig 70). Tienen aspecto de rosario y están rodeados por finas fibras musculares lisas y receptores nerviosos, que cuando aprecian dilatación, se llena de linfa se contraen automáticamente para irla desplazando[64].

Fig 70. Linfagiones

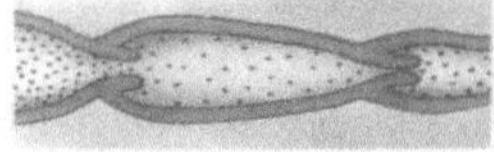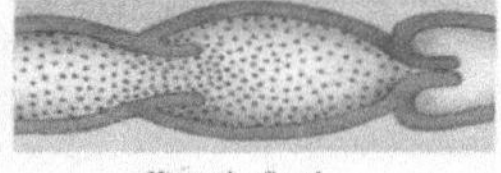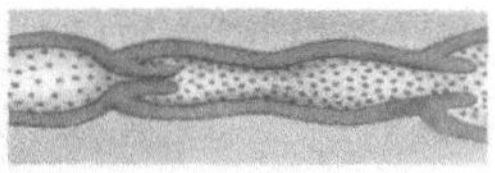

Fuente: Melu y Maga. Blogeer. 1999-2020

d.   **COLECTORES Y CONDUCTOS LINFÁTICOS**:
Conductores linfáticos Prenodales y/o Precolectores linfáticos

Sistema de drenaje: Se compone de capilares linfáticos que drenan vasos linfáticos terminales (con una pared de músculo que permite su contracción y válvulas semilunares que evitan el reflujo), que dan lugar a **colectores prenodales y postnodales** y por último a los conductos linfáticos, que son: **Conducto torácico**: que drena en el ángulo yúgulo-subclavio izquierdo. **Conducto linfático derecho**: que drena el brazo y la pierna derecha además de la parte derecha de la cara

\-   *Los precolectores linfáticos* son vasos de pequeño calibre conectados a la red capilar con función parecida a los capilares y que comunican con vasos de mayor calibre que son **los colectores linfáticos** (Fig. 71).

En su interior comienzan a manifestarse las primeras válvulas que permiten crear un flujo linfático <u>**unidireccional**</u> **hacia los colectores**, estando la primera justo en el punto de paso del capilar al *precolector*. Sus paredes son delgadas, lo que en algunos tramos les permiten realizar la función de los ca...pilares.

<u>**Los colectores linfáticos prenodales se encargan de transportar la linfa desde los capilares hasta los ganglios linfáticos**</u>**. En ellos las paredes están más estructuradas, la membrana basal está más desarrollada y aparecen válvulas en su luz. La primera válvula se localiza donde *se inicia el colector*. Las uniones intercelulares se hacen más juntas e impermeables a moléculas**

211

de gran tamaño. <u>Son permeables</u> al agua y a pequeñas moléculas. En su pared se pueden distinguir tres capas diferentes:

1.   La intima formada por un endotelio, una membrana basal y una capa de tejido subendotelial. _Presenta válvulas_ que están formadas por un repliegue de endotelio con un eje conjuntivo. Las válvulas son más numerosas y cercanas a las venosas. En los espacios intervalvulares los vasos linfáticos están más dilatados. Las válvulas son semilunares y se colocan por pares a la misma altura. A medida que aumenta el tamaño del colector disminuye el número de válvulas y el espacio intervalvular aumenta (Fig. 72).

2.   La muscular media, con células musculares de disposición helicoidal.

3.   La adventicia con fibras colágenas y elásticas. En ella existen vasos sanguíneos y terminaciones nerviosas.

Estos colectores a nivel de las extremidades constituyen dos grandes sistemas: el superficial o supraaponeurótico y el profundo o subaporeurótico. Ambos se localizan a vecindad a sus venas correspondientes y llevan un recorrido rectilíneo[65].

Fig 71. Precolectores linfáticos

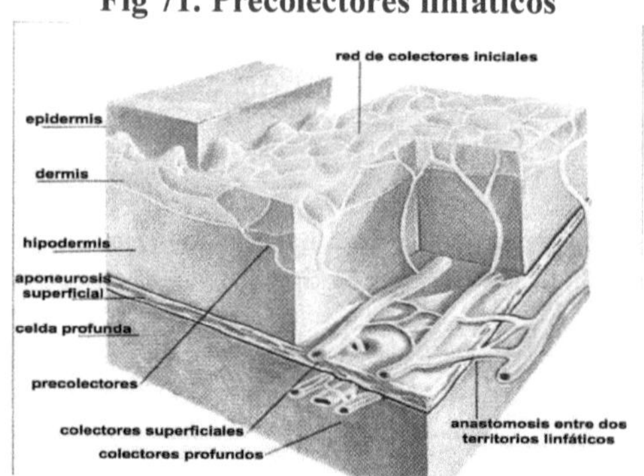

Fuente: Ingrid Thomas. Drenaje linfático manual. 2021

Fig 72. La primera válvula se localiza donde se inicia el colector prenodal

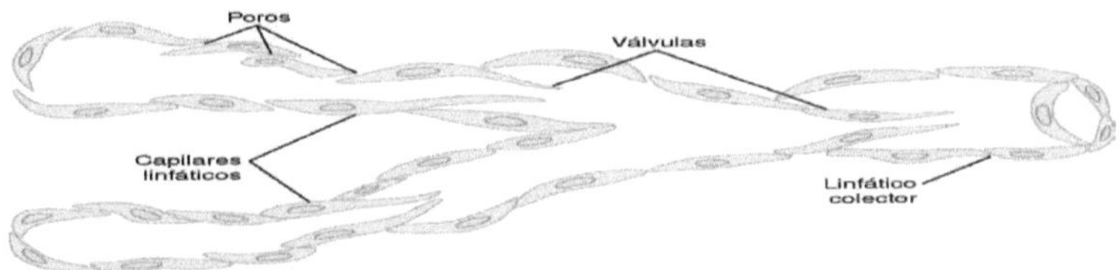

Fuente: Oscar Schafik Brand Sandoval

\-   ***Los colectores postnodales*** salen del hilio de los ganglios (es la fisura o depresión cóncava en la superficie de un órgano, que señala el punto de entrada y salida de los vasos sanguíneos o linfáticos, nervios o conductos secretores) y se dirigen a un nuevo grupo de ganglios, o bien a los grandes troncos linfáticos.

Su estructura es similar a los colectores *prenodales,* con un aumento progresivo tanto de la luz como del grosor de las capas que forman su pared, sobre todo la media y la adventicia. Poseen válvulas tricuspídeas[66,67].

e.   CONDUCTO TORÁCICO Y LA GRAN VENA LINFÁTICA

Existen dos conductos colectores que no son simétricos: *el conducto torácico y la gran vena linfática.* La estructura es similar a las venas del mismo calibre, pero *la media* está más desarrollada y tiene más células musculares lisas dispuestas longitudinal y circularmente, predominando sobre todo las longitudinales. *La adventicia* está menos desarrollada, pero contiene los vasa vasorum y filetes nerviosos, como las venas.

●   Conducto torácico

El conducto torácico. Es el colector de todos los linfáticos del cuerpo excepto de los que proceden de la extremidad superior derecha, la mitad derecha de la cabeza, cuello y tórax. Se inicia a nivel de la parte superior del abdomen por fusión de los **colectores linfáticos infradiafragmáticos** (Fig. 73). En su origen existe una zona ensanchada: **la cisterna de Pecquet. A nivel del tórax asciende entre la aorta y la vena ácigos** y, **posteriormente por el lado izquierdo del esófago, desembocando, a modo de cayado en el ángulo venoso yugulo-subclavio izquierdo. Su** longitud es de unos 20 a 30 centímetros, y su diámetro de 3 a 5 milímetros. No tiene válvulas excepto en su trayecto final aparecen las válvulas. La primera válvula está situada donde se inicia el colector[68].

Fig 73. Conducto torácico

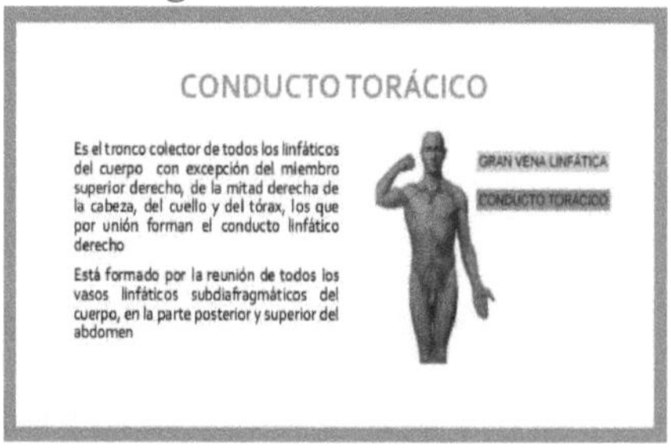

Fuente: Héctor Bósquez. 2015. Universidad Latina de Panamá

- **Conducto Linfático Derecho o Gran Vena Linfática**

También llamado gran vena linfática. Se forma por la unión de los troncos yugular, subclavio y broncomediastínico derecho (Fig. 74). **Drena la linfa procedente del miembro superior derecho, de la mitad derecha de la cabeza, del cuello y del tórax**[69]. **Está situado en la parte anterolateral de la base del cuello, delante del músculo escaleno anterior, desembocando en el ángulo venoso yugulo-subclavio derecho** (Figs. 75). **Tiene un diámetro de 2 milímetros y una longitud de unos 15 a 20 centímetros. En su punto de desembocadura se observan uno o dos repliegues valvulares.**

214

Figs. 74. Conducto linfático derecho

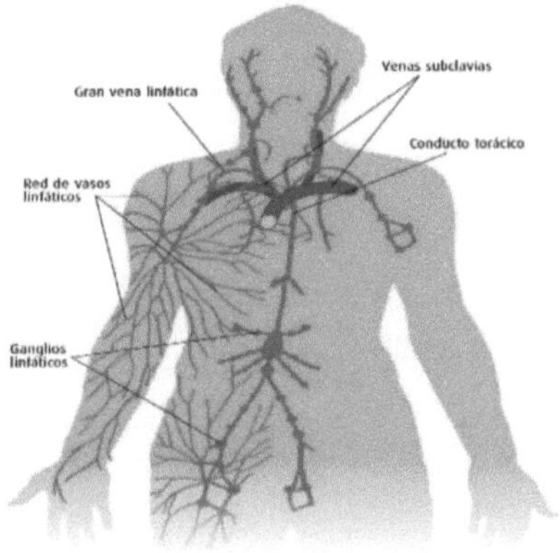

Fuente: 24 Test. Blogger. La Inmunidad.2017 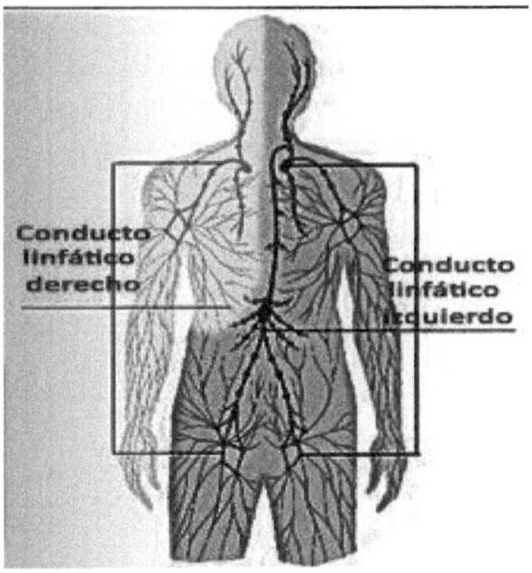   Fuente: BlogWordPress.com

f.   Troncos linfáticos

Los troncos linfáticos drenan grandes regiones del cuerpo. Se forman a partir de la unión de diversos **colectores postnodales**, y a su vez forman, al fusionarse varios de ellos, los **conductos linfáticos**. Su estructura es trilaminar, y tienen abundantes válvulas. Al igual que los colectores, a nivel de la adventicia tienen nervios y vasos. A nivel torácico los troncos linfáticos son:

Troncos: yugulares, subclavios y mediastínicos (Figura 74).

1- el tronco o *troncos yugulares*, procedentes de los ganglios cervicales profundos, que drenan los linfáticos de la cabeza y del cuello,

2- el tronco o *troncos subclavios,* que reciben la linfa de los miembros Superiores, y

3- el tronco o *troncos mediastínicos,* que drenan la cadena ganglionar de mamaria interna, de las vísceras torácicas y de los espacios.

Fig 75. Troncos: yugulares, subclavios, mediastínicos, lumbares, intestinal y cisterna de pecquet

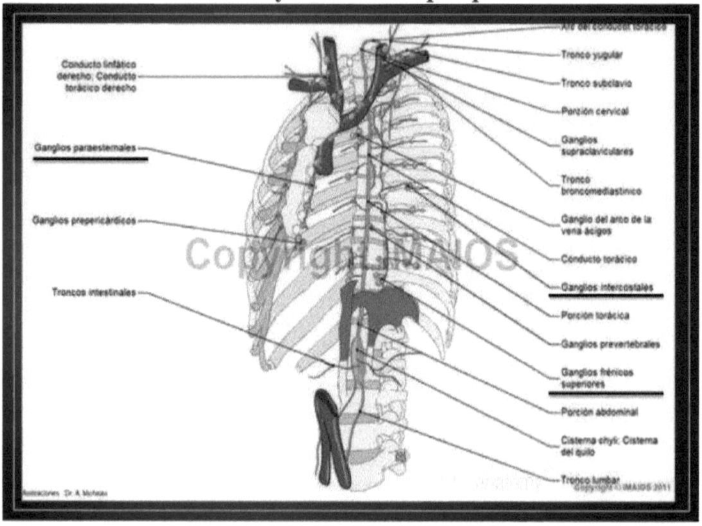

A nivel abdominal existen también **tres grandes troncos:**

- _tronco lumbar derecho_,
- _tronco lumbar izquierdo_, que, junto el anterior, **drena los ganglios de la mitad inferior del cuerpo,**
- _tronco intestinal,_ que recoge la linfa abdominal y de las vísceras, vertiéndola al tronco lumbar izquierdo.

Los troncos lumbares se unen en la **cisterna de Pecquet, donde se inicia el conducto torácico**[70].

g.	**La cisterna del Quilo, también llamada cisterna de Pecquet**

La cisterna de Pecquet. Es una zona del sistema linfático receptora de la **linfa** proveniente de los tres vasos linfáticos mayores (el lumbar derecho, el lumbar izquierdo y troncos abdominales) y se continua superiormente por el conducto torácico (Fig. 76). Los troncos lumbares derecho e izquierdo transportan la linfa de las extremidades inferiores, la pelvis, los riñones, las glándulas suprarrenales y los linfáticos profundos de las paredes abdominales[71].

Fig 76. Cisterna de pecquet

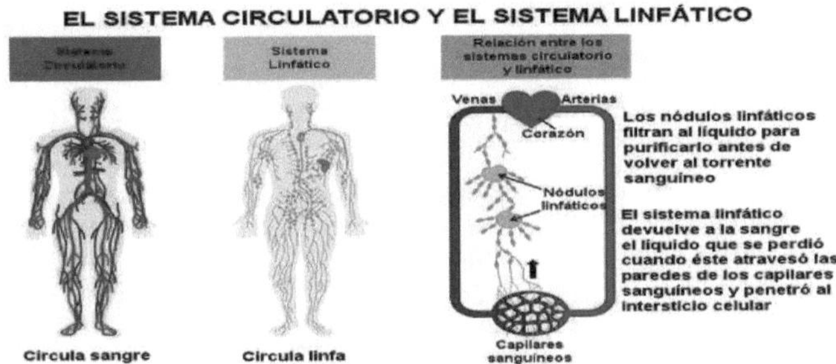

Fuente: Nuria Vallejos. Cisterna de Quilo (Pecquet). systems. ar.pinterest.com

*** En la figura 77 se observan los sistemas circulatorio y linfático.**

Fuente: Escuela Leyes Biologicas Pasadofuturo.com Leyesbiologicas.com ...

CITAS EN EL TEXTO

1.   **Visible Body.** 2020Eliminación y destrucción de agentes patógenos: Cómo el sistema linfático protege el cuerpo. ©2020
2.   **Marielsa Gil.** 2020. ¿Qué son los órganos linfoides secundarios? Lidefer. 2020

3.   **Arthur Frazão.** Sistema linfático: Qué es, función, enfermedades y anatomía. TUASAÚDE.2007-2020

4.   **Portal educativo.**2020. Partesdel.com. Equipo de redacción profesional. (2019, 08). Partes del sistema linfático. Escrito por: Equipo de Redacción PartesDel.com. Obtenido en fecha 10,2020, desde el sitio web: https://www.partesdel.com/partes del sistema linfatico.html

5.   **Hall, John E.** (30 de agosto de 2011). Guyton y Hall. Tratado de fisiología médica. Elsevier Health Sciences. ISBN 978-84-8086-549-4. Consultado el 17 de mayo de 2020

6.   **Haas KM, Poe JC, Steeber DA, Tedder TF.**2005. B-1a y B1b cells exhibit dis-tinct developmental requirements and have unique functional roles in innate and adaptive immunity to S pneumonia. Immunity. 2005; 23:7-18

7.   **Griffin DO, Rothstein TL**. 2012.Human "orchestrator" CD11b (+) B1 cells spontaneously secrete interleukin-10 and regulate T-cell activity. Mol Med. 2012; 18:1003-8.

8.   **Griffin DO, Rothstein TL.**2011. A small CD11b (+) human B1 cell subpopulation stimulates T cells and is expanded in lupus. J Exp Med. 2011; 208:2591-8

9.   **Jorge Monserrat.** UAH. órganos linfoides - www3.uah.es › curso_jorge_monserrat

10.   **Weller S, Braun MC, Tan BK, Rosenwald A, Cordier C, Conley ME, et al.** 2004. Human blood IgM "memory" B cells are circulating splenic marginal zone B cells harbored a prediversified immunoglobulin repertoire. Blood. 2004; 104:3647-54

11.   **Zouali M, Richard Y**. 2011.Marginal zone B-cells, a gatekeeper of innate im-munity. Front Immunol. 2011;2: 63-73.

12.   **Noé Rodríguez Rodríguez. Directores José Carlos Crispín José Manuel Martín Villa George C. Tsokos.** 2018. TESIS DOCTORAL Origen y caracterización de los linfocitos TCR-αβ+CD4-CD8-doble negativos en relación a su posible naturaleza autorreactiva. MEMORIA PARA OPTAR AL GRADO DE DOCTOR. UNIVERSIDAD COMPLUTENSE DE MADRID FACULTAD DE MEDICINA Departamento de Microbiología I. Madrid, 2018

13.   **Ask The Scientists.** 2020. ¿Qué Es El Sistema Linfático?.Accessibility@usanainc.com © 2020 Ask The Scientists

14.   **Breastcancer.org.** 2020. El sistema linfático. 120 East Lancaster Avenue, Suite 201 Ardmore, PA 19003. © 2020 Breastcancer.org – T

15.   **De los Institutos Nacionales de la Salud de EE. UU.** Instituto Nacional del Cáncer. NIH líquido intersticial. Gobierno USA. gob

16.   **Medline Plus.**2020. Sistema linfático. U.S. National Library of Medicine 8600 Rockville Pike, Bethesda, MD 20894 U.S. Department of Health and Human Services National Institutes of Health. Página actualizada 08 octubre 2020

17.   **Merck Sharp** & Dohme Corp., © 2020 una subsidiaria de Merck & Co., Inc., Kenilworth, NJ., USA

18.   BioEnciclopedia.2015. LA LINFA. Bioenciclopedia.com 2015

19. Instituto Nacional del Cáncer. Líquido tisular. **2020. The Titi Tudorancea Bulletin. ©1991-2020**

20.   **Consuelo, Boticario Boticario, Cascales Angosto María** (2013). «Capítulo 1. Generalidades del sistema inmune». *Sistema inmune: su importancia en el desarrollo y terapia del cáncer.* Plasencia, España: UNED. pp. 20-25. ISBN 9788461643196. Consultado el 27 de junio de 2016

21.   **Gloria Bertha Vega Robledo**[1]. 2009. Órganos linfoides. Rev Fac Med UNAM Vol. 52 No. 5 Septiembre-Octubre, 2009 www.medigraphic.com Inmunología para el médico general 1 Departamento de Medicina Experimental, Facultad de Medicina, UNAM

[a b c d e f g] **Palomo G., Iván; Pereira G., Jaime; Koenig S., Cecilia.** 2009. «Capítulo 3: Células y órganos del sistema inmune». **Palomo G., Iván; Ferreira V., Arturo; Sepúlveda C., Cecilia; Rosemblatt S., Mario; Vergara C., Ulises, eds**. 2016. *Fundamentos de Inmunología Básica y*

Clínica. Talca, Chile: Editorial Universidad de Talca. pp. 80-82. ISBN 9789567059867. Consultado el 27 de junio de 2016

22. [a b c]**Lomonte V., Bruno**, *et al*. 2009. «Capítulo 2. Constitución del sistema inmune». *Nociones de inmunología* (4 edición). Costa Rica: Universidad de Costa Rica. pp. 25-26. Consultado el 27 de junio de 2016

23. [a b c d e f g h i]**Pérez, Ruben,** *et al*.2016.«Histología de los Ganglios Linfáticos». *Medicina9*. Consultado el 27 de junio de 2016

24. **Ferrer R.** 2020.Linfadenopatía: diagnóstico y evaluación diferencial Médico Am Fam. 1998; 58 : 1313-20.PubMed PMID: 9803196

25. **Harry S. Jacob , MD, DH.** *2019.* Generalidades sobre el bazo. University of Minnesota Medical School. Última modificación del contenido dic. 2019
Merck and Co., Inc., Kenilworth, NJ, USA

26. **LinkFang.org** 2020. Ganglio Linfático. 28.06.2020.57:06

27. **Enrique Iáñez Pareja.** 1999. Curso de Inmunología General. Departamento de Microbiología. Universidad de Granada. España

28. **Arequipa Morira Adrian y Jorge Cañarte.** 2018. Malt-Tejido Linfoide Asociado a Mucosas. Universidad Técnica de Manabi. Carrera de Medicina. Catedra de Inmunología. Publicado el 30 de may. de 2018

29. **Arequipa, A.** 2018. MALT- TEJIDO LINFOIDE ASOCIADO A MUCOSAS. SlideShare. Recuperado el 16 de julio de 2019 de:
https://es.slideshare.net/adriancitoarequipa/malt-tejido-linfoide-asociado-a-mucosas

30. **Iáñez, E.** 2000. Órganos y tejidos del sistema inmune. Universidad de Granada-España. Recuperado el 16 de julio de 2019 de:
https://www.ugr.es/~eianez/inmuno/cap 03.htm

31. **Cinthia Aucapiña E**. Residente Medicina Familiar PUC. Enfrentamiento diagnóstico del paciente con Adenopatías en APS. Pontificia Universidad Católica de Chile. Escuela de Medicina. Avda. Libertador Bernando O'Higgins 340, Santiago, Chile

32. **Ananya Mandal.** 2020.Estructura y función de ganglios linfáticos.2000-2020. News Medical life sciences. Last Updated: Jun 5, 2019

33. **EcuRed**.2020. Vasos linfáticos. (ecured@idict.cu)

34. **StudeerSnel B.V.**2020. Keizersgracht 424, 1016 GC Amsterdam, KVK: 56829787, BTW: NL852321363B01.© 2020

35. **Wikipedia, la enciclopedia libre.** Placas de Peyer. 2020.. A partir de: 29.06.2020 08:52:27

36. **Slavin, JL; Brauer, PM. Marlett, JA.** 1981.«Neutral detergent fiber, hemicellulose and cellulose digestibility in human subjects». *Journal of Nutrition* **111** (2): 287-97. (Feb de 1981)

37. **https://es.wikipedia.org**

38. **Gorgollon, P.** 1978. «The normal human appendix: a light and electron microscopic study». *Journal of Anatomy* **126**: 87-101

39. **Associated Press**. "Scientists may have found appendix's purpose". MSNBC, 5 October 2007. Accessed 17 March 2009.

40. **E. Ramiro-Puig, F. J. Pérez-Cano, C. Castellote, A. Franch y M. Castell.** 2008. El intestino: pieza clave del sistema inmunitario. Departamento de Fisiología. Facultad de Farmacia. Universidad de Barcelona. *versión impresa* ISSN 1130-0108. Revista Española de Enfermedades Digestivas. Rev. esp. enferm. dig. vol.100 no.1 Madrid ene. 2008

41. **Alfredo Corell.** 2020. Profesor de Inmunología. Órganos Linfoides secundarios. Paradigma. Universidad de Valladolid, España

42. LUMITOS AG.**2020. Placas de Peyer. Ernst Augustin Str. 212489 Berlin**

43. **Walter Noboa Quimi.** 2012. *Histologia intestino grueso y apéndice cecal.* Consulta el 1 de septiembre de 2020

44. **Universidad de Guanajuato.** 2018.El aparato digestivo. Lascuráin de Retana No. 5 Col. Centro C.P. 36000. Guanajuato, Gto., México. © 2018 Nodo Universitario de la Universidad de Guanajuato. Email. distanciaug@ugto.mx 21 febrero, 2018

45. **Obesity Guadalajara.**2017.info@alobariatrics.com

46. **DAVID JUSTO.** 2017. El apéndice no es un órgano inútil: descubren su importante función. Ciencia y Tecnología. Madrid. 18/01/2017 - 15:05 h. CET

47. **López Gil, Maite.**2001. Adenoides y amígdalas. Revista Chilena de Pediatría 2001. Vol 7 n 3

48. **Kornblut A.** 2020. A traditional approach to surgery of the tonsils and adenoids. Otolaryngol Clin North Am 1987; 20: 207-415

49. **Brandtzaeg P.** 2011. Potential of nasopharynx-associated lymphoid tissue for vaccine responses in the airways. Am J Respir Crit Care Med. 2011 Jun 15;183(12):1595-604

50. **Susha Cheriyedath.2018.** Reviewed by Deepthi Sathyajith, M.Pharm. Funciones de amígdalas. Oct 25, 2018

51. **MiSistemaInmune.** 2019. AMÍGDALAS Y ADENOIDES, ÓRGANOS INMUNOLÓGICOS. 25 SEPTIEMBRE, 2019

52. **GUYTON Arthur, HALL John.** 2017. *Tratado de fisiología médica.* 13°. Brasil: Elsevier, 2017. 198-201

53. **Nave H, Gebert A, Pabst R.** 2001. Morphology and immunology of the human palatine tonsil. Anat Embryol (Berl). 2001 nov;204(5):367-73

54. **Jerry Y. Niederkorn, Ph. D**[1.] 2005.Una Nueva Apreciación Del Privilegio Ocular Inmune. [1] University of Texas Southwestern Medical Center.Arch Soc Esp Oftalmol vol.80 no.8 ago. 2005. E-mail: Jerry.Niederkorn@UTSouthwestern.edu

55. **Plufelger,SC; Beuerman RW; Stern ME.** 2004. Dry eye and ocular surface disorders.2004 26. **Benítez del Castillo JM, Durán de la Colina J, Rodríguez Ares MT.** Superficie Ocular. LXXX ponencia oficial de la Sociedad Española de Oftalmología. 2004. 27

56. **Krachmer, Jay H.** 2010.Cornea. Ed. Elsevier. 2010

57. **Broadway D, Grierson I, O´Brien C et al. 1994.Adverse effects of topical antiglaucoma** 58. **Mietz H, Niesen U, Krieglstein GK.** 1994.The effect of preservatives and antiglaucomatous medication on the histopathology of the conjunctiva. Graefe¨s Arch Clin Exp Ophthalmol. 1994; 232:561-565

59. **Roberto Berto.** 2014. Histología del Sistema Linfático. Slideshare. Publicado el 16 de oct del 2014

60. **Joel Omar Reyes Velázquez.** 2016. ¿qué es el sistema linfático y cuál es su relación con la boca? © © percano grupo corporativo. México 2016.

61. **U.S. National Library of Medicine.**2020. 8600 Rockville Pike, Bethesda, MD 20894 U.S. Department of Health and Human Services National Institutes of Health. Página actualizada 02 junio 2020

62. **Gloria Bertha Vega Robledo1.** 2009. Órganos linfoides 1 Departamento de Medicina Experimental, Facultad de Medicina, UNAM. Rev Fac Med UNAM Vol. 52 No. 5 septiembre-octubre, 2009

63. **Latorre Vilallonga, J.; Maeso Lebrún, J.** 1991. Anatomía, Fisiología y Fisiopatología del Sistema Linfático. Ed.EdiKa-Med Barcelona 1991

64. **fn fisiomedic.** Drenaje Linfático Manual. Escuela de Salud. c/ Jesús, 93. Entresuelo A. Valencia.

65. **M. Duff,A.D.K.Hill,G.McGreal et al.** 2001.Prospective evaluation of the morbidity of axillary clearance for breast cancer. British Journal of Surgery 2001,88,114-117

66. **A.H.Moskovitz, B.O.Anderson, R.S.Yeung,et al.**2001. Axillary web syndrome after axillary dissection. The American Journal of Surgery 181 (2001) 434-439

67 **Sola LR.** 2015. Linfedema: de la clínica al tratamiento. 1ª ed. Valladolid: BSN MEDICAL, S.L.U; 2015

68. **Mª TERESA TORRES SÁNCHEZ**. 2016.Estudio de la Aplicación del Ganglio Centinela en el Diagnóstico y Tratamiento del Cáncer de Mama. Tesis Doctora. L Universitat de Valencia. Servei de Publicacions

69. **Moore, Keith L.; Dalley, Arthur F.** (2007). «Introducción a la anatomía clínica». *Anatomía con orientación clínica* (quinta edición). México: Editorial Médica Panamericana. p. 46. ISBN 978-968-7988-89-4

70. **Liborio Escobedo.** 2016. Linfáticos MS yMI. Ayudante II Cátedra de Anatomía Facultad de Medicina UBA. Publicado el 31 de May. De 2016

71. **Guillén-Paredes, María Pilar; Carrasco-González, Luis; Aguayo-Albasini, Jose Luis; Carrillo-Alcaraz, Andrés** (julio de 2014). «Variables relacionadas con la diseminación metastásica axilar en el cáncer de mama con ganglio centinela positivo. Evaluación de modelos predictivos». Revista de senología y patología mamaria (España: Elsevier, España) 27 (3). doi:10.1016/j.senol.2014.01.001. Consultado el 27 de junio de 2016.

XVII.   MANIFESTACIONES CLINICAS Y PROFILAXIS
Manifestaciones clínicas

los síntomas suelen presentarse de manera abrupta. La aparición de síntomas se da entre el día 1 y 14 después del contagio; *en promedio, en los días 5 y 6.* El virus muere solo en la mayoría de los casos. En el 80 o 85 por ciento de los casos, los síntomas ceden con el paso de los días, y, como aún no hay un antiviral específicos para el SARS-Cov2 usualmente se da medicina para los síntomas (el dolor de cabeza, la tos, la diarrea, cansancio, la conjuntivitis, el dolor de garganta, la pérdida del gusto o el olfato y las erupciones cutáneas o cambios de color en los dedos de las manos o los pies, Dolores musculares, Escalofríos etc[1]. Estos síntomas suelen ser leves y comienzan gradualmente) (OMS, 2020).

Los departamentos de salud en todo el mundo están ahora de acuerdo en la lista de síntomas de la enfermedad COVID-19, que provoca el nuevo coronavirus. Los Centros para el Control y Prevención de Enfermedades (CDC) de los Estados Unidos han elaborado una lista de 11 síntomas que pueden delatar que una persona está desarrollando COVID-19. La entidad federal también aclara que esta lista se puede actualizar con nuevas señales de la infección por el coronavirus, a medida que la ciencia sabe más sobre este nuevo germen:

-       Fiebre y escalofríos

- Tos
- Dificultad para respirar
- Dolores musculares
- Dolor de cabeza
- Fatiga
- Pérdida del sentido del olfato o del gusto sin causa aparente
- Dolor de garganta
- Congestión nasal
- Náuseas o vómito
- Diarrea

Desde el comienzo de la epidemia, la fiebre, la tos y la falta de aliento han sido las principales indicaciones de que alguien podría tener la enfermedad causada por el nuevo coronavirus.

finalmente causa <u>fiebre alta</u>, <u>goteo excesivo de los vasos sanguineos</u>, <u>coagulacion de la sangre</u>, <u>presion arterial extremadamente baja</u>, <u>falta de oxigeno</u>, y <u>exceso de acidez en la sangre</u> y <u>acumulacion de liquido en los pulmones</u>.

Los globulos blancos estan mal dirigidos incluso para atacar tejido sano, lo que lleva a la insuficiencia de los pulmones, el corazon, el higado, los intestinos, los riñones y los genitales lo que provoca un fallo multiorganico.

El sistema inmunitario sobrerreacciona atacando también a las células pulmonares. Esto ocasiona una obstrucción de los pulmones con fluido y células moribundas, provocando una neumonía. Esto puede empeorar y apagar los pulmones en un sindrome de dificultad respiratoria aguda, debido a la formación de la llamada membrana hialina compuesto de restos de proteinas y celulas muertas, que recubren los pulmones, lo que dificulta la absorción de oxígeno[2]. La mayoria de las muertes por Covid-19 se debe a insuficiencia respiratoria que en la que los casos más severos puede llegar a la muerte.

Alrededor de 1 de cada 6 personas que contraen la COVID-19 acaba presentando un cuadro grave y experimenta dificultades para respirar. Las personas mayores de 60 años y quienes padecen problemas como hipertensión arterial, **problemas cardiacos o diabetes, tienen un poco más de probabilidades de desarrollar la enfermedad grave**[3]. **En torno al 2% de las personas que han contraído la enfermedad han muerto. Las personas que tengan fiebre, tos y dificultad para respirar deben buscar atención médica.**

A día 9 de julio de 2021, se ha informado de más de 186.8 millones de casos de la enfermedad en 258 países y territorios en el mundo, y 4 035 527 de fallecidos. Por otra parte, para octubre de 2020, la Organización Mundial de la Salud estimaba que al menos un 10 % de la población mundial ya se había contagiado de esta enfermedad (unas 780 millones de personas infectadas aproximadamente), debido al gran subregistro de casos a nivel mundial[4,5].

> *Si tiene* <u>*síntomas leves,*</u> *como tos o fiebre leves, generalmente no es necesario que busque atención médica.* **Quédese en casa, aíslese y vigile sus síntomas. Siga las orientaciones nacionales sobre el autoaislamiento. Busque inmediatamente atención médica si tiene dificultad para respirar o siente dolor o presión en el pecho.**

El aislamiento significa separar a las personas que están enfermas con síntomas de COVID-19 y pueden ser contagiosas para prevenir la propagación de la enfermedad.

Las mascarillas médicas y respiradores del tipo N95, FFP2 o equivalentes se recomiendan y deben reservarse para los trabajadores sanitarios que están atendiendo a pacientes[6]. **El contacto cercano con personas con infección probable o confirmada por el virus de la COVID-19 y su entorno es la principal vía de transmisión, lo que significa que los trabajadores sanitarios son los más expuestos.**

Cualquier persona que esté enferma y presente síntomas leves, como dolores musculares, tos leve, dolor de garganta o cansancio, <u>*debe aislarse en su casa*</u> **y** <u>*usar una mascarilla médica de conformidad con la recomendación de la OMS*</u> **sobre el cuidado en el hogar de los pacientes con**

posible infección por el virus de la COVID-19. Al toser, estornudar o hablar se pueden generar gotículas que causan la propagación de la infección. Estas gotículas pueden llegar a la cara de otras personas cercanas y caer en el entorno circundante. El hecho de que una persona infectada que tose, estornuda o habla lleve una mascarilla médica puede ayudar a proteger de la infección a quienes están cerca.

XVIII. PROFILAXIS CONTRA COVID-19
Protéjase a sí mismo y a los demás contra la COVID-19

Si la COVID-19 se propaga en su comunidad, manténgase seguro mediante la adopción de algunas sencillas medidas de precaución, por ejemplo, *mantener el distanciamiento físico, llevar mascarilla, ventilar bien las habitaciones, evitar las aglomeraciones, lavarse las manos* y, *al toser, cubrirse la boca y la nariz* con el codo flexionado o con un pañuelo. Consulte las recomendaciones locales del lugar en el que vive y trabaja. ¡Hágalo!

• Guarde al menos 1 metro de distancia entre usted y otras personas, a fin de reducir su riesgo de infección cuando otros tosen, estornudan o hablan. Mantenga una distancia aún mayor entre usted y otras personas en espacios interiores. Cuanto mayor distancia, mejor.

• Convierta el uso de la mascarilla en una parte normal de su interacción con otras personas. Utilice una mascarilla de tela, a menos que pertenezca usted a un grupo de riesgo determinado. Esto es especialmente importante cuando no pueda mantener la distancia física, en particular en entornos de aglomeraciones y en interiores poco ventilados. *Utilice una mascarilla médica/quirúrgica si:*
- Es mayor de 60 años
- Tiene enfermedades preexistentes,
- Se siente mal y/o
- Está cuidando a un miembro de la familia enfermo.

- Evite las 3 "C": espacios cerrados, congestionados o que entrañen contactos cercanos.

Se han notificado brotes en ~~restaurantes,~~ ensayos de coros, clases de gimnasia, clubes nocturnos, ~~oficinas~~ y lugares de culto en los que se han reunido **personas**, con frecuencia en lugares interiores abarrotados en los que se suele hablar en voz alta, gritar, resoplar o cantar[7].

Los riesgos de contagio con el virus de la COVID-19 son más altos en espacios abarrotados e insuficientemente ventilados *en los que las personas infectadas pasan mucho tiempo juntas y muy cerca unas de otras.* Al parecer, en esos entornos *el virus se propaga* con mayor facilidad *por medio de gotículas respiratorias o aerosoles*, por lo que es aún más importante adoptar precauciones.

Reúnase al aire libre. Las reuniones al aire libre son más seguras que en interiores, en particular si los espacios interiores son pequeños y carecen de circulación de aire exterior.

La OMS ha publicado Preguntas y respuestas sobre la ventilación y el aire acondicionado, tanto para el público en general como para las personas que gestionan espacios y edificios públicos:

Los sistemas de aire acondicionado y ventilación que estén bien mantenidos y operados no deben aumentar el riesgo de transmisión de virus. Los *ventiladores son seguros en las habitaciones de uso individual. Los ventiladores para la circulación del aire en espacios colectivos deben evitarse* los sistemas de aire acondicionado y *ventilación industrial* para edificios residenciales y de alta ocupación (edificios gubernamentales, escuelas, hoteles y hospitales) deben ser inspeccionados, mantenidos y limpiados regularmente para evitar la transmisión. Incluso en ambientes bien ventilados, las personas deben seguir siguiendo las recomendaciones de distanciamiento físico e higiene frecuente de las manos. Establezca temperaturas entre 24°C/75°F y 27°C/80,5°F para refrigeración durante las condiciones climáticas más cálidas, y RH entre 50% y 60%.

XIX. TOMA DE MUESTRAS Y RECEPCION EN EL LABORATORIO PARA DIAGNOSTICO CLINICO

Actualmente, existen 4 tipos de pruebas en el mercado, conoce cada una de ellas con mayor profundidad:

1.- Polymerase Chain Reaction (PCR).

2.- Prueba rápida de detección de antígeno (Ag).

3.- Prueba rápida de detección de anticuerpos totales o específicos (Ac). (IgG, IgM)[8.]

4. Pruebas para detección de Anticuerpos específicos.

1.- Polymerase Chain Reaction (PCR). Que en español se traduce como Reacción en cadena de la <u>POLIMERASA</u>). Es una técnica muy empleada en Biología Molecular y se usa para amplificar un segmento de ADN. El ADN (ácido desoxirribonucleico) es nuestro material genético.

En el caso de COVID19, la muestra se EXTRAE DE LOS PACIENTES SUPUESTAMENTE INFECTADOS CON UN HISOPO A PARTIR DE NARIZ Y GARGANTA (Fig. 78). Es muy importante que la toma de muestras sea adecuada. Si el virus no está en la muestra, la PCR no puede detectarlo.

Fig 78. Toma de muestra

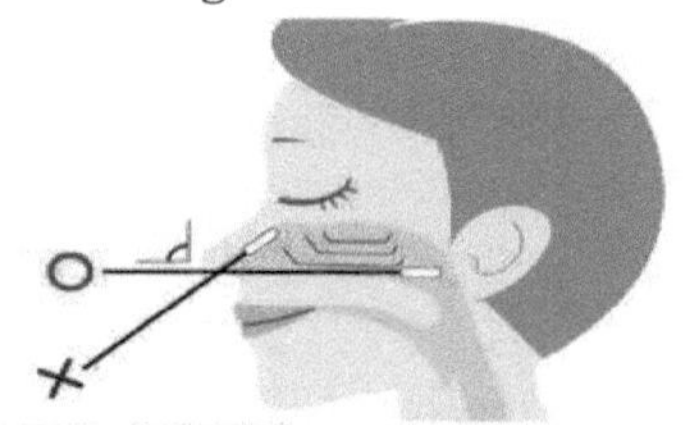

ELSEVIER. 2020

Las bases **teóricas** de la reacción de PCR son simples. En la reacción intervienen *tres segmentos de ADN*: *el segmento de doble cadena que queremos amplificar,* y *dos pequeños fragmentos de cadena sencilla, los oligonucleótidos (primers u oligos),* que tienen la misma secuencia que los extremos flanqueantes *del ADN molde*. Además, participan en la reacción la *enzima taq polimerasa (taq), deoxinucleótidos-trifosfato (dntps), sales, y un tampón.*

Esta prueba es muy importante porque algunos virus no tienen ADN como ácido nucleico sino que tienen ARN. Es el caso de Sars-Cov-2. Y es muy importante porque como dijimos al principio la PCR es una técnica que se usa para amplificar un segmento de ADN. Solo funciona con ADN, con las 4 letras del ADN: A,C,T,G. *Entonces si quisiésemos detectar el Sars-Cov-2, tendríamos que hacer algo con su ARN para poder amplificarlo*. Y lo hacemos, claro que sí!!.............Hacemos la *transcripción reversa o retrotranscripción* con la que somos capaces *de generar una cadena de ácido desoxirribonucleico (ADN) que llamamos ADN complementario (ADNc) a partir de ARN.* Lo hacemos gracias a *una enzima la transcriptasa inversa o retrotranscriptasa. Este proceso explica las letras RT (retrotranscripción) que se ponen antes de la PCR, para indicar que debemos transformar el RNA del virus en cDNA para poder amplificarlo.*

Ahora sí, Ya tenemos el ADN o el cDNA (ADN complementario). Pero una cadena de ADN o de ARN *es muy difícil de detectar*. Tenemos que *"amplificarla".*

Gracias *a otra enzima, la ADN polimerasa*. Es una enzima que *copia* las "letras" de la cadena de ADN ayudándose de una señal, que es una secuencia corta de nucleótidos: A,C,T,G (una frase corta de letras), que se une al ADN y le *indica* a la polimerasa donde tiene que *empezar a copiar.* Si nosotros conocemos la secuencia de lo que queremos detectar, *diseñamos dos señales o "primers" en español "prebases", (oligonucleótidos iniciadores) al principio y al final de la secuencia "diana"*. Así le enseñamos a la polimerasa que es lo que tiene que **copiar empleando los "ladrillos o nucleótidos"** que también le **tenemos que proporcionar**. Y empieza la reacción:

1.   Calentamos la muestra a 95ºC. Así las hebras de ADN se abren (desnaturalización)

2.   Enfriamos la muestra a unos 55-60 ºC: así nuestros primers se unen a la secuencia diana. En nuestro caso del coronavirus, se unirían a las secuencias del virus si es que está presente en nuestra muestra. Es el (alineamiento).

3.   Y ahora calentamos a 72ºC que es la temperatura adecuada para que nuestra polimerasa copie la secuencia empezando en las señales que le hemos indicado (primers). Esto se conoce como (Extensión).

<u>La extensión comienza siempre en el extremo 3' del iniciador</u> creando una <u>doble tira a partir de cada una de las hebras individuales</u>. La Taq ADN polimerasa sintetiza exclusivamente en la dirección 5' a 3'. No obstante los nucleótidos libres en la solución sólo se añaden al extremo 3' del iniciador, construyendo la tira complementaria de la secuencia de ADN. (Cuadro 16).

Cuadro 16. Fases de la prueba diagnostica PCR

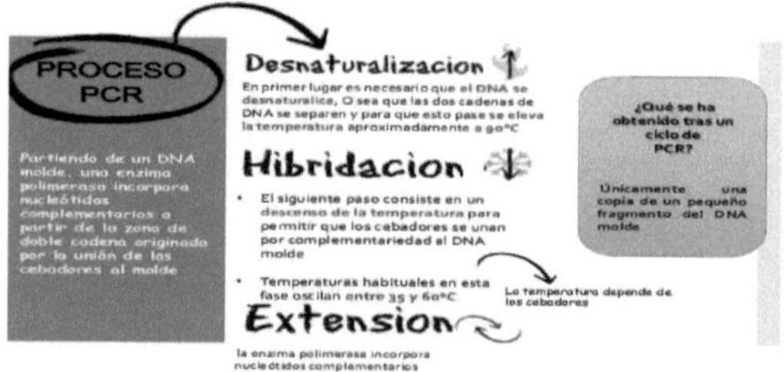

Fuente: Universidad Autonoma de Yucatan. Reaccion en cadena de la polimerasa. LinkedIn SlideShare

Cada una de estas 3 fases dura solo segundos o minutos[9] **En cada ciclo se llevan a cabo estos 3 pasos y eso significa que si la secuencia diana está en nuestra muestra, en cada ciclo se duplica la cantidad de ADN. Y este ciclo dura menos de 10 minutos. Empleamos unas máquinas que producen los**

cambios de temperatura de forma rápida y que se llaman **termocicladores** (Imagen 7). **Pasamos de 2 copias a 4 y de ahí a 8, a 16, a 32, a 64, a 128…**

LABORATORIO.- se trata de disponer en un tubo de ensayo el ADN de la especie objeto de estudio. Además debemos añadir en dicho tubo *un par de oligonucleótidos* que actúen como cebadores para la ADN polimerasa. La elección de estos oligonucleótidos (cebadores o *primers)* es crucial dado que han de _delimitar la región a amplificar_ (Esquema 35). En concreto, deben ser complementarios a cada uno de los extremos 3´ de la región a amplificar:

Imagen 7. Termociclador

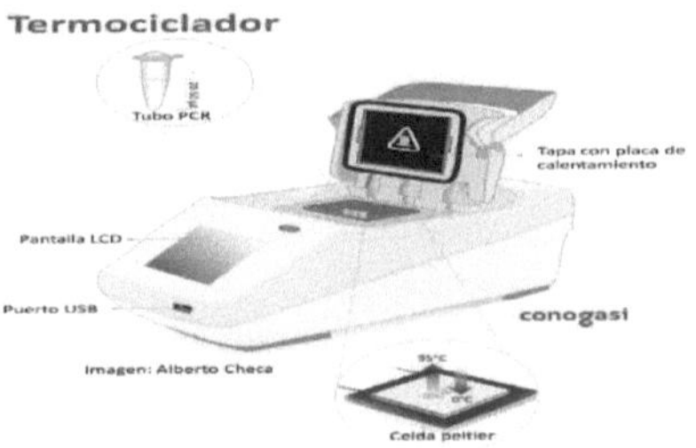

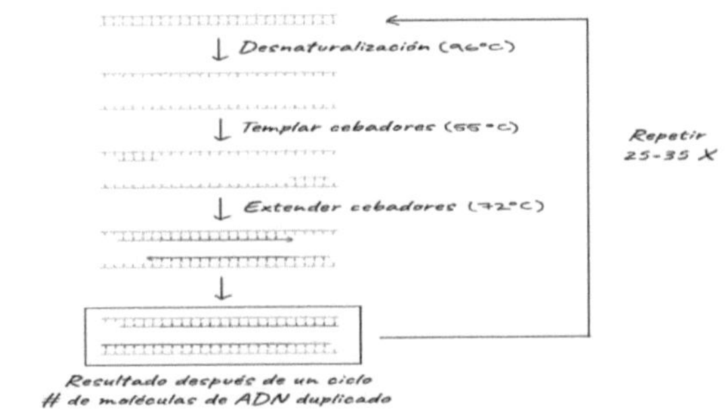

Fuente: Alberto Checa Rojas. PCR: Reacción en cadena de la polimerasa. 2020, agosto 21

Esquema 35. Desnaturalización- primers-extension prueba PCR

Fuente: Khan Academy.
2020

Cuando los cebadores se unen al molde, la polimerasa los extiende y la región que se encuentra entre ellos se copia (Esquema 36).

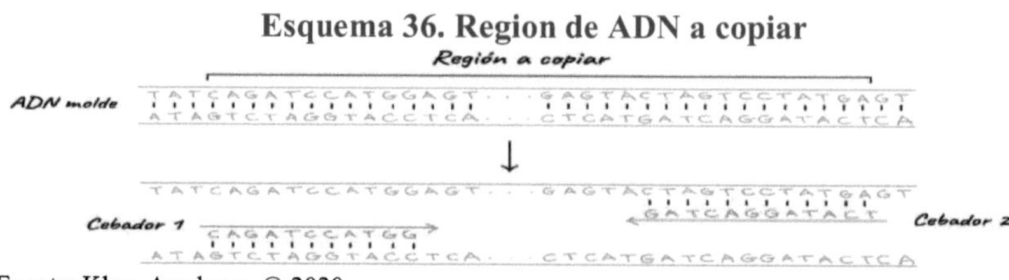

Fuente: Khan Academy. © 2020

Primers, iniciador ocebador, oligoelementos u oligonucleótidos….

Los oligonucleótidos son polímeros (macromoléculas generalmente orgánicas formadas por la unión de moléculas más pequeñas llamadas monómeros cortos) **del ácido nucléico usados en la investigación, pruebas genéticas y medecina legal. Los primers** son *fragmentos complementarios* **que se van a unir a cada una de las dos cadenas separadas del templado de ADN.**

El cebador o primer es una secuencia corta de ácido nucleico que contiene un grupo 3'hidroxilo libre que forma pares de bases complementarios a una hebra molde   y actúa como punto de inicio para la adición de nucleótidos con el fin de copiar la hebra molde[10]. **_Está formado por nucleótidos de ácido ribonucleico (ARN)_ (éste es sintetizado por la ARN primasa), que permite que la ADN polimerasa III comience la síntesis de la nueva cadena de ADN (Esquema 37). El cebador es la secuencia de inicio en la replicación de la cadena.** *Además del ADN y de los primers, es necesario añadir al tubo de reacción los 4 tipos de desoxirribonucleótidos trifosfatos (dNTPs) que componen el ADN (dATP, dGTP, dTTP y dCTP, en una mezcla equimolar de cada uno de ellos)*, **los** *cuatro didesoxirribonucleótidos* **trifosfato (ddATP, ddGTP, ddCTP y ddTTP) que son utilizados por la ADN polimerasa para construir la nueva hebra, pero una vez incorporados, impiden la adición de nuevos nucleótidos. Por supuesto, añadiremos por último también la ADN polimerasa que, en este caso, ha de ser una polimerasa especial capaz de resistir las elevadas temperaturas a la que vamos a someter a nuestro tubo de reacción. Dicha ADN polimerasa es la llamada Taq-polimerasa aislada de la bacteria Thermus aquaticus.**

La secuenciación se lleva a cabo en cuatro tubos. Cada tubo contiene el molde (ADN), el cebador, los cuatro desoxirribonucleótidos trifosfato (dNTP), la polimerasa y un didesoxirribonucleótido trifosfato (ddNTP) distinto en cada caso.

Esquema 37. Pasos de replicación del ADN

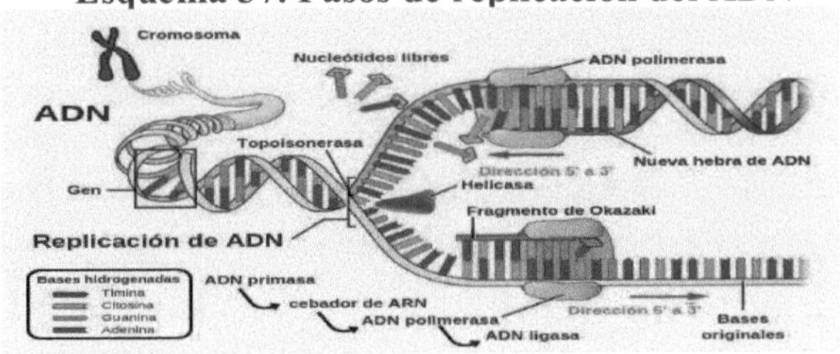

Fuente: Jacqueline Kozek. biology.about.com

En el primer ciclo, se utiliza como molde una secuencia de dsDNA. Las dos hebras se desnaturalizan por calor (± 94°C) y los dos oligonucleótidos sintéticos (primers) hibridan con sus respectivas secuencias en dirección 5'→ 3' (los extremos 3' de ambos primers quedan enfrentados). La Taq DNA polimerasa inicia la síntesis en el extremo 3' de cada primer (por lo tanto, en dirección 5' → 3') originando nuevos sitios de unión para los primers (Esquema 38). El resultado neto después del primer ciclo de amplificación es *dos copias "degeneradas" (de diferente longitud) del DNA original*, de tal forma que al final de todos los ciclos, se obtiene una acumulación de dichos "productos cortos".

Esquema 38 . Primer ciclo de replicacion del ADN

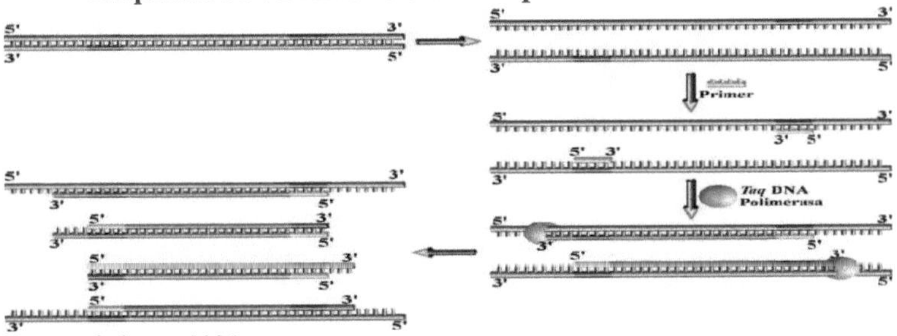

Fuente: www.cultek.xom 2006

Los primers son moleculas cortas de una sola hebra de ADN de 15-40bp (bp= es un dimero un subproducto potencial en polimerización en cadena) con una marca de biotina 5' al final para ayudar a la detección. El ADN polimeraza requiere *primers* para iniciar su *replicacion*. La replicación es ordenada y secuencial, <u>empieza</u> en puntos concretos y transcurre en forma <u>bidireccional</u> : la *hebra conductora se sintetiza en continuo* y *la hebra retardada se sintetiza en fragmentos* (fragmentos de Okazaki) a partir de un RNA cebador, esto es lo que hace a la replicación <u>semidiscontinua;</u> ambas hebras se sintetizan en dirección 5' > 3' (Esquemas 39 y 40).

Esquema 39. Enzimas implicadas en la replicación del ADN

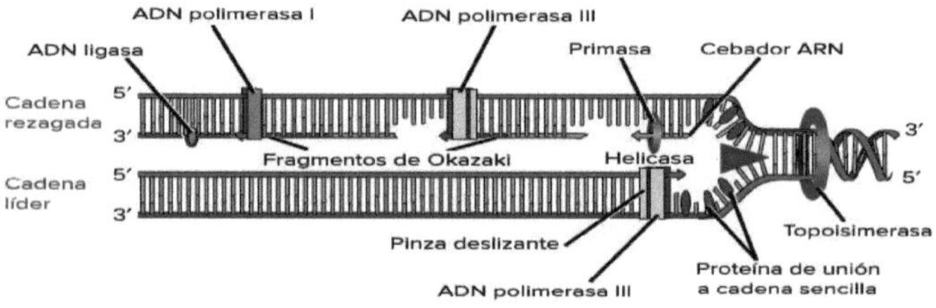

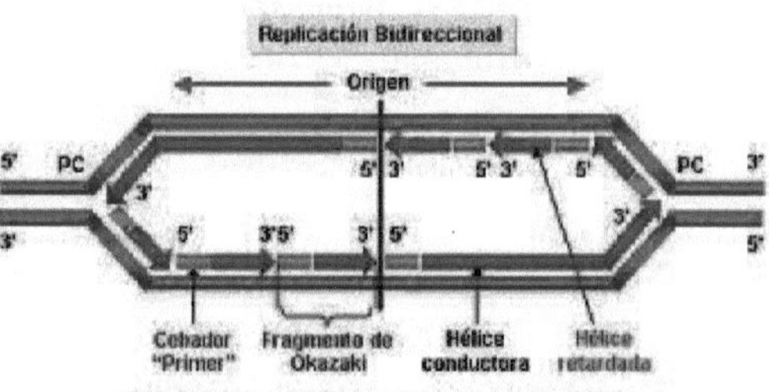

Fuente: Khan Academy.

Esquema 40.

Fuente: Bramhill, D., and Kornberg, A. 1988. A model for initiation at origins of DNA replication. *Cell* 54:915-18

El número de moléculas de ADN casi puede duplicarse en cada ciclo. La siguiente imagen muestra este patrón de crecimiento exponencial (Esquema 41).

Esquema 41. Ciclo 1-2-3 de replicación de ADN

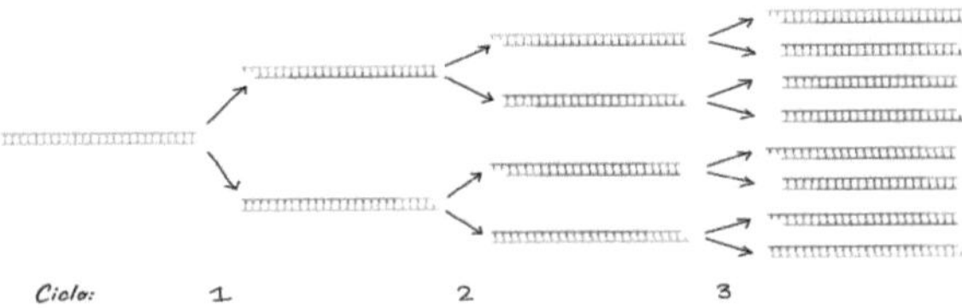

Fuente: Khan Academy. 2020

Sustratos y Enzimas…...

En la síntesis del DNA se necesita sustratos activados, dNTP (desoxinucleotidos trifosfato). En la horquilla de replicación el DNA progenitor se desenrolla (actuando la helicasa y la topoisomerasa) y se sintetizan las dos hebras nuevas de DNA, complementarias de las dos existentes en el DNA padre (actúan la primasa, la DNA polimerasa y DNA ligasa). Se llama horquilla de replicación al lugar donde se producen simultáneamente el desenrollamiento del *DNA padre* y la síntesis de las *hebras hijas* o de novo de DNA (Esquema 42). La replicación comienza con el desenrollamiento en el punto origen[11,12].

Esquema 42. Replicacion del modelo de doble helice

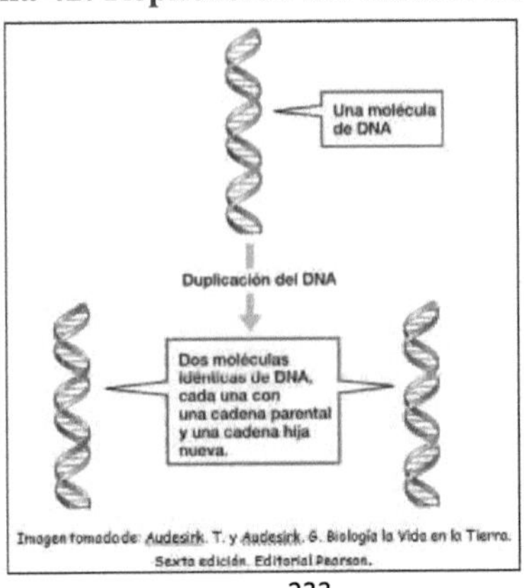

Todos los virus ARN codifican su polimerasa ARN. En el método PCR se emplea un par de cebadores, uno en el extremo 3' y el otro complementario para la otra hebra. Son de aproximadamente 20 nucleótidos, porque es la cantidad necesaria para que de manera probable se una a un sitio específico para hibridar con el ADN de la muestra y definir la región del ADN que será amplificada (Esquema 43).

Esquema 43. Reacción en cadena de la polimerasa

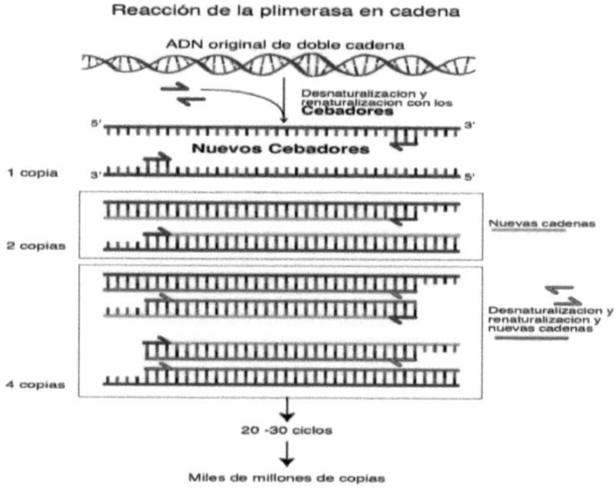

Reacción de la plimerasa en cadena

ADN original de doble cadena

Desnaturalizacion y renaturalizacion con los Cebadores

Nuevos Cebadores

1 copia

2 copias

Nuevas cadenas

Desnaturalizacion y renaturalizacion y nuevas cadenas

4 copias

20 -30 ciclos

Miles de millones de copias

Fuente: National Human Genome Research Institute. 2019

Los oligonucleótidos se componen de 13 a 25 nucleótidos (los nucleótios están formados por una molécula de azúcar (ribosa en el ARN o desoxirribosa en el ADN) unido a un grupo fosfato y una base nitrogenada. La teoría también permite saber que se los nucleótidos son moléculas con una gran cantidad de <u>energía</u> **almacenada, razón por la cual son muy aprovechadas en el marco de los procesos metabólicos para transferir energía**[13]**. Las bases utilizadas en el** *ADN son la adenina (A), citosina (C), guanina (G) y timina (T).* <u>*En el ARN, la base uracilo (U) ocupa el lugar de la timina*</u>*..* **y se diseñan generalmente para** *cruzar por hibridación* (hibridación a la interacción de orbitales atómicos dentro de un átomo para formar nuevos orbitales híbridos.

Los orbitales atómicos híbridos son los que se superponen en la formación de los enlaces, dentro de la teoría del enlace de valencia, y justifican la geometría molecular específicamente a las series de DNA o del ARN. _¿Que es la hibridacion Sp?_ Significa que combina un orbital s con uno p para formar 2 orbitales híbridos…. Hibridación Química: combinar un orbital s con dos p sp2, significa que combina un orbital s con 3 p sp3, significa que se combina un orbital s 2p y 3d sp2 3d. La hibridación química es la "mezcla" de los orbitales atómicos.

Se necesita un partidor porque la mayoría de ADN polimerasas, enzimas que catalizan la replicación del ADN, no pueden empezar a sintetizar una nueva cadena de ADN de la nada, sino que solo pueden añadir nucléotidos a una hebra preexistente, se requieren porque las enzimas que catalizan esta reaccion. ADN polimerasas I y III, sólo pueden añadir nuevos nucleótidos (moléculas que constituyen la base del ADN) a una cadena existente de ADN ella no es capaz de crear por sí misma una cadena de ADN sin un punto de partida[14]. _La polimerasa inicia la replicación en el extremo 3' del cebador, y copia la cadena opuesta._

En la mayoría de los casos de replicación de ADN natural, el cebador para la síntesis de ADN y su replicación es una porción pequeña de ARN. Este ARN es producido por la enzima primasa, la cual después es removida y es reemplazada por ADN gracias a la polimerasa de reparación.

Desde el punto de vista del mecanismo, la transcripción es semejante a la replicación del ADN. Es una reacción de polimerización, se utilizan sustratos activados (nucleósidos trifosfato), se necesita un molde (de ahí el nombre de síntesis de ARN dependiente de ADN), la dirección de SÍNTESIS DE ADN solo ocurre en dirección 5' a 3' no puede ser leída directamente, esto se soluciona **leyendo pequeños fragmentos (fragmentos de Okazaki)** que crecen en el sentido 5´-3´y que más tarde se unen[15]. Esta es la hebra retardada, llamada de esta forma porque su síntesis es más lenta (la lectura se hace en el sentido 3´-5) es leída por la ADN polimerasa III.

* La principal Diferencia entre el nucleótido y el nucleósido es que el nucleótido es el precursor tanto del ADN como del ARN, mientras que el nucleósido es el precursor del nucleótido (Fórmulas químicas 4 y 5). Existen diferentes nucleósidos que conforman los ácidos nucléicos (ADN y ARN) también existen el mismo tipo de nucleótidos. Además del ATP, se tienen el GTP, CTP, UTP, para el ARN[16]. Para el ADN tendríamos el dATP, dGTP, dCTP y TTP, donde la letra d nos indica que se forma con el azúcar desoxirriobsa, del ADN.

Formula química 4. Nucleótido

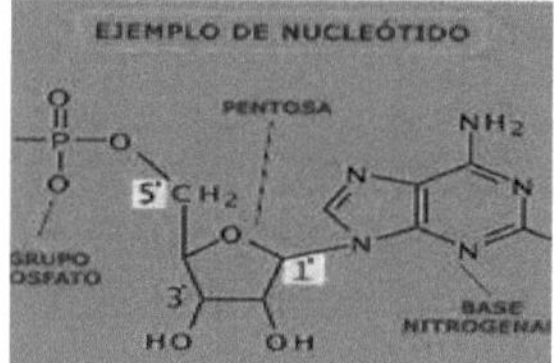

Fuente: juntadeandalucia.es

Formula 5. química Nucleósido-Nucleótido

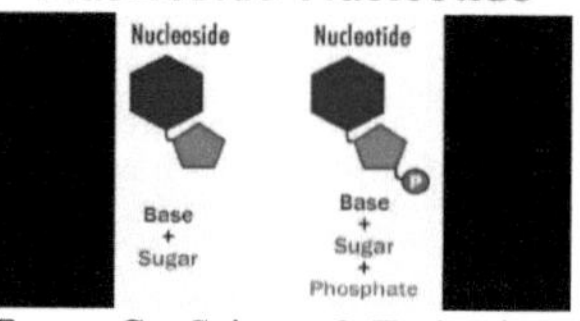

Fuente:Get Science & Technology

Se denomina *transcripción* al proceso de trasvase de información, contenida en el ADN, a una molécula de ARN. Constituye el primer paso en la expresión de los genes y mediante esta ruta se sintetizan todos los tipos de ARN que existen en las células. A primera vista, las cadenas de ARN y ADN pueden parecer similares, con un grupo OH en la posición 2´de la pentosa y la sustitución de la T por U como únicas diferencias[1]

Tabla 9. Oligonucleótidos (primers) disponibles

OLIGO	SECUENCIA	Nº NUCLEOT
T3	5´ AAT TAA CCC TCA CTA AAG GG 3´	20
T7	5´ TAA TAC GAC TCA CTA TAG GG 3´	20
Sp 6	5´ GAT TTA GGT GAC ACT ATA G 3´	19
M13/pUC Reverse primer	5´ CAG GAA ACA GCT ATG AC 3´	17
M13 (-20) Forward primer	5´ GTA AAA CGA CGG CCA GT 3´	17
Reverse (-48)	5´ AGC GGA TAA CAA TTT CAC ACA GGA 3´	24
M13 / pUC Forward (-40)	5´ GTT TTC CCA GTC ACG AC 3´	17
SK (17 mer)	5´ TCT AGA ACT AGT GGA TC 3´	17
KS (17 mer)	5´ CGA GGT CGA CGG TAT CG 3´	17
Lambda gt 11 Forward	5´ GGT GGC GAC GAC TCC TGG AGC CCG 3´	24
Lambda gt 11 Reverse	5´ TTG ACA CCA GAC CAA CTG GTA ATG 3´	24
Lambda gt 10 Forward	5´ AGC AAG TTC AGC CTG GTT AAG 3´	21
Lambda gt 10 Reverse	5´ CTT ATG AGT ATT TCT TCC AGG GTA 3´	24
pGEX 5´	5´ GGG CTG GCA AGC CAC GTT TGG TG 3´	23
PGEX 3´	5´ CCG GGA GCT GCA TGT GTC AGA GG 3´	23
pMal E	5´ GGT CGT CAG ACT GTC GAT GAA GCC 3´	24
GL primer 2	5´ CTT TAT GTT TTT GGC GTC TTC CA 3´	23
EGFP-N	5´ CGT CGC CGT CCA GCT CGA CCA G 3´	22
EGFP-C	5´ ATG GTC CTG CTG GAG TTC GT 3´	20
GFP-N	5´ CAT CAC CAT CTA ATT CAA CAA G 3´	22
GFP-C	5´ GGT CCT TCT TGA GTT TGT AAC AG 3´	22

Fuente. Manual de Secuenciación Automática a de ADN del Centro Mixto CSIC-UAM. Instituto de Investigaciones Biomédicas "Alberto Sols"

Tabla 10. Criterios principales selección de primers

Tamaño	20-25 nucleótidos de longitud
Tamaño ideal	generalmente: 18-30 nucleótidos de longitud
Base en el extremo 3'	Debe ser una G o una C
Temperaturas de fusión (Tm)	50-65 °C
contenido GC	40-60%
Auto-complementariedad	Debe ser evitada Para minimizar la formación de estructuras secundarias y los dimeros de primer
Similaridad	Debe tener un 100% de apareamiento con el molde

Fuente: Universidad Nacional Autónoma de México. Instituto de Biotecnología Métodos Físico-Químicos PCR. 2004

2.-. Prueba rápida de detección de antígeno (Ag).

Se basa en la detección de proteínas de la cápside del virus (cubierta exterior del virus) y _permite identificar pacientes contagiados 2 días después de haberse establecido la infección_ en el mejor de los casos (periodo ventana mínimo). Es una prueba altamente sensible y específica indicada preferencialmente como herramienta de _diagnóstico agudo/precoz_ en _pacientes sintomáticos y asintomáticos_ y para _seguimiento de pacientes infectados._

Esta es una prueba de elección para _uso masivo_ con fines de contención.

Requisitos técnicos: La prueba puede realizarse in situ en el lugar de toma de la muestra ya que se analiza en dispositivo móvil (point of care).
Muestra: Exudado nasofaríngeo.
Plazo de entrega: 10-15 min después de recogida de la muestra[17].

La Prueba de antígeno para la COVID-19 puede ser más práctica si necesita usarse en un gran número de personas. El resultado positivo de una prueba de antígeno se considera muy exacto, pero hay más posibilidad de tener un resultado falso negativo — así que, al hacer esta prueba, es posible estar infectado con el virus pero tener un resultado negativo. Según la situación, el médico podría recomendar una prueba RCP para confirmar un resultado negativo de la prueba de antígeno[18].

3. Prueba rápida de detección de anticuerpos (Ac). NO SE RECOMIENDA
Se basa en la detección de anticuerpos IgG e IgM generados por el sistema inmunitario del paciente tras producirse el contagio. Permite identificar pacientes infectados entre 6-7 días después de haberse producido el contagio, en el mejor de los casos. Debido a este largo periodo ventana, su uso aislado como herramienta de diagnóstico agudo/precoz no está aconsejado puesto que puede dar lugar a un número elevado de FALSOS NEGATIVOS. Por el mismo motivo, no se recomienda su uso aislado para identificación de pacientes asintomáticos, ni seguimiento de negativización de pacientes infectados.

Teniendo en cuenta todo lo anterior, no debería considerarse una prueba de elección para uso masivo con fines de contención en este momento de comienzo de la epidemia. Su uso está principalmente indicado para realizar estudios epidemiológicos ya que puede ofrecer información muy útil para establecer el número de pacientes que han estado infectados[19].

Requisitos técnicos: La prueba puede realizarse in situ en el lugar de toma de la muestra ya que la lectura se hace en el dispositivo de análisis visualmente.

Muestra: Sangre capilar de la yema del dedo.

Plazo de entrega: 10-15 min después de recogida de la muestra.

4. Pruebas para detección de Anticuerpos específicos. NO SE RECOMIENDA

Esta prueba *se basa en la detección individual de Anticuerpos IgA, IgM o IgG*. **Permiten identificar** <u>pacientes infectados entre 4-8 días</u> **después de haberse producido el contagio en el mejor de los casos.**

No se recomienda su uso como herramienta de <u>diagnóstico agudo/precoz</u> **puesto que puede dar lugar a un número** <u>elevado de FALSOS NEGATIVOS</u>**. Asimismo, no se recomienda su uso aislado para identificación de pacientes asintomáticos,** <u>ni</u> **seguimiento de pacientes infectados como primera opción ya que, aunque puede ofrecer información relevante a nivel de seroconversión, no "ayuda demasiado" al manejo del paciente ni a la comprobación de su negativización.**

No deberían considerarse pruebas de elección para <u>uso masivo con fines de contención</u>**.**

Estas pruebas están indicadas para la realización de <u>estudios epidemiológicos</u> **en FASES PRÓXIMAS DE LA EVOLUCIÓN DE LA EPIDEMIA.**

Requisitos técnicos: La prueba es un Inmuno-ensayo ELISA y por tanto debe realizarse en laboratorio.

Muestra: Sangre.

Plazo de entrega: en función de la organización del laboratorio.

Recientemente se ha descrito que la mediana del tiempo de seroconversión *para anticuerpos totales (Ab) desde el inicio de los síntomas es en día 11, para IgM en el día 12 y para IgG en el día 14*…. **La presencia de anticuerpos fue <40% entre los pacientes dentro de 1 semana desde el inicio, y** *aumentó rápidamente a 100% (Ab), 94.3% (IgM) y 79.8% (IgG) desde el día 15 después*

<u>*del inicio de la sintomatología.*</u> **En base a estos resultados la detección de IgM sería ligeramente más precoz que las IgG** (Tabla 11).

Dicho estudio fue realizado mediante un método comercializado de ELISA. En el mismo trabajo se determinó la sensibilidad de anticuerpos totales siendo de 38%, 89% y 100% en la primera, segunda y tercera semana, respectivamente. Sin embargo, no disponemos de la información para considerar si estos tiempos son válidos usando la inmunocromatografía. Tampoco conocemos si en pacientes asintomáticos la cinética de la respuesta inmunitaria es similar o no[20].

Tabla 11. Recomendaciones de SEIMC (sociedad española de enfermedades infecciosas y microbiología clínica) sobre el uso de las pruebas de detección de anticuerpos

Días después del inicio de los síntomas	IgM		IgG	
	N (+)	Sensibilidad (%, 95%CI)	N (+)	Sensibilidad (%, 95%CI)
1-7	27	28.7 (19,9; 39.0)	18	19 (11,8; 28,6)
8-14	99	73.3 (65; 80)	73	54 (45,3; 62,7)
15-39	83	94 (87; 98)	71	79,8 (69,9; 87-6)

Fuente: * Zhao J, Yuan Q, Wang H, et al. Antibody responses to SARS-CoV-2 in patients of novel coronavirus disease 2019

XX. INMUNIDAD
Inmunidad colectiva

Hay dos caminos a la inmunidad colectiva para la COVID-19 — las vacunas y la infección natural.

VACUNAS

Vacuna. Es una suspensión de microorganismos vivos atenuados, muertos o inactivados, fracciones de estos o partículas proteicas, polisacáridos, recombinantes o ácidos nucleicos de patógenos que <u>*al ser administradas se*</u>

<u>*distribuyen en el sistema inmunológico e inducen una respuesta inmune específica que inactivan, destruyen o suprimen al patógeno previniendo la enfermedad contra la que está dirigida.*</u> El resultado de la vacuna en el organismo es la capacidad de que el agente patógeno se multiplique y produzca inmunidad, sin causar enfermedad.

- Vacunas vivas atenuadas. Son producidas por modificación de los virus o bacterias que producen la enfermedad.

- Vacunas muertas o inactivadas. Se obtiene inactivando los microorganismos por métodos químicos o físicos. Inducen una respuesta inmune de menor intensidad y duración. Pueden ser virus, bacterias o sus componentes y toxinas.

- Vacuna de polisacáridos conjugados. Son aquellas en las cuales un polisacárido es unido químicamente a una proteína; lo que le da mayor potencia.

- Vacunas recombinantes. Vacuna de antígeno protéico obtenido mediante la inserción (recombinación genética) en un microorganismo (levadura) o en un cultivo celular de un fragmento apropiado, habitualmente un plásmido bacteriano que contiene un gen o segmento de ADN que codifica el antígeno deseado. Se producen por ingeniería genética[21].

Una vacuna contra el virus que causa la COVID-19 sería el <u>*acercamiento ideal para lograr la inmunidad colectiva.*</u> *Las vacunas* crean inmunidad sin causar la enfermedad ni resultar en complicaciones. *La inmunidad colectiva* hace posible proteger a la población de una enfermedad, incluyendo a aquellos que no pueden vacunarse, como los recién nacidos y los que tienen el sistema inmunitario comprometido. Usando el concepto de la inmunidad colectiva, las vacunas han controlado con éxito enfermedades contagiosas mortales como <u>la viruela, la polio, la difteria, la rubéola, y muchas otras</u>[22].

<u>*Pero lograr la inmunidad colectiva a través de la vacunación tiene desventajas*</u>. La protección de ciertas vacunas puede reducirse con el tiempo, lo que requiere que haya que volver a a dar la vacuna.

Además, algunos pueden rechazar las vacunas por objeciones religiosas, miedo a los posibles riesgos, o escepticismo sobre sus beneficios. <u>*Si la proporción de personas vacunadas en una comunidad está por debajo del umbral de inmunidad colectiva,*</u> la exposición a una enfermedad contagiosa podría resultar en que la enfermedad se trasmita rápidamente. La oposición a las vacunas puede presentar un desafío real a la inmunidad colectiva.

AVANCES DE VACUNACIÓN EN EL MUNDO

La Organización Mundial de la Salud (OMS) ha aprobado, hasta junio de 2021, seis vacunas **contra Covid-19:**

1. **La OMS** aprobó el **31 diciembre 2020:** la vacuna de Pfizer – BioNTech

NUEVA YORK Y MAINZ, Alemania - (BUSINESS WIRE) - Pfizer Inc. (NYSE: PFE) y BioNTech SE (Nasdaq: BNTX) anunciaron hoy 18 de noviembre de 2020 que, después de realizar el análisis de eficacia final en su estudio de Fase 3 en curso, su vacuna candidata para COVID-19 basada en ARNm, BNT162b2, cumplió con todos los criterios de valoración primaria de eficacia del estudio. El análisis de los datos indica una tasa de eficacia de la vacuna de 95% (p <0,0001) para su vacuna ARNm (BNT162b2) en participantes sin infección[23].

DATOS GENERALES DEL PROYECTO

Identificador de ClinicalTrials.gov: NCT04368728

Id. de protocolo único: C4591001

Título breve: Estudio para describir la seguridad, tolerabilidad, inmunogenicidad y eficacia de los candidatos a vacunas de ARN contra covid-19 en individuos

Título Oficial: Un estudio de fase 1/2/3, controlado con placebo, aleatorizado, ciego a los observadores, de búsqueda de dosis para la evaluación de la seguridad, tolerabilidad, inmunogenicidad y eficacia de los candidatos a vacuna contra el ARN del SARS-CoV-2 contra el covid-19 en individuos.

Primera presentación que cumplió con los criterios de control de calidad: 29 de abril de 2020

Publicado por primera vez: 30 de abril de 2020

Última actualización enviada que cumplía con los criterios de control de calidad: 28 de mayo de 2021

Última actualización publicada: 1 de junio de 2021

Fecha real de inicio del estudio: 29 de abril de 2020

Verificación de registros: mayo 2021

Estimado fecha de finalización principal: 2 de noviembre de 2021 [previsto]

Finalización del estudio: de 2023 [anticipado]

Medicamento regulado por la FDA de los EE. UU.: Sí

Monitoreo de datos: Sí

Fase de estudio: Fase 2/Fase3

Inscripción: 43,998 (previsto)

Edad mínima: ≥12 años de edad [estratificados como 12-15, 16-55 o >55 años de edad])[24].

2.　　La OMS aprobó el 15 febrero 2021 la vacuna de AstraZeneca – Oxford

La vacuna AZD1122, candidata para COVID-19 desarrollada por Universidad de Oxford/AstraZeneca, grupo anglosueco. Utiliza como vector viral recombinante y no replicante un <u>adenovirus de chimpancé</u> que contiene genes que codifican la expresión en superficie de la proteína S del SARS-CoV-1[25]. El ensayo de fase III de AstraZeneca demostró una eficacia de la vacuna estadísticamente significativa del 79% en la prevención del COVID-19 sintomático y del 100% en la prevención de enfermedades graves y hospitalizaciones y no presenta mayores riesgos de coágulos, según nuevos datos de Estados Unidos. El Comité de Seguridad no encontró un mayor riesgo de trombosis o eventos caracterizados por trombosis entre los 21.583 participantes que recibieron al menos una dosis de la vacuna[26]. La búsqueda específica de trombosis venosa cerebral (CVST) no encontró eventos en este ensayo

DATOS GENERALES DEL PROYECTO

Identificador de ClinicalTrials.gov: NCT04516746

Id. de protocolo único: D8110C00001

Título breve: Fase III Doble ciego, estudio controlado con placebo de AZD1222 para la prevención de COVID-19 en adultos

Título Oficial: Un estudio multicéntrico aleatorizado, doble ciego y controlado con placebo de fase III en *adultos,* para determinar la seguridad, eficacia e inmunogenicidad de AZD1222, una vacuna vectorial chAdOx1 no replicante, para la prevención de COVID-19

Primero se presentó que cumplía con los criterios de control de calidad: 17 de agosto de 2020

Publicado por primera vez: 18 de agosto de 2020 [Actual]

Última actualización enviada que cumplía con los criterios de control de calidad: 1 de julio de 2021

Última actualización publicada: 2 de julio de 2021 [Actual]

Real Fecha de inicio del estudio: 28 de agosto de 2020

Verificación de registros: julio de 2021

Real Fecha de finalización principal: 5 de marzo de 2021 [Actual]

Estimativo Fecha de finalización del estudio: 14 de febrero de 2023 [Anticipado]

Medicamento regulado por la FDA de los EE. UU.: Sí

Monitoreo de datos: Sí

Fase de estudio: Fase3

Inscripción: 32459 [Real]

Edad mínima: 18 años

Edad máxima: 130 años[27].

3.   La OMS aprobó el 12 de marzo 2021 la vacuna de Johnson & Johnson
4.   La OMS aprobó el 30 de abril de 2021 la vacuna de Moderna
5.   La OMS aprobó el 7 de mayo 2021 la vacuna de Sinopharm
6.   La OMS aprobó el 1° de junio 2021 Sinovac- CoronaVac

Las vacunas utilizan dos estrategias innovadoras (Imagenes 8). De acuerdo con el estudio liderado por Offit, se están empleando *dos metodologías* de desarrollo novedosas en el campo de la vacunación:

•   Por un lado, están las vacunas de ARN mensajero (ARNm), las cuales "nunca se han utilizado comercialmente para prevenir infecciones", afirma el estudio. Tal es el caso de aquellas que están diseñando las compañías *Pfizer y BioNTech juntos*, y la de *Moderna.*

•   La otra metodología se basa en el uso de una familia de virus del resfriado común modificados genéticamente. Ejemplo de ellos son las vacunas en las que trabajan *la Universidad de Oxford con AstraZeneca y la de Johnson & Johnson (vector riral)* [28]. Sinopharm, Sinovac-Coronavac y Covaxin (virus inactivados)

De acuerdo con el último reporte de la OMS (13 julio 2021): hay 292 vacunas en desarrollo para COVID-19, 108 en evaluación clínica y 258 de estas en fase III y 8 en fase IV[29].

Imagenes 8. Vacunas

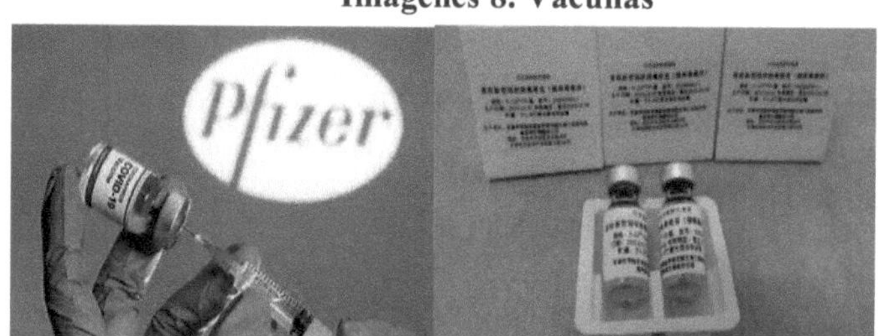

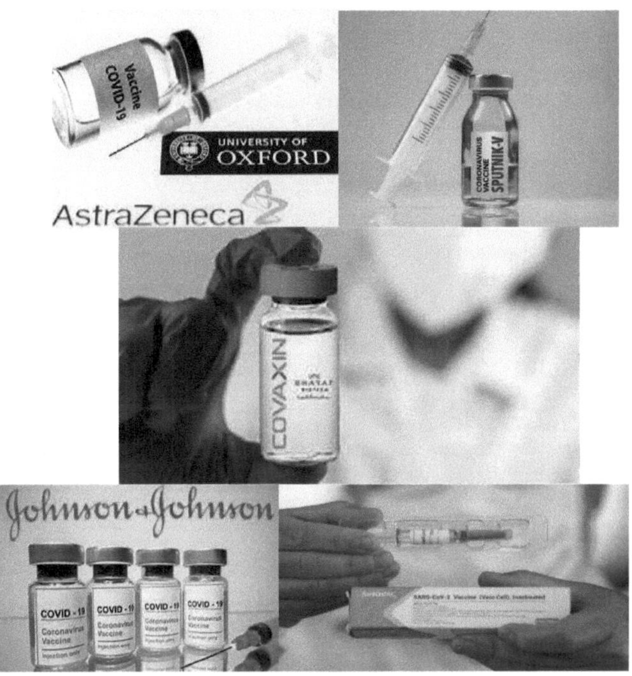

Fuente: reuters/dado ruvic/file photo

La OMS indica que una vacuna debe tener una efectividad de al menos 50%, aunque de preferencia debe tener de por lo menos un 70%.

A fecha de 10 de julio de 2021:
- Emiratos Árabes Unidos se posicionaba como el país con una mayor cobertura de vacunación contra la COVID-19, con unas 161,11 dosis administradas por cada 100 habitantes.
- Le seguían Israel y Chile con 126,20 y 128,83 dósis respectivamente
- Uruguay con 123,04 dósis
- Reino Unido con 118,80 dósis (Gráfica 3)[30].

Gráfica 3.

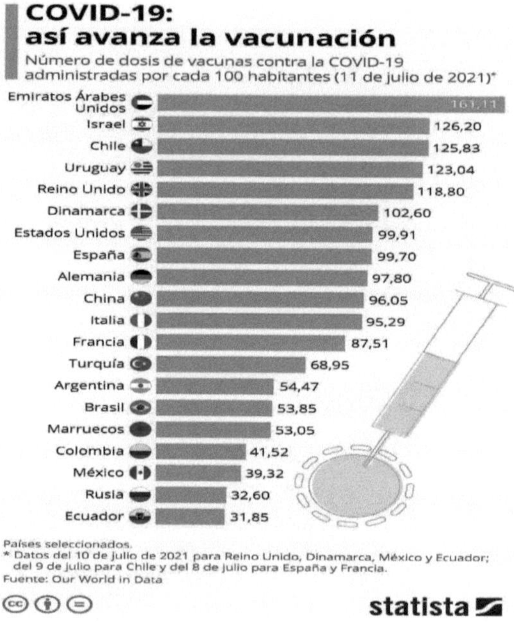

VACUNAS APROBADAS EN MÉXICO

Actualmente hay 7 vacunas autorizadas para uso de emergencia por la Cofepris (México) en diferentes fechas (Tabla 12)[31], que ya han publicado resultados en revista científicas como The Lancet, The New England Journal of Medicine, Nature Medicine entre otras de sus ensayos clínicos. Las vacunas: Pfizer y BioNtech (1), Cansino Biologics Inc (2), Oxford y AstraZeneca(3), Sputnik V Gam- CoVid-Vac (4), Sinovac CoronaVac, (5), Johnson & Johnson (6) y Covaxin (7).

Tabla 12   Vacunas aprobadas en México
Actualmente hay siete vacunas autorizadas para uso de emergencia por la Cofepris (México).

Vacunas	Fecha y dependencia regulatoria
Pfizer – BioNTech	• **2 diciembre 2020: la Agencia Reguladora de Medicamentos y Productos Sanitarios (MHRA) de Reino Unido** se convierte en la primera agencia regulatoria en otorgar **la aprobación para su uso** de la primera vacuna **COVID-19.** • **11 diciembre 2020: La** <u>Cofepris</u> y la <u>FDA</u> autorizan el **uso de emergencia.**
AstraZeneca – Oxford	• **30 diciembre 2020: la** <u>MHRA</u> **de Reino Unido** concede la autorización de uso de emergencia. • **4 enero 2021. Cofepris** <u>autorizó</u> el **uso de emergencia** de la vacuna.
Sputnik V	• **2 febrero 2021: Cofepris** autoriza su <u>uso emergencia</u>.
Sinovac	• **10 febrero 2021:** <u>Cofepris</u> autoriza su **uso emergencia.**
CanSino	• **10 febrero 2021:** Se <u>autoriza</u> su **uso emergencia.**
Covaxin	• **6 abril 2021: Cofepris** <u>autoriza</u> su **uso de emergencia.**
Johnson & Johnson	• **27 mayo 2021: Cofepris** <u>autoriza</u> su **uso de emergencia.**

Fuente: AMIF. Innovación para la vida. Blog destacado de innovación. julio 13, 2021

De acuerdo a datos actualizados el 21 de mayo de 2021, México tenía un total de cerca de 178 millones de dosis confirmadas de vacunas contra

COVID-19 a esa fecha (Gráfica 3). La vacuna vector viral de AztraZeneca, **la cual requiere dos dosis por inmunización, es de la que más dosis se confirmaron, con un total de 79,43 millones. De acuerdo con cálculos demográficos, se necesitarían más de <u>250 millones de dosis</u> para inmunizar a toda la población en el país**[32]. **Mientras que en la** gráfica 4 **se expone el programa COVAX en América Latina.**

Gráfica 4. Número de dosis confirmadas de vacunas contra covid-19 en méxico a 21 de mayo de 2021, por tipo de vacuna *(en millones)*

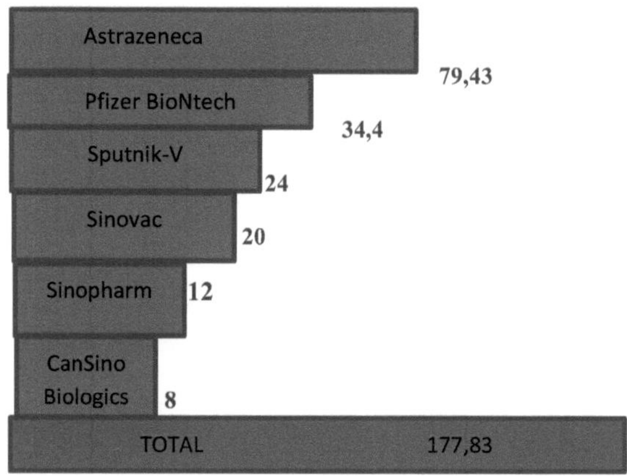

Fuente: COVID-19: dosis confirmadas de vacunas en México 2021 https://es.statista.com › ... › Estado de salud

El programa COVAX fue creado en abril de 2020 tras la pandemia del COVID-19. **un mecanismo diseñado para garantizar un acceso rápido, justo y equitativo a las vacunas contra el covid-19 en todo el mundo** (Gráfica 5).

Grafica 5. El programa COVAX en américa latina

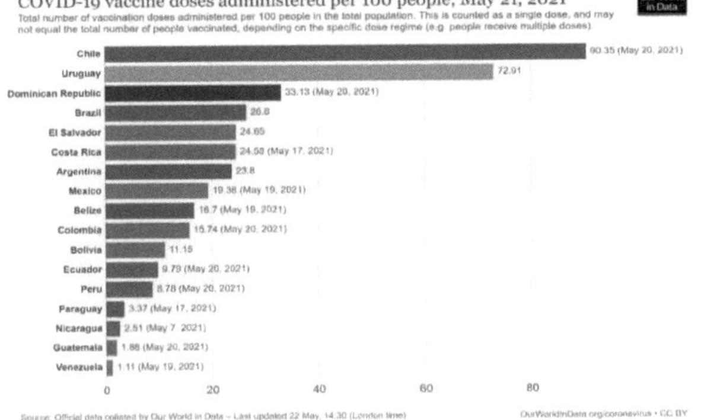

Tabla 13. Diversas empresas farmacéuticas del mundo han iniciado ensayos clínicos de fase 3 de sus vacunas contra el covid-19, en México y en otras partes del mundo

Nombre	País	Fabricante	Tecnología	Fase/almacenamiento	Autorizadas por COFEPRIS / uso de emergencia Eficacia y dósis
1. <u>Tozinameran</u>	EEUU - Alemanía	**Pfizer-BioNTech y** <u>National Institute of Allergy and Infectious Diseases</u>	**ARNm** **(BNT162b2)**	. Fase III en Alemania y EEUU abril de 2020 - diciembre de 2020 .en producción .almacenamiento -60 80°C ±70°C (6 meses)	<u>Abrobada</u> 11 de diciembre de 2020 Primera aplicación: 24 diciembre 2020 **95% eficacia**

					Dosis (2)
2. Covishield	**Inglaterra (Reino Unido) y Suecia (UE)**	Universidad de Oxford - AstraZeneca	**Adenovirus modificado de chimpancé (ChAdOx1-S), ChAdOx1 nCoV-19 o AZD1222**	. Fase III en Inglaterra, Reino Unido abril de 2020 - diciembre de **2020** . en producción .almacenamiento 2-8°C (6 meses)	<u>Aprobada</u> 4 de enero de 2021, **85% eficacia[8]** **Dosis (2)**
3. Gam- COVID-Vac (SPUTNIK V)	**Rusia**	Centro de investigación de Epidemiología y Microbiología Gamaleya-Compañía Binnofarm	**Vector viral noreplicante Adenovirus humano recombinante** **(rAd26-S - rAd5-S)**	. Fase III en Moscu y Rusia agosto de 2020 - mayo de 2021 . en producción .almacenamiento - 18.5 a -20°C (líquida) 2 - 8° liofilizada) (seis meses)	<u>Aprobada</u> 2 de febrero de 2021 **91.8% eficacia** **dosis (2)**
4. Convidicea	**China**	CanSino Biologics Inc - Beijing Institute of Biothecnology	Vector de adenovirus recombinante tipo 5, **Adenovirus humano tipo 5** <u>**Ad5-nCoV o Ad5**</u>	. Fase III en China, Canadá marzo de 2020 - enero de 2021 . en producción .almacenamiento 2-8°C	<u>Aprobada</u> 22 de marzo de 2021 **65.7% eficacia** **dosis (1)**

5. JNJ-78436735	EEUU	Janssen of Johnson & Johnson (BIDMC)	Vector viral noreplicante Adenovirus modificado Ad26.COV2.S	. Fase III en Bélgica y EEUU julio 2020 – febrero 2021 . en producción .almacenamien to 2-8°C (3 meses)	Aprobada 27 de mayo de 2020 66.3% eficacia Dosis (1)
NVX-CoV2373	EEUU	Novavax (Coalición para las Innovaciones en Preparación para Epidemias)	Subunidad de proteína ProteínaS/adyuv ante	. Fase III en EEUU	ensayos dosis (2)
Zorecimeran/CV nCoV/	Alemania	Curevac N.V. biofarmacéutic a	ARNm	Fase III en Alemania enero 2021 - diciembre 2021	ensayos dosis (2)
6. CoronaVac	China	Sinovac Life Sciences	Virus inactivado más adyuvante derivada de la cepa CZ02 de coronavirus	. Fase III en Pekin y China abril de 2020 - enero de 2021 . en producción .almacenamien to 2-8°C	Abrobada 10 de febrero del 2021 50,4-78% eficacia dosis (2)
mRNA-1273	EEUU	Moderna TX, Inc.	Dispersión de nanopartículas lipídicas que contiene ARN mensajero (ARNm-1273)	. Fase III en (EEUU) marzo de 2020 - diciembre de 2020 . en producción .almacenamien to	94.1% eficacia dosis (2)

				-25°C a -15°C - (7 meses) 2-8°C (30 días)	
7. Covaxin BBV-152	India	Bharat Biotech, Consejo indio de Investigación Médica	Virus inactivado	Fase III en India Nov de 2020 . en producción . almacenamiento (2°C a 8°C) hasta 25°C	**Aprobada** **Eficacia** **82%** dósis (2)

Esta página se editó por última vez el 26 mar 2021 a las 03:25.
El texto está disponible bajo la Licencia Creative Commons Atribución Compartir Igual 3.0;
Fuente: Gobierno del Reino Unido Reuters

El Comité de Nuevas Moléculas de la Comisión Federal para la Protección contra Riesgos Sanitarios (Cofepris), Mexico encabezada por el Dr. José Alonso Novelo Baeza, otorgó la autorización de uso de emergencia de sus candidatas a vacunas:

El pasado viernes 11 de diciembre, durante la presentación del informe diario sobre la situación de la pandemia de COVID-19 en nuestro país, el subsecretario de Prevención y Promoción de la Salud, el doctor Hugo López-Gatell, confirmó que el Comité de Nuevas Moléculas perteneciente a la Comisión Federal para la Protección Contra Riesgos Sanitarios (Cofepris), autorizó el uso de emergencia de la vacuna contra el SARS-CoV-2 desarrollada por Pfizer y BioNTech, lo que posibilita su uso legal dentro del territorio mexicano, bajo la potestad exclusiva de la Secretaría de Salud.

Hoy, 4 de enero de 2021, Cofepris autorizó la vacuna de AstraZeneca para uso de emergencia contra el virus SARS-CoV-2", publicó el funcionario

Hugo López Gatell Ramirez, subsecretario de Prevención y Promoción de la Salud.

El 2 de febrero de 2021 Otorga Cofepris autorización para uso de emergencia de vacuna Sputnik V **en el Comunicado 046/2021.**

la vacuna de CanSino **(una dosis) llegará a granel, es decir,** se importará el biofármaco (principio activo) **de China y se trasladará a la planta del laboratorio DRUGMEX en Querétaro,** donde se envasará. **Cabe resaltar que México formó parte del estudio clínico Fase 3 a nivel mundial. En la madrugada del 11 de febrero de 2021, se recibieron desde China dos contenedores refrigerados del principio activo** de la vacuna de CanSinoBio**, lo que permitirá el envasado de 2 millones de dosis en Querétaro.**

El día de hoy 22 de marzo de 2021, la Comisión Federal para la Protección Contra Riesgos Sanitarios (COFEPRIS) autorizó para el uso de emergencia los primeros tres lotes de la vacuna CanSino Biologics**, envasada en Querétaro por la farmacéutica Drugmex**[33]**.**

10 de febrero del 2021, México autoriza uso de vacuna china CoronaVac **contra covid-19.**

La Comisión Federal para la Protección Contra Riesgos Sanitarios (Cofepris) informó este martes 6 de abril de 2021 que autorizó para uso de emergencia la vacuna Covaxin **contra Covid-19, fabricada en la India por la farmacéutica Bharat Biotech**

El 27 de mayo de 2020, el Comité de Moléculas Nuevas de la Comisión Federal para la Protección contra Riesgos Sanitarios (Cofepris), dio su opinión favorable unánime para el uso de emergencia en nuestro país de la vacuna desarrollada por la empresa farmacéutica Janssen, filial de Johnson & Johnson, **cuya aprobación por el organismo regulatorio la hizo el** <u>septimo</u> **fármaco destinado a la prevención del contagio con SARS-CoV-2 en México.**

IMAGEN 9. POLÍTICA RECTORA DE VACUNACIÓN CONTRA COVID-19 EN MÉXICO

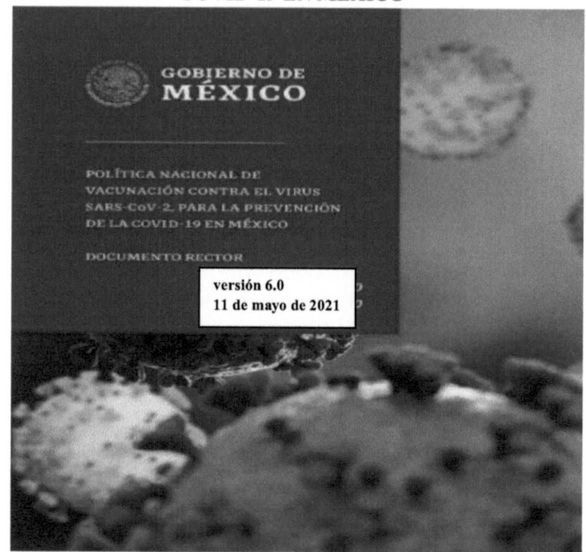

Política nacional rectora de vacunación contra el SARS-CoV-2 para la prevención de la COVID-19 en México. Documento rector

Primera edición: diciembre 2020

ISBN: En trámite

Diseño de portada: Ricardo Cortés Alcalá

Edición

>Ricardo Cortés Alcalá
>Hugo López-Gatell Ramírez
>Ruy López Ridaura
>Raúl Gómez Torres
>Xiomara Alba Ricaño
>Miriam Esther Veras Godoy
>Lucero Rodríguez Cabrera
>Nancy Herrera Castillo

Actualización: 11 de mayo de 2021

política rectora de vacunación contra covid-19

ACTUALIZACIÓN DE LA FICHA DE IDENTIFICACIÓN

NÚMERO DE REFERENCIA	PNRVC-04122020
TIPO DE DOCUMENTO	Política nacional
EN CASO DE OTRO ESPECIFICAR	
TÍTULO	Política nacional rectora de vacunación contra el virus SARS-CoV-2 para la prevención de la COVID-19
REFERENCIA TEMÁTICA	
OBJETO DEL DOCUMENTO	Definir la política nacional de vacunación contra el virus que ocasiona la enfermedad infecciosa COVID-19
FECHA DE PUBLICACIÓN	Mayo, 2021 **VIGENCIA** Hasta una nueva revisión
VERSIÓN	6.0
RESUMEN	Se presenta la política nacional para ejecutar el programa de vacunación contra el virus SARS-CoV-2. Es describen las recomendaciones del grupo técnico asesor de vacunas, los diferentes tipos de candidatos vacunales, la priorización de los grupos de población que se vacunarán, las etapas y logística de la estrategia, así como el plan de comunicación. El documento se actualizará conforme se obtenga más información científica sobre las vacunas y la vacunación
FORMATO DE DIFUSIÓN	Sitio web institucional coronavirus.gob.mx ¿Se presentó en Conferencia COVID-19? Sí Fecha de la Conferencia: 08-12-2020
POBLACIÓN OBJETIVO	Toda la población mexicana, líderes de opinión y personas tomadoras de decisiones
EN CASO DE OTRO ESPECIFICAR	
ELABORÓ	Ricardo Cortés Alcalá – Raúl Gómez Torres – Xiomara Alba Ricaño
REVISÓ	Hugo López-Gatell Ramírez
AUTORIZÓ	Jorge Carlos Alcocer Varela

FUNDAMENTO JURÍDICO	• Constitución Política de los Estados Unidos Mexicanos artículo 73 Fracción XVI 2a; Ley Orgánica de la Administración Pública Federal articulo 39 Fracciones I, VI, VII, VIII, XIII, XXI, XXV y XXVI; Ley General de Salud artículos 7 Fracción I, 13 Fracciones III, VI y XI, 31, 135, 141, 144 y 157 Bis 16; Reglamento Interior de la Secretaría de Salud artículos 1, 3, 7 Fracción X, 8 Fracción VIII, 10 Fracciones I, IV, XIV y XVIII, y 47 Fracciones II, IV,VI,VII y VIII. • Acuerdo por el que el Consejo de Salubridad General reconoce la epidemia de enfermedad por el virus SARS-CoV-2 (COVID-19) en México, como una enfermedad grave de atención prioritaria, así como se establecen las actividades de preparación y respuesta ante dicha epidemia. DOF 23 de marzo de 2020. • Decreto por el que se declaran acciones extraordinarias en las regiones afectadas de todo el territorio nacional en materia de salubridad general para combatir la enfermedad grave de atención prioritaria generada por el virus SARS-CoV-2 (COVID-19) DOF 27 de marzo de 2020. • Acuerdo por el que se declara emergencia sanitaria por causa de fuerza mayor, a la epidemia de enfermedad generada por el virus SARS-CoV-2 (COVID-19) DOF 30 de marzo de 2020. • Acuerdo por el que se instruyen a la Secretaría de Salud y a la Comisión Federal para la Protección contra Riesgos Sanitarios las acciones que en el mismo se indican. DOF 11 de noviembre de 2020 • Acuerdo por el que se da a conocer el medio de difusión de la política nacional de vacunación contra el virus sars-cov-2 para la prevención de la covid-19 en méxico. dof 8 de enero de 2021.

DATOS DE CONTACTO:	
NOMBRE	Ricardo Cortés Alcalá
CARGO	Titular de la Dirección General de Promoción de la Salud
CORREO	Ricardo.cortes@salud.gob.mx TELÉFONO 55.2000.3400 ext. 55.2000.3400 ext. 53384

Jorge Carlos Alcocer Varela   Hugo López-Gatell Ramírez   Ricardo Cortés Alcalá

TABLA DE CONTENIDO

política rectora de vacunación contra covid-19

MARCO LEGAL DE LA POLÍTICA NACIONAL

• Constitución Política de los Estados Unidos Mexicanos, artículo 4, párrafo cuarto y 73 Fracción XVI
Base 2ª y 3ª.
• Ley Orgánica de la Administración Pública Federal, artículo 39 Fracciones I, VI, VII, VIII, XIII, XXI, XXV y
XXVI; Ley General de Salud, artículos 3, fracciones I, II, III y XV, 4, fracción III 7 Fracciones I y XV, 13
Apartado A, Fracciones III, V, VI, IX, X y XI, 31, 102, 133, fracción IV, 134, fracción II y XIV, 135, 139, 141,
144, 147, 157 Bis 6; 157 Bis 8, 157 Bis 11, 157 Bis 12 y 184
• Reglamento Interior de la Secretaría de
Salud, artículos 1, 3, 7 Fracciones X, XII y XVI, 8 Fracción VIII, 10 Fracciones I, IV, XIV y XVIII, y 47
Fracciones II, IV, VI, VII y VIII.
• Acuerdo por el que el Consejo de Salubridad General reconoce la
epidemia de enfermedad por el virus SARS-CoV-2 (COVID-19) en México, como una enfermedad grave de atención prioritaria, así como se establecen las actividades de preparación y respuesta ante dicha epidemia. DOF 23 de marzo de 2020.
• Decreto por el que se declaran acciones extraordinarias
en las regiones afectadas de todo el territorio nacional en materia de salubridad general para combatir
la enfermedad grave de atención prioritaria generada por el virus SARS-CoV-2 (COVID-19) DOF 27 de
marzo de 2020.
• Acuerdo por el que se declara emergencia sanitaria por causa de fuerza mayor, a la epidemia
de enfermedad generada por el virus SARSCoV-2 (COVID-19) DOF 30 de marzo de 2020.
• Acuerdo por el que se instruyen a la Secretaría de Salud y a la Comisión Federal para la Protección contra Riesgos Sanitarios las acciones que en el mismo se indican. DOF 11 de noviembre de 2020
política rectora de vacunación contra covid-19 pág. 11
• ACUERDO por el que se da a conocer el medio de difusión de la Política Nacional de Vacunación contra el virus SARS-CoV-2 para la prevención de la COVID-19 en México. DOF 8 de enero de 2021.

pag 10

política rectora de vacunación contra covid-19

OBJETIVOS DE LA POLÍTICA NACIONAL

Objetivo general
Disminuir la carga de enfermedad y defunciones ocasionada por la COVID-19.

Objetivos específicos

• Vacunar a las personas más susceptibles a desarrollar complicaciones por COVID-19,
incluyendo a embarazadas de 18 años y más a partir del tercer mes de embarazo.
• Reducir el número de hospitalizaciones y muertes.
• Facilitar la reapertura económica y regreso a las actividades normales.
• Vacunar al 70%[3,4] de la población en México para lograr la inmunidad de grupo[5].

3.	Ying Liu, Albert A Gayle, Annelies Wilder-Smith, Joacim Rocklöv, The reproductive number of
COVID-19 is higher compared to SARS coronavirus, Journal of Travel Medicine, Volume 27, Issue 2,
March 2020, taaa021, https://doi.org/10.1093/jtm/taaa021
4.	Paul Fine, Ken Eames, David L. Heymann, "Herd Immunity": A Rough Guide, Clinical Infectious
 Diseases, Volume 52, Issue 7, 1 April 2011, Pages 911– 916, https://doi.org/10.1093/cid/cir007
5.	La inmunidad de grupo es un concepto científico de protección indirecta de una enfermedad
infecciosa a personas no inmunizadas, que se confiere cuando un porcentaje suficientemente
grande de la población ha adquirido inmunidad: Herd Immunity: Understanding
COVID-19. https://doi.org/10.1016/j.immuni.2020.04.012

VACUNAS DISPONIBLES PARA MÉXICO

De acuerdo con los datos disponibles de la Organización Mundial de la Salud, se tiene
documentado que existen 269 vacunas candidatas contra la COVID-19 en desarrollo en el
mundo, siendo 85 las que han llegado o a desarrollo clínico, y de estas, 16 se encuentran en la
fase 3 de ensayos clínicos, y cuatro en ensayos clínicos de fase 4[11].
11.	World Health Organization. DRAFT landscape COVID-19 candidate vaccines.
Disponible en: https://www.who.int/publications/m/item/draft-landscape-of-covid-19-
candidatevaccines. Consultado el 05 de abril de 2021.

Entre las vacunas candidatas, existen desarrollos tanto en plataformas convencionales,
como en otras plataformas novedosas. Hasta ahora la Administración de Alimentos y Drogas
de los EE. UU., FDA por sus siglas en inglés, y la Agencia Europea de Medicamentos,
EMA por sus siglas en inglés, así como otras agencias regulatorias en el mundo como la
Comisión Federal para la Protección contra Riesgos Sanitarios (Cofepris) en México,
han otorgado autorizaciones de emergencia o condicionadas. El pasado 2 de diciembre del
2020, el Reino Unido se convirtió en el primer país en otorgar este tipo de autorización

Tabla 1. Plataformas para el desarrollo de vacunas contra el virus SARS-CoV-2

Subunidades de proteína	Vector viral no replicante
Ácido Desoxirribonucleico (ADN)	Virus inactivado
Ácido Ribonucleico (ARN)	Vector viral replicante
Partícula parecida al virus	Virus vivo atenuado
Vector viral no replicante + Célula presentadora de antígeno	Vector viral replicante + Célula presentadora de antígeno

pág. 19

Las vacunas utilizadas a nivel internacional sustentan su uso de emergencia en los **análisis intermedios** de sus **fases tres de investigación**, en los que se ha descrito ampliamente que cuentan con un perfil de **eficacia y seguridad** aptos para su uso en humanos bajo el contexto de la emergencia sanitaria que el virus SARS-Cov-2 ha representado a nivel global.

En la última semana de noviembre de 2020, la farmacéutica **Pfizer** ingresó a la **Cofepris,** su carpeta para solicitar autorización para uso de emergencia, de su vacuna desarrollada bajo la novedosa plataforma **ARN mensajero**, misma que se desarrolló en conjunto con la alemana BioNTech y la China Fosun pharma. **El pasado 11 de diciembre 2020**, la Cofepris dictaminó como procedente la solicitud de autorización para uso de emergencia de la vacuna Pfizer-BioNTech COVID-19 contra el virus SARSCoV-2.

Asimismo, **AstraZeneca** ingresó expediente para la vacuna desarrollada por la farmacéutica y la **Universidad Oxford. El 4 de enero de 2021,** COFEPRIS otorgó la autorización para uso de emergencia en México de esta vacuna, **el 2 de febrero de 2021,** la Cofepris otorgó la autorización para uso de emergencia de la vacuna **Gam-COVID-Vac (Sputnik V),** y finalmente **el nueve de febrero de 2021** otorgó la autorización para uso de emergencia a las vacunas de las farmacéuticas **Sinovac y Cansino.**

Así México se convierte en el primer país en el mundo en contar **con cinco vacunas distintas** para proteger a la población contra el virus SARS-CoV-2.

Todas las vacunas aprobadas en México han proporcionado evidencia científica basada en análisis intermedios de los datos obtenidos **en estudios clínicos Fase 3**, incluyendo eficacia y seguridad general y, en algunos casos, por subgrupos poblacionales. Esta evidencia ha sido analizada por el **Comité de Moléculas Nuevas**, un grupo independiente de personas expertas, que hace recomendaciones a la **Cofepris** previo a su posible autorización.

La vacuna PfizerBioNTech, es una vacuna que **requiere de cuidados especiales, pues** debe almacenar en ***ultracongeladores a -70°C, para ser descongelada antes de ser aplica*** y se ***deben aplicar un total de 975 dosis en un período cinco días, y una vez reconstituido vial de cinco dosis, este se debe aplicar en menos de seis horas*** para que la vacuna manteng **las características de calidad descritas en sus análisis intermedios de resultados.**

Pág 20

Las vacunas AstraZeneca (AZD1222), Sputnik V (Gam-COVID-Vac), Sinovac y Cansino so vacunas que requieren condiciones de almacenamiento compatibles con las demás vacunas d Programa de Vacunación Universal de México, de 2°C a 8°C, lo que facilita su manejo distribución.

Tabla 2. Estatus regulatorio de las vacunas contra el virus SARS-CoV-2 en México

Vacuna (Farmacéutica)	Plataforma de diseño	Dosis de esquema	Fase de ensayo clínico	Estatus regulatorio en México	Fecha de autorización	Estudio clínico en México
BNT162b2 (Pfizer, Inc./BioN Tech)	ARNm	2	III	Autorizada para uso de emergencia	11/12/2020	NO
AZD1222 (AstraZeneca/ Universidad de Oxford)	Vector viral no replicante	2	III	Autorizada para uso de emergencia	04/01/20121	NO
Gam-COVID-Vac (Instituto Gamaleya)	Vector viral no replicante	2	III	Autorizada para uso de emergencia	02/02/2021	Solicitud en proceso de revisión
Ad5-nCoV (CanSino Biologics Inc)	Vector viral no replicante	1	III	Autorizada para uso de emergencia	09/02/2021	Protocolo de estudio fase III autorizado
CoronaVac (Sinovac Research and Development Co)	Virus inactivado	2	III	Autorizada para uso de emergencia	09/02/2021	NO
Ad26.COV2.5 (Janssen/Johnson & Johnson)	Adenovirus	2	III			Protocolo de estudio fase III autorizado
CVnCoV (CureVac AG)	ARNm	2	III			Protocolo de estudio fase III autorizado
NVX-CoV2373 (Novavax, Inc.)	Subunidad proteica	2	III			Protocolo de estudio fase III autorizado

*Al momento de la actualización de este documento.
Pág 21

Asimismo, México se adhirió al mecanismo internacional de adquisición de vacunas COVAX, que contempla la compra centralizada de biológicos a diversas compañías para intentar asegurar una distribución global de las vacunas de al menos 20% de la población en cada país, para privilegiar la equidad en su aplicación sobre todo en los países con economías menos privilegiadas.

Al momento de la emisión de esta actualización de la Política nacional (abril de 2021), las farmacéuticas Pfizer, CanSino, AstraZeneca, Sinovac y el Centro Nacional Gamaleya de Epidemiología y Microbiología además del mecanismo COVAX, son la forma de garantizar la estrategia de vacunación universal prevista, misma que puede cambiar de acuerdo con los resultados finales de los ensayos clínicos que determinarán el esquema final, así como el perfil de eficacia y seguridad de las vacunas a ser comercializadas a nivel global.

Figura1. Calendario preliminar de entrega de vacunas durante 2021 en México*

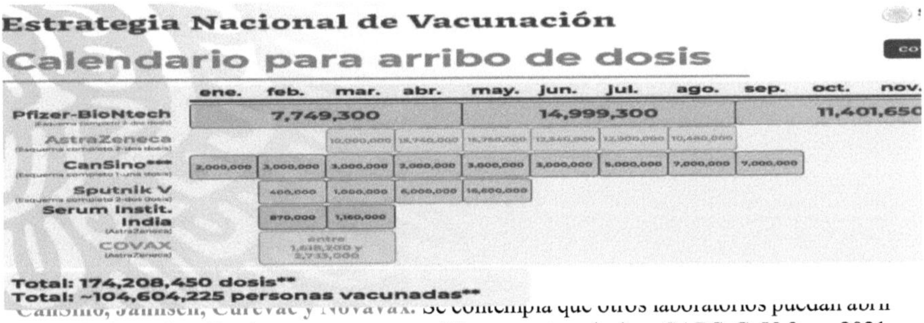

Estrategia Nacional de Vacunación
Calendario para arribo de dosis

	ene.	feb.	mar.	abr.	may.	jun.	jul.	ago.	sep.	oct.	nov.
Pfizer-BioNtech (Esquema completo 2 dos dosis)	7,749,300				14,999,300					11,401,650	
AstraZeneca (Esquema completo 2 dos dosis)			10,000,000	15,740,000	15,750,000	12,340,000	12,900,000	10,480,000			
CanSino*** (Esquema completo 1 una dosis)	2,000,000	3,000,000	3,000,000	2,000,000	3,000,000	3,000,000	5,000,000	7,000,000	7,000,000		
Sputnik V (Esquema completo 2 dos dosis)		400,000	1,000,000	6,000,000	16,600,000						
Serum Instit. India (AstraZeneca)		870,000	1,160,000								
COVAX (AstraZeneca)		entre 1,618,200 y 2,713,000									

Total: 174,208,450 dosis**
Total: ~104,604,225 personas vacunadas**

CanSino, Janssen, Curevac y Novavax. Se contempla que otros laboratorios puedan abrir sitios de investigación de sus vacunas candidatas contra el virus SARS-CoV-2 en 2021, siempre que cumplan los requisitos establecidos por la autoridad sanitaria y se garantice la seguridad de los participantes. Hasta el cinco de abril de 2021, se han recibido en el país 15 millones 163 mil 420 dosis de las cinco diferentes vacunas que tenemos disponibles en México, su aplicación inició el 24 de diciembre del 2020, y se habían aplicado 9 millones.

Tabla 3. Resumen de las principales características de las vacunas disponibles en México*

Vacuna (farmacéutica)	Nombre común	Plataforma de diseño	Dosis de esquema completo	Tiempo entre dosis	Efectos secundarios más comunes[12]
BNT162b2 (Pfizer,Inc./BioNTech)	Pfizer	ARNm	2	3-6 semanas	Dolor en el sitio de inyección, cansancio, dolor de cabeza, músculos y articulaciones, y fiebre
AZD1222 (AstraZeneca/Universidad de Oxford)	Astra	Vector de adenovirus no replicante	2	8-12 semanas	Dolor en el sitio de inyección, cansancio, dolor de cabeza, músculos y articulaciones, y fiebre
Gam-COVID Vac/ (Instituto Gamaleya)	Sputnik V	Vector viral no replicante	2	3-12 semanas	Dolor e hinchazón en el sitio de inyección, cansancio, dolor de cabeza, músculos y articulaciones, fiebre, malestar general y escalofríos
Ad5-nCoV (CanSino Biologics Inc)	Cansino	Vector de adenovirus recombinante tipo 5 no replicante	1	No aplica. El esquema se completa con una sola dosis	Dolor, comezón, hinchazón y enrojecimiento en el sitio de inyección, cansancio, dolor de cabeza, músculos y articulaciones, fiebre, diarrea, náusea,

					vómito, bajo apetito, mareo, tos y dolor de garganta
CoronaVac (Sinovac Research and Development Co)	**Sinovac**	Virus inactivado Mas adyuvante	2	4-5 semanas	Dolor, hinchazón y enrojecimiento en el sitio de inyección, cansancio, dolor de cabeza, músculos y articulaciones, fiebre, diarrea y escalofríos

*Hasta la fecha de publicación del presente documento

12.   De acuerdo con lo descrito en las guías técnicas de aplicación de cada vacuna. Disponibles en vacunacovid.gob.mx

PRIORIZACIÓN DE POBLACIÓN A VACUNAR

Las recomendaciones preliminares del Grupo técnico asesor de vacunas en México (GTAV)[13] están basadas en escenarios y supuestos que pueden cambiar conforme la evidencia científica sobre los perfiles de eficacia y seguridad de las vacunas se actualicen.

13.   Grupo Técnico Asesor de Vacunación Covid-19. Priorización inicial y consecutiva para la vacunación contra SARS-CoV-2en la población mexicana. Recomendaciones preliminares. Salud Publica Mex. 2020. https://doi.org/10.21149/12399

El grupo analizó los beneficios potenciales acumulados en términos de **tres indicadores: casos nuevos evitables, muertes y hospitalizaciones evitables,** llegando a la conclusión preliminar de establecer una estrategia enfocada en **reducir las muertes asociadas con COVID-19,** diseñada con base en la mortalidad observada en México. Los beneficios **se midieron asumiendo una disponibilidad de 25 millones de personas vacunadas, un escenario alterno con 50 millones y un tercer escenario considerando una cobertura universal que lograría la inmunidad de rebaño esperada con un programa de vacunación universal para prevenir la COVID-19, cubriendo al menos al 75% de la población mexicana**[14,15].

14.   Ying Liu, Albert A Gayle, Annelies Wilder-Smith, Joacim Rocklöv, The reproductive number of COVID-19 is higher compared to SARS coronavirus, Journal of Travel Medicine, Volume 27, Issue 2, March 2020, taaa021, https://doi.org/10.1093/jtm/taaa021

15.   Paul Fine, Ken Eames, David L. Heymann, "Herd Immunity": A Rough Guide, Clinical Infectious Diseases, Volume 52, Issue 7, 1 April 2011, Pages 911– 916, https://doi.org/10.1093/cid/cir007

Para definir la priorización se analizó la información de las proyecciones de población del Consejo Nacional de Población para obtener el tamaño de la población por grupo de edad. Para el nivel de riesgo se consideraron tres enfermedades asociadas a un mayor riesgo de desarrollar enfermedad severa de COVID-19.

La estrategia de contención de defunciones propone una priorización de grupos poblacionales a vacunar, basados en las características asociadas con un mayor riesgo de morir por COVID-19. Para definir los criterios, se realizó un análisis de mortalidad basado en los datos del Sistema Nacional de Vigilancia Epidemiológica que considera características individuales e indicadores de pobreza, desigualdad e informalidad laboral con un nivel de desagregación hasta el municipio de residencia de las personas afectadas.

Ninguna vacuna podrá aplicarse a personas menores de 16 años, hasta que se cuente con la suficiente evidencia de seguridad en esta población; actualmente ningún ensayo clínico ha incluido a menores de 16 años.

A partir de los hallazgos de las fases preclínicas de investigación, en modelos animales (Developmental and Reproductive Toxicology Studies: Estudios DART) y de las plataformas de seguimientos de mujeres embarazadas y vacunadas contra el COVID-19 (V-Safe y VAERS en EEUU), se considera que los beneficios de la vacunación para las mujeres embarazadas superan los posibles riesgos –reales o teóricos– de la vacunación en este grupo poblacional.

Con datos nacionales, se realizaron análisis de la tasa de letalidad de casos, comparando mujeres con prueba positiva a COVID-19, embarazadas vs. no embarazadas, y comparando mujeres embarazadas, con prueba positiva contra prueba negativa a COVID-19.

En estos nuevos análisis, se integraron casos y defunciones durante el embarazo, así como en el puerperio inmediato, de acuerdo con la definición internacional de muerte materna. Se comparó la letalidad por grupos quinquenales de edad y por presencia o ausencia de comorbilidades.

Si bien el tamaño de las muestras en estos subgrupos no siempre permite identificar tendencias lineales en relación con la edad o en relación con la presencia o ausencia de comorbilidades, los análisis evidencian sistemáticamente un incremento general del riesgo en mujeres embarazadas con prueba positiva a COVID-19, tanto comparadas con mujeres con prueba positiva a COVID-19 no embarazadas, como con mujeres embarazadas con prueba negativa a COVID-19.
Además del análisis epidemiológico, existen otras consideraciones éticas y de salud pública para priorizar a este grupo poblacional en la estrategia de vacunación nacional:

a) La muerte materna es uno de los indicadores clave de los Objetivos de Desarrollo Sostenible para 2030, por su relación con determinantes sociales, inequidades de género y de derechos humanos: durante la pandemia, se ha presentado en México un fuerte aumento, en números absolutos, así como en la razón de muerte materna, que implica una regresión de más de una década respecto a la tendencia precedente.

b) La muerte materna impacta en el binomio mujer-producto, a menudo causando una muerte materna y una muerte perinatal.

c) La muerte materna tiene un profundo impacto social y emocional en la familia, hijos sobrevivientes y la comunidad.

Actualmente ningún ensayo clínico ha incluido embarazadas, por lo que, con base en el principio precautorio y en ausencia de datos de investigación clínica fase 2 y 3, se recomienda que la vacunación se aplique a partir de la novena semana del embarazo con la finalidad de evitar potenciales riesgos de malformaciones en el feto, debido a que es la etapa más sensible de la formación de órganos, y asegurar la generación de la inmunidad al alcanzar el segundo trimestre del embarazo, periodo en el que se ha observado un aumento en la probabilidad de morbilidad y mortalidad materna.

Con base en los resultados del análisis del GTAV, y los ejes de priorización establecidos por la Secretaría de Salud, los grupos priorizados en orden de prelación son:

1. Personal sanitario que enfrenta COVID-19[16] (estimado en un 1.1 millones de personas)
2. Población de 50 y más años cumplidos (27,181,091[17]):
a. Mayores de 80 años (2,035,415)
b. Personas de 70 a 79 años (4,225,668)
c. Personas de 60 a 69 años (8,199,671)
d. Personas de 50 a 59 años (12,720,3379

16.		Grupo Técnico Asesor de Vacunación Covid-19. Priorización inicial y consecutiva para la vacunación contra SARS-CoV-2en la población mexicana. Recomendaciones preliminares. Salud Publica Mex. 2020. https://doi.org/10.21149/12399
17.	Población a mitad del año 2020. Proyecciones CONAPO. Disponibles en: https://datos.gob.mx/busca/dataset/proyecciones-de-la-poblacion-de-mexico-y-de-lasentidades-federativas-2016-2050

3. Embarazadas de 18 años y más a partir del tercer mes de embarazo (2,133,951[18])
4. Personal docente de las Entidades Federativas en semáforo epidemiológico verde[19, 20].
5. Personas que viven con comorbilidades:
a. Obesidad mórbida
b. Diabetes mellitus
		c. Hipertensión arterial sistémica
d. Enfermedad pulmonar obstructiva crónica
e. Asma
f. Enfermedades cerebrovasculares
g. Infección por VIH
h. Enfermedad renal crónica
i. Estados patológicos que requieren de inmunosupresión
j. Cáncer en tratamiento
6. Personas de 40 a 49 años.
7. Resto de la población de 16 y más años cumplidos

Así, vacunando al 20% de la población total en México, conformada por las personas de 50 y más años, se reducirán el 80% de las defunciones asociadas al virus SARS-CoV-2. La estrategia priorizada por grupos de edad, recomendada por el GTAV, es la que más rápidamente reduce el número de muertes y hospitalizaciones secundarias al virus SARS-CoV-2. Una estrategia de vacunación concurrente de grupos prioritarios permitirá avanzar en diferentes frentes para proteger personal estratégico, reducir hospitalizaciones y defunciones, y abatir el rezago educativo.

18.   Indicadores demográficos de México 1950 a 2050. Consultados el 7 de mayo de 2021. Disponible   en: http://www.conapo.gob.mx/work/models/CONAPO/Mapa_Ind_Dem18/index_2.html

19.   Priorización establecida por el Gobierno Federal bajo el contexto analítico del rezago educativo pre y post pandemia de COVID-19 en México. No representa la posición del GTAV.

20.   Declaración de la Directora Ejecutiva de UNICEF Henrietta Fore. Los maestros deben tener prioridad   en   la   vacunación   contra   la   COVID-19.   Disponible   en: https://www.unicef.org/es/comunicados-prensa/maestros-deben-tener-prioridadvacunacion-contra-covid19

Pag 28

El personal de salud se ha clasificado en tres grandes categorías de priorización para ser incluido de forma ordenada en el proceso de vacunación, de acuerdo con su riesgo y nivel de exposición al virus SARSCoV-2, esta priorización se ha realizado en otros países[21], y aunque puede diferir entre países, en México se tomaron en cuenta las siguientes características:

1. Primera línea de atención: personal de salud que tiene contacto directo con pacientes sospechosos o confirmados de COVID. Incluye no sólo el contacto con los pacientes sino también con muestras biológicas y espacios ocupados por los pacientes. Se clasifican con alto nivel de exposición al virus. El uso correcto de equipo de protección personal es vital para mitigar el riesgo, pero sigue siendo muy alto.

21.   COVID-19: Guidance for Prioritizing Health Care Workers for COVID-19 Vaccination. Disponible   en: https://www.health.gov.on.ca/en/pro/programs/publichealth/coronavirus/covid19_vaccine.aspx#prioritization

2. Segunda línea de atención: personal de salud que tiene contacto con pacientes con otras enfermedades y no son sospechosos de COVID, y que dada la dispersión comunitaria del virus SARS-CoV-2, pueden estar en un momento pre-sintomático y por lo tanto transmitir la infección. Su nivel de exposición es medio, pues pueden enfrentarse a personas en periodo presintomático. El uso correcto de equipo de protección personal reduce de forma importante su riesgo.

3. Tercera línea de atención: personal de Salud que no tiene contactos con pacientes y por lo tanto su riesgo es similar al de la población general o cualquier otro sector económico de servicio. El riesgo es bajo de exposición al virus.

Esta categorización no se puede considerar discriminatoria, pues lo que pretende es optimizar la cantidad de vacunas que llegan a nuestro país, para lograr el mayor impacto benéfico posible en el menor tiempo, contemplando todos los ejes de priorización posibles para la toma de decisiones.

Asimismo, en esta categorización por cada línea de atención no sólo se contempla al personal profesional de la medicina, sino que se contemplan 11 subgrupos laborales que incluyen al personal que trabaja en el cuidado, al interior o afuera de las instituciones de salud con potencial exposición a personal, pacientes o material potencialmente contaminado con el virus SARS-CoV-2:

1. Enfermería
2. Inhaloterapia
3. Medicina
4. Laboratorio
5. Radiología
6. Camillería
7. Limpieza e higiene
 8. Operación de ambulancias
9. Manejo de alimentos
10. Asistentes médicos
11. Trabajo social

Dadas las características de abasto de las diferentes vacunas, la vacunación de personas adultas mayores tendrá un enfoque primario de mayor vulnerabilidad territorial, por lo que iniciará con la población que reside en zonas rurales dispersas y progresivamente continuará hasta llegar a áreas metropolitanas. De esta forma, se reduce la brecha de vulnerabilidad histórica establecida por la falta de acceso a servicios de salud, que ha impactado de forma negativa en el riesgo de complicación y muerte que por edad tienen, pero que se exacerba por la lejanía de servicios de atención médica[22].

Como fue mencionado en otro apartado, la situación epidemiológica local funge como un criterio de flexibilidad para distribuir territorialmente o por ocupaciones específicas de acuerdo con la actividad viral. Se pueden priorizar lugares con riesgo máximo para vacunación masiva acelerada, o en riesgo bajo para reactivar las actividades socioeconómicas como la actividad escolar presencial.

En entidades donde se mantenga el semáforo de riesgo epidémico en verde[23], indicación de que la entidad se encuentra en el menor riesgo epidémico posible en ese momento, el personal docente se convierte en un grupo potencial a inmunizar[24] dada la importancia del regreso a las actividades escolares presenciales, mitigando así el incremento del rezago educativo y de desarrollo de las personas menores de edad, que por su edad presentan cierto grado de vulnerabilidad, incrementado por la pandemia de COVID-19. Sin embargo, esto dependerá de la disponibilidad de la vacuna en México, y el resto de las características de priorización.

22.	El impacto del COVID-19 en los pueblos indígenas de América Latina-Abya Yala. Entre la invisibilización	y	la	resistencia	colectiva.	CEPAL.	Disponible	en:

https://repositorio.cepal.org/bitstream/handle/11362/46543/S2000817_es.pdf?sequence=2&i sAllowed=y

23.   Lineamiento para la estimación de riesgos del semáforo por regiones COVID-19. Disponible en: https://coronavirus.gob.mx/personal-de-salud/documentos-de-consulta/

24.   Priorización establecida por el Gobierno Federal bajo el contexto analítico del rezago educativo pre y post pandemia de COVID-19 en México. No representa la posición del GTAV.

ESTRATEGIA DE VACUNACIÓN: ETAPAS Y LOGÍSTICA

La logística de un programa de vacunación tomando en cuenta la diversidad de vacunas potencialmente disponibles a nivel mundial representa un gran reto que requiere de la expansión de la infraestructura nacional existente, tanto física como operativa para poder implementar una estrategia de inmunización en la que intervienen factores que varían entre las diferentes vacunas disponibles; como ejemplo de ello, la cadena de frío (ultra congelación vs. congelación/refrigeración) y los esquemas de aplicación (una vs. dos o más dosis).

Se considera una mayor factibilidad de aplicación para vacunas que requieren ultracongelación, las zonas urbanas, mientras que para las vacunas que solo requieren congelación y/o refrigeración para regiones rurales. En cuanto a esquemas (una vs. dos o más dosis), se requiere considerar la posibilidad de tiempos distintos de acuerdo con cada vacuna entre la primera dosis y el refuerzo, en caso de que así se requiera, además, existe mayor dificultad de completar esquemas que requieren más de una dosis de vacuna en personas que viven en regiones de más vulnerabilidad geográfica.

La vacunación se estableció por etapas, iniciando la etapa 1 en diciembre de 2020, cuando se recibió el primer embarque de vacunas.

La primera vacuna disponible en México y en el mundo, fue desarrollada en una de plataforma novedosa de ARN mensajero con requerimientos especiales de almacenamiento a -70°C, con vida útil de 5 días a temperaturas entre 2°C a 8°C y de 6 horas una vez que se reconstituye.

Actualmente se cuentan con cinco diferentes vacunas, de las cuales tres requieren de refrigeración convencional, de dos a ocho grados política rectora de vacunación contra covid-19 centígrados, lo que facilita las actividades de almacenaje, logística y aplicación.

Se prevé contar con una estrategia en cinco etapas de vacunación en las que se distribuirán las poblaciones a ser vacunadas, así como las diferentes dosis con las que contará el programa de vacunación contra el virus SARSCoV-2 para la prevención de la COVID-19.

Después del retraso de las entregas de Pfizer durante el mes de febrero, el calendario de las etapas dos a cinco, se modificó. Este calendario podría sufrir modificaciones futuras tomando en cuenta que depende de las entregas que realicen las farmacéuticas a nuestro país.

Figura 4. Etapas de la estrategia general de vacunación por grupos poblacionales priorizados (calendario actualizado)

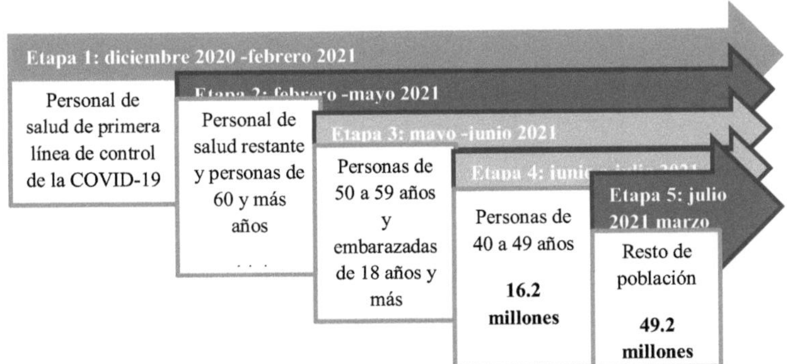

pág 33

política rectora de vacunación contra covid-19

Células de vacunación

Para la vacunación contra la COVID-19 se requiere de módulos de vacunación integrados por células como unidades mínimas fundamentales para la aplicación de la vacuna. Estos módulos deberán contar con una serie de características para asegurar su adecuado funcionamiento.

Las células de vacunación son establecidas en cada módulo, los cuales se conforman de tres personas: dos de enfermería y una persona capturista de datos, la cantidad de células de vacunación serán acorde con el área física disponible en la instalación y la cantidad de personas a ser vacunadas conforme a la regionalización designada. La conformación de las células de vacunación será interinstitucional.

El módulo de vacunación deberá operar con un esquema de revisión de cita, triage respiratorio, revisión de datos, aplicación de la vacuna, observación durante 30 minutos y salida de la persona vacunada.

Figura1. Esquema de la célula de vacunación

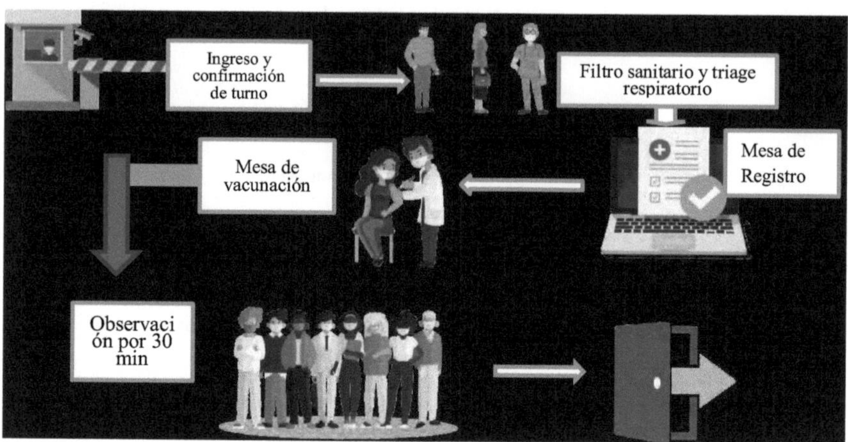

Cada módulo deberá contar con personal de salud designado para la vigilancia de las personas después de la aplicación de su vacuna, durante 30 minutos, en el sitio destinado para observación. Su objetivo es la detección oportuna de Eventos Supuestamente Atribuibles a la Vacunación o Inmunización (ESAVI), además de contar con una ambulancia equipada para el traslado inmediato de personas que puedan presentar un ESAVI grave:

Pág 34

Equipo médico básico necesario para las unidades móviles terrestres de cuidados intensivos:

• Estetoscopio biauricular adulto
• Termómetro
• Esfigmomanómetro con brazaletes de adulto
• Estuche de diagnóstico
• Collarín cervical semirrígido, tamaños chico, mediano y grande e inmovilizador de cráneo
• Laringoscopio con mango mediano de hojas rectas, números 0, 1, 2, 3 y 4, con hojas   curvas números 1, 2, 3 y 4
• Reanimadores de bolsa con válvula de no reinhalación, con vías de entrada de oxígeno, uno para adultos con balón de 1000 mililitros, uno pediátrico con balón de 500 mililitros, con mascarilla tamaños 0, 1, 2, 3, 4 y 5
• Tanque de oxígeno portátil, tamaño "D", con manómetro regulador, válvula de demanda y flujómetro

• Tanque fijo de oxígeno de por lo menos tres metros cúbicos con manómetro, flujómetro y humidificador
• Tabla camilla para lesiones de columna vertebral, con un mínimo de tres bandas de sujeción y tabla corta para lesiones de columna cervical con bandas de sujeción al tórax
• Gancho portasuero doble
• Equipos de aspiración, fijo y portátil
• Férulas rígidas o neumáticas, para miembro superior y para miembro inferior
• Equipo esterilizado de cirugía menor, el cual debe contar como mínimo con: charola de acero inoxidable, pinzas de Adson con dientes y sin dientes, mangos de bisturí cortos números 3 y 4, pinzas de disección estriadas con dientes y sin dientes, pinzas Kelly curvas, pinzas tipo mosquito, un portaagujas Mayo Hegar, tijera Mayo y campo hendido de 90 por 90 centímetros
• Ventilador automático volumétrico
• Monitor cardiaco para trazo de ECG
• Oxímetro de Pulso
• Desfibrilador portátil con cardioversión sincronizado
Insumos mínimos en las unidades móviles terrestres de atención médica de cuidados intensivos:
 • Equipo desechable para venoclisis política rectora de vacunación contra covid-19 pág. 36
• Tiras reactivas para determinaciones cualitativas de glucosa en sangre
• Catéteres venosos cortos estériles para aplicación percutánea
• Apósitos y gasas estériles
 • Jeringas desechables de 3, 5, 10 y 20 mililitros, con agujas de los números 14 al 25 y jeringas con aguja para insulina
• Torunderos, con torundas secas y con alcohol
• Jabón quirúrgico, solución benzal y yodopolividona espuma
• Guantes quirúrgicos estériles, no estériles y cubrebocas
• Vendas elásticas de 5, 10, 15 y 20 centímetros de ancho
• Tela adhesiva • Sondas de Nelaton, Foley y Levin
• Puntas nasales, mascarilla con bolsa reservorio y mascarilla sin bolsa reservorio
• Ligaduras
• Tubos endotraqueales con globo de alto volumen y baja presión, con válvula conector y escala en milímetros en calibres Nos. 3, 4, 7, 8 y 9
• Rastrillo desechable para afeitar
• Cánulas orofaríngeas, pediátricas y adulto
 • Contenedor para material punzocortante de desecho
• Sábanas, cobertores
 • Material de sutura: cátgut crómico, seda negra trenzada y poligliconato calibres 0, 00 y 000, con agujas atraumáticas; nylon y polipropileno calibres 00, 000 y 0000 con agujas atraumáticas • Hojas de bisturí en varios tamaños, estériles
• Sello de agua
• Llaves de tres vías
 • Catéteres venosos centrales, en varios tamaños
 • Electrodos autoadheribles para adultos y pediátricos
Medicamentos y soluciones mínimas de las unidades móviles de cuidados intensivos:

- Analgésicos
- Anestésicos locales, se debe incluir lidocaína al 2% sin epinefrina
- Sedantes anticonvulsivos, se debe incluir difenilhidantoína y benzodiacepina
- Antihistamínicos
- Antianginosos
- Antihipertensivos, se debe incluir Nitroprusiato de sodio, diazóxido, nifedipina y captopril
- Glucocorticoides intravenosos
- Broncodilatadores inyectables y para inhalación
- Frascos ámpula de dextrosa al 50%
- Bolsas con solución glucosada al 5%
- Bolsas con solución salina al 0.9%
- Bolsas con solución Hartmann
- Agua bidestilada
- Jalea lubricante hidrosoluble y pasta conductiva para monitoreo electrocardiográfico
- Atropínicos solución inyectable
- Bicarbonato de sodio en solución inyectable
- Expansores del plasma
- Inotrópicos, incluir adrenalina, digoxina e isoproterenol
- Fenotiazínicos
- Diuréticos de asa, se debe incluir furosemide inyectable
- Solución de manitol
- Antiarrítmicos

Operativo Correcaminos

Para la fase expansiva de la vacunación a todo territorio nacional a partir de la segunda etapa operativa de la política nacional de vacunación, se ha establecido por instrucción presidencial una estrategia federal denominada "Operativo Correcaminos", cuyo objetivo es lograr la cobertura de toda la población mexicana (susceptible a recibir la vacuna) de manera eficaz y eficiente, en los tiempos establecidos.

La Coordinación General de este operativo está a cargo del Presidente de la República, con la colaboración de 32 subcoordinadores estatales designados por la persona titular de la secretaría de Salud del Gobierno de México (Anexo 1).

Se integrarán brigadas, que contemplan a 30 mil servidores de la nación adscritos a la Secretaría del Bienestar, además del personal de las diversas política rectora de vacunación contra covid-19 instituciones del sector salud, Sedena, Marina y personal voluntario (en caso de requerirse).

A todo el personal de la brigada se le capacitará adecuadamente para desempeñar la función que le sea designada por la persona coordinadora de la brigada. Además, toda persona que compone la brigada está considerada dentro de la población a ser vacunada de manera inicial al ser personal estratégico para el cumplimiento de la Política nacional de inmunización contra el virus SARSCoV-2.

pág. 38

Para envíos de cargamentos de vacuna a cada una de las 32 entidades federativas se establecen centros de redistribución administrados por las fuerzas armadas, que emplean ocho rutas aéreas con 46 aeronaves y alrededor de 179 efectivos que resguardaran respectivamente, las rutas terrestres destinadas para la entrega y distribución de biológicos contra la COVID-19 en todo el territorio nacional a ca da una de las células de vacunación.

Población menor de 16 años Hasta el momento, ninguna de las vacunas disponibles en México puede ser utilizadas en personas menores de 16 años, por lo que aún no se contempla una etapa específica para esta población en condición de vulnerabilidad, pues se trata de niñas, niños y adolescentes [34].

Figura 5. Mapa de la red de distribución de vacuna contra el virus SARS-CoV-2.

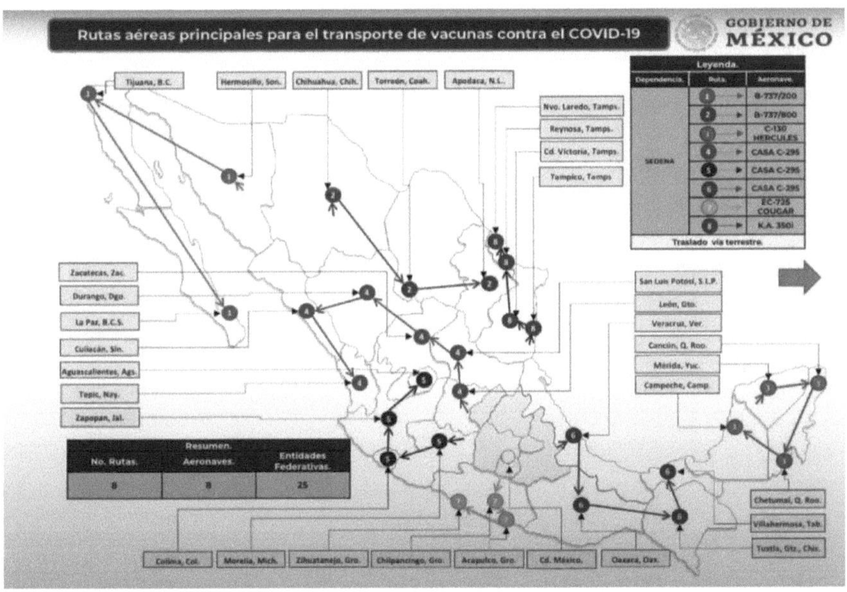

pág. 38

Tabla 4. Recursos humanos para la atención de la salud: México 2019*

Personal de salud de unidades de la Red IRAG	532,097
Total personal de salud	963,697
Medicina general	51,692
Medicina especializada	112,951
Odontología	12,063
Personal médico en formación	58,396
Enfermería	335,452
Personal químico	11,923
Trabajo social	12,681
Farmacobiología	556
Ingeniería biomédica	415
Personal técnico	117,034
Conservación y mantenimiento	16,646
Intendencia	36,542

Una de las principales prioridades de los gobiernos en la actualidad es consolidar sus procesos de vacunación contra el covid-19 para alcanzar lo más pronto posible la inmunidad de rebaño contra el virus

Infección natural

También se puede alcanzar cuando un número suficiente de personas en la población se ha recuperado de una enfermedad y ha desarrollado anticuerpos contra una futura infección. Por ejemplo, los que sobrevivieron la pandemia de la influenza (gripe) de 1918 H1N1 (de origen aviar). La cantidad de muertes estimada fue de al menos 50 millones a nivel mundial, más tarde fueron inmunes a la infección con la influenza H1N1, un subtipo de influenza A[35]. Durante la estación de gripe de *2009-10, la influenza A H1N1* causó en los humanos la infección respiratoria comúnmente conocida como la *gripe porcina.*

Pero hay algunos problemas importantes al confiar en la infección comunitaria para crear inmunidad colectiva contra el virus que causa la COVID-19. *Primero,* todavía no está claro *si la infección con el virus que* _causa la COVID-19 hace que las personas queden inmunes a una futura infección_[36.] **La investigación** sugiere que después de la infección con algunos coronavirus _es posible reinfectarse con el mismo virus_ al pasar un período de meses o años, aunque generalmente <u>la infección sea leve</u>, y solo se presente en un número muy reducido de personas. Se necesita más investigación para determinar el efecto protector de los anticuerpos contra los virus en aquellos que han estado infectados. Muchas infecciones humanas con otros patógenos virales, como el virus de la influenza, _no produgen una respuesta inmune duradera_[37.]

Pero aun si la infección con el virus que causa la COVID-19 creara una inmunidad a largo plazo, un gran número de personas debería infectarse para alcanzar el umbral de inmunidad colectiva. <u>Los expertos calculan que en Estados Unidos un 70 % de la población — más de 200 millones de personas — tendría que recuperarse de la COVID-19 para detener la epidemia.</u> Si mucha gente se enferma con la COVID-19 al mismo tiempo, el sistema de atención médica rápidamente podría desbordarse[38]. Este nivel de infección también podría llevar a complicaciones graves y a millones de muertes, especialmente entre los _adultos mayores y aquellos con afecciones crónicas_.

Lo que parece más seguro es que la **carga viral** generalmente **alcanza su punto máximo temprano en la enfermedad**, y luego disminuye a medida que se desarrollan anticuerpos y los títulos de anticuerpos aumentan en las siguientes 2 a 3 semanas[39].

Científicos en todo el mundo que están buscando _una vacuna contra el COVID-19 o un tratamiento eficaz para las fases graves_ que genera en el cuerpo humano, advierten que nadie ha demostrado todavía que el hecho de que alguien recuperado de COVID-19 haya producido anticuerpos contra el coronavirus significa que esté protegido de contraerlo por segunda vez[40].

XXI. MUTACIONES

"Una de las primeras cosas que debemos entender es que las mutaciones ocurren en todos los organismos", le explicó a BBC Mundo la científica Adriana Heguy, directora del Centro de Tecnología del Genoma de la Escuela de Medicina Grossman, de la Universidad de Nueva York, quien nació en Uruguay. Los virus tienen la capacidad de evolucionar (de cambiar o mutar), algo que es consustancial a la vida desde que esta se originó hace aproximadamente 3.000 millones de años.

Una de las principales problemáticas de los virus es la tendencia a que su material genético sufra mutaciones. Que la gripe nos afecte cada año es debido precisamente a este hecho, pues el virus continuamente está mutando y *nuestro sistema inmune nunca está del todo preparado para combatirlo*. Si se tratara de partículas totalmente inertes como las proteínas, no observaríamos esta tasa de mutaciones. Las Mutaciones que hagan que un tipo de virus sea más infectivo tenderán a ser más comunes en la población[41].

A medida que las células de cualquier organismo por el mecanismo intrínseco de la replicación van adquiriendo mutaciones" porque cuando el virus va haciendo copias de sí mismo la enzima que relica su genoma COMETE ERRORES"[42]. Es decir, cuando los virus se replican a sí mismos, algunas veces las nuevas copias presentan modificaciones. Puede emerger una **variante** que luego **desaparece**, o bien, que una **variante se adapte mejor que el virus original y persista** (Esquema 44).

la Organización Mundial de la Salud, dice que en el caso de los virus ARN (cuyo material genético es ácido ribonucleico) como el SARS-CoV-2 es un coronavirus que tiende a mutar más lentamente que otros, como el VIH o los virus gripales. Se atribuye esto porque este virus tiene un mecanismo interno que le permite corregir errores durante su **replicación**.

El cambio de una letra en el genoma provoca un cambio en la región del virus encargada de reconocer y unirse a la célula a infectar.

Esquema 44. Mutación N501Y, variante B.1.1.7 del Reino Unido del SARS-CoV-2

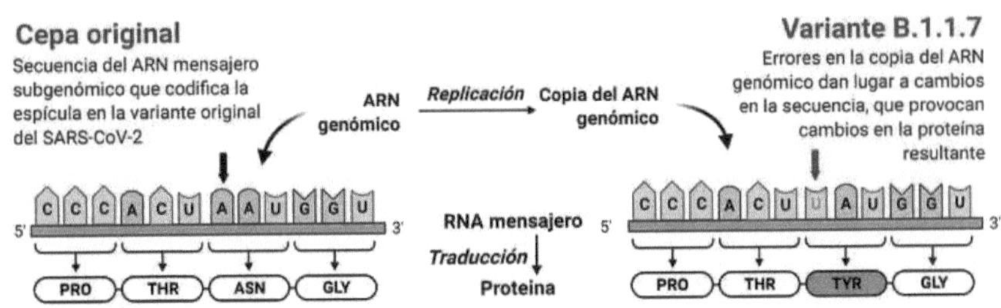

Fuente: Cesar Menor Salván / www.Biorender.com

Al secuenciar el genoma de un virus ARN los científicos determinan el orden de los cuatro componentes básicos químicos, las llamadas "bases", simbolizadas por las letras A,G,C y U, que forman la molécula de ARN .

En enero, investigadores de China divulgaron la primera secuenciación del genoma del virus. Desde entonces y hasta la fecha, más de 18.000 genomas del SARS-CoV-2, secuenciados por investigadores en diferentes países, se han depositado en una plataforma pública que permite compararlos y analizar sus diferencias[43]. Los miles de genomas secuenciados están siendo depositados en una base de datos internacional de acceso abierto llamada GISAID, que fue creada en 2008 para compartir datos sobre el virus de la gripe.

Gisaid es el acrónimo en inglés de (Iniciativa Global para Compartir Datos sobre Influenza, o Global Initiative on Sharing All Influenza Data). "Es un esfuerzo colaborativo mundial y prácticamente todo el mundo que está trabajando sobre el coronavirus está subiendo datos genómicos a esa base de datos", le afirmó a BBC Mundo el biólogo Gregorio Iraola.

Y al comparar las diferentes secuencias es posible identificar mutaciones, que, para hacerse una idea, podrían considerarse como errores tipográficos que ocurren durante el proceso de copia.

Heguy señala que "la mayor parte de las mutaciones probablemente no tienen ningún efecto, así como la mayor parte de las variaciones genómicas entre una persona y otra no tienen ningún efecto en materia de enfermedad". Sin embargo, la palabra mutación no necesariamente debe ser motivo de alarma.........**"Pero algunas de estas mutaciones sí pueden tener efecto sobre el virus", añade**[44].

"A través de esas mutaciones le podemos seguir la pista al virus, en la misma forma en que si yo hago tu genoma y se lo hago a gente de tu familia te puedo decir quién es tu hermano y saber que venís de tu mamá y de tu papá y no de los míos", afirmó Adriana Heguy.

Otra pregunta que muchos se hacen es si las mutaciones afectarán los esfuerzos para hallar una vacuna.

"Esto aún no se sabe, por eso es importante continuar secuenciando genomas para monitorear la evolución del virus a través del tiempo", señaló Ana Silvia González Reiche."No lo sabemos todavía, pero podría ser una posibilidad. Este virus es muy nuevo", afirmó por su parte.

CRONOLOGÍA DE LAS MUTACIONES DE LAS VARIANTES DEL COVID-19 EN EL MUNDO: Malasia, Países bajos, Dinamarca, Holanda, España, Reino Unido, Portugal, Manaos Brasil, Río de Janeiro Brasil ,África (Sudáfrica, África occidental, África oriental) India, Japón y Las Américas

Lo que interesa es estudiar qué mutaciones van apareciendo en el genoma de SARS-CoV-2 a lo largo del tiempo y qué efecto pueden tener. Las variantes acumulan varias de ellas. El término cepa se reserva a variantes con cambios importantes (antigenicidad, transmisibilidad, virulencia) y de momento *no se utiliza con el coronavirus.* Lo que muta son los ácidos nucleicos (ADN o ARN) no las proteínas. La mutación ocurre en el genoma, pero se manifiesta en un cambio en las proteínas. En genética se denomina mutación genética, mutación molecular o mutación puntual a los cambios que alteran la secuencia de nucleótidos del ADN. Estas mutaciones en la secuencia del ADN pueden llevar a la sustitución de aminoácidos en las proteínas resultantes[45]. Algunos investigadores han asociado que son las mutaciones las que definen las variantes genéticas de cada grupo[46].

Hasta el momento, la Organización Mundial de la Salud (OMS) vigila y estudia las nuevas variantes de SARS-COV-2 surgidas en Reino Unido, Sudáfrica, Brasil e India, señalando que son más infecciosas, pero no más letales. Esto conlleva a que las nuevas variantes tiendan a convertirse en las dominantes en la pandemia, como primero ocurrió en Europa y en el mundo con la aparición de las variaciones D614G y A222V, diferentes a la cepa original de Wuhan, China[47].

En un documento de trabajo de la OMS del 25/feb de 2021 se especifican las definiciones de trabajo con respecto a las variantes de Sars-Cov-2, estableciendo qué es:

- *"Variant of Interest"* o VOIs (en inglés, variante de interés): se consideran variantes de interés (VOI) si la misma cambia fenotípicamente (la expresión de sus genes o "genotipo") en comparación con una línea de referencia, o tiene un genoma con mutaciones que conducen a cambios de aminoácidos asociados con sospechas de implicaciones fenotípicas establecidas o presuntas y, o bien han sido identificadas como causa de transmisión comunitaria, o bien han sido detectadas en múltiples países[48]. Las modificaciones fenotípicas incluyen cambios en la epidemiología, antigenicidad o virulencia, es decir, cambios relacionados con el grado de severidad de la enfermedad o la respuesta del sistema inmune. También se consideran cambios que tengan o potencialmente puedan tener un impacto negativo en los diagnósticos, vacunas, terapias o medidas sociales y de salud pública disponibles.

\-   Las variantes de preocupación *"Variant of Concern"* o VOCs (variante de preocupación). Una variante de interés se establece como variante de preocupación si, a través de una evaluación comparativa, ha sido demostrado que está asociada con:

- Aumento de la <u>transmisibilidad</u> o cambio perjudicial en la epidemiología de Covid-19;
- Aumento de la <u>virulencia</u> o cambio en la presentación clínica de la enfermedad; o
- <u>Disminución de la eficacia</u> de las medidas sociales y de salud pública o de los diagnósticos, vacunas, terapias disponibles.

También se considera como variante de preocupación aquella que establezca la OMS en consulta con el grupo de trabajo de Evolución del virus de Sars-Cov-2.[49] (Tabla 14).

\-   *Variante de gran consecuencia* (VOHC, por sus siglas en inglés).
El efecto más terrorífico que pueden originar las nuevas mutaciones es dar lugar a variantes de grandes consecuencias o VOHC por sus siglas en Inglés. De momento hemos tenido suerte y no se han producido aún ninguna de estas variantes, aunque los Centros para el Control y Prevención de la Enfermedades norteamericano (CDC) advierten de que en cualquier momento podrían originarse este tipo de variantes del SARS-CoV-2[50].
Sus consecuencias resultarían desastrosas, pues una enorme cantidad de vacunados y de gente que pasó la enfermedad podría re infectarse. Estas cepas también serían más resistentes a los tratamientos hospitalarios. Podrían resultas más infectivas y producir mayor mortalidad. LA APARICIÓN DE ESTAS CEPAS EQUIVALDRÍA A EMPEZAR DE NUEVO.

El virus que se detectó por primera vez en **Wuhan, China** (noviembre del 2019), no es el mismo que ahora se encuentra en la mayoría de los rincones del mundo. La aparición de mutaciones es un evento natural y esperado dentro del proceso de evolución de los virus. Desde la caracterización genómica inicial del SARS-CoV-2, este virus se ha dividido en <u>diferentes grupos genéticos o clados</u>.

Tabla 14. **Una comparación de las variantes actuales de *preocupación* y de las variantes de *interés***

Table 2: SARS-CoV-2 Variants of Concern (VOCs) and Variants of Interest (VOIs), as of 15 June 2021

WHO label	Pango lineage	GISAID clade	Nextstrain clade	Earliest documented samples	Date of designation
Variants of Concern (VOCs):					
Alpha	B.1.1.7	GRY (formerly GR/501Y.V1)	20I (V1)	United Kingdom, Sep-2020	18-Dec-2020
Beta	B.1.351	GH/501Y.V2	20H (V2)	South Africa, May-2020	18-Dec-2020
Gamma	P.1	GR/501Y.V3	20J (V3)	Brazil, Nov-2020	11-Jan-2021
Delta	B.1.617.2	G/478K.V1	21A	India, Oct-2020	VOI: 4-Apr-2021 VOC: 11-May-2021
Variants of Interest (VOIs):					
Epsilon	B.1.427/ B.1.429	GH/452R.V1	21C	United States of America, Mar-2020	5-Mar-2021
Zeta	P.2	GR/484K.V2	20B/S.484K	Brazil, Apr-2020	17-Mar-2021
Eta	B.1.525	G/484K.V3	21D	Multiple countries, Dec-2020	17-Mar-2021
Theta	P.3	GR/1092K.V1	21E	Philippines, Jan-2021	24-Mar-2021
Iota	B.1.526	GH/253G.V1	21F	United States of America, Nov-2020	24-Mar-2021
Kappa	B.1.617.1	G/452R.V3	21B	India, Oct-2020	4-Apr-2021
Lambda	C.37	GR/452Q.V1	20D	Peru, Aug-2020	14-Jun-2021

Clasificación de Rambaut et al

Fuente: La Organización Mundial de la Salud (WHO). 2021
Fuente:L 16 junio, 2021 | Azteca Noticias | Salud -

La OMS tomó la decisión al reconocer que recordar los nombres científicos de las variantes de Covid-19, es muy difícil, por lo que asignó a las variantes los nombres de las letras griegas.

De hecho, algunas mutaciones específicas definen los grupos genéticos virales (también denominados linajes) que circulan actualmente a nivel global. Por diversos procesos de <u>microevolución y presiones de selección</u>, pueden aparecer algunas mutaciones adicionales, <u>generando diferencias al interior de cada grupo genético (denominadas variantes)</u>[51].

La doctora Rocío Tirado Mendoza, académica del Departamento de Microbiología y Parasitología de la Facultad de Medicina de la UNAM, señaló que de acuerdo con la base de datos GISAID (Global Initiative on Sharing Avian Influenza Data) (gisaid.org), hasta el 13 de mayo 2020, se han registrado 24 mil 689 secuencias a partir de aislados virales de pacientes de diferentes regiones geográficas; además, con estas secuencias se han elaborado árboles filogenéticos del SARS-CoV-2 y se han definido <u>cuatro linajes principales: S, G, V y O.</u> "Estos linajes están relacionados con alteraciones en genes específicos del SARS-CoV-2:

- como el <u>linaje G</u> (A), asociado a mutaciones en el gen que codifica para la proteína S o spike,
- el <u>linaje S</u> (B), que está relacionado a mutaciones en el gen que codifica para la región ORF 8,
- el <u>linaje V</u> (C), con mutaciones en el gen que codifica para la proteasa viral NS3 y
- el <u>linaje O</u>, que engloba a otras mutaciones", mencionó la investigadora[52].

>   Debido a la diversidad genética en expansión natural de los virus hCoV-19, GISAID introdujo un sistema de nomenclatura para los principales clados, desarrollado por Sebastian Maurer-Stroh et al, basado en mutaciones de marcadores dentro de <u>8 agrupaciones filogenéticas</u> de alto nivel:
- de la división temprana de *S y L*,
- a la evolución posterior de L en *V y G*,
- y más tarde de G en *GH, GR y GV*, y más recientemente GR en *GRY*[53].
(Tabla 15).

Las definiciones de clados en GISAID se amplían con linajes más detallados asignados, por ejemplo, mediante la herramienta: Asignación filogenética de Linajes **de brotes globales nombrados** (linajes Pango) **de <u>Rambaut et al.</u>, un esfuerzo adicional que ayuda a comprender los patrones y los determinantes de la propagación global de la cepa pandémica que causa el COVID-19** [54].

Tabla 15. Mutaciones que definen las variantes genéticas de SARS-COV-2

Linaje de Rambaut	Clados/Grupos genéticos DE GISAID	Mutaciones de referencia para el grupo genético	Mutaciones en la proteína S
A	S	C8782T, T28144C, NS8-L84S	E484K K417N N501Y S477N
B	L	C241, C3037, A23403, C8782, G11083, G25563, G26144, T28144, G28882	E484K K417N N501Y S477N
B.2	V	G11083T, G26144T, NSP6-L37F, NS3-G251V	E484K K417N N501Y S477N
B.1	G	C241T, C3037T, A23403G, S-D614G	N501S E484Q T478I S477G N439K A475V F456L F490S S477R S477I S477N S494A N501Y V445I E484K T478K S494P
B.1*	GH	C241T, C3037T, A23403G, G25563T, S -D614G + NS3-Q57H	N501T K417N Y453F N501Y E484K E484D N439K S494P S477R G446V S477N
B.1.1.1	GR	C241T, C3037T, A23403G, G28882A, S-D614G + N-G204R	Q493R F490Y Y453F S477G A475V F490S G446V S477R S477I S477N G502V K417T N501Y G446S G447V E484K K458N T478K S494P
B.1.1.77	GV	C241T, C3037T, A23403G, C22227T, S-D614G + S-A222V	N501S E484Q T478I S477G N439K A475V F456L F490S S477R S477I S477N S494A N501Y V445I E484K T478K S494P

Fuente: GISAID. Disponible en: https://platform.gisaid.org. Actualizado el 22 de enero de 2021. Cambios en la glicoproteína S (espícula) para los 14.399 nuevos genomas completos) Accedida el 25 de enero de 2021.

Las definiciones de clados en GISAID se basan en la distribución estadística de las distancias del genoma en grupos filogenéticos seguido de la fusión de linajes más pequeños en **clados principales basados en variantes de marcadores compartidos:**

En lugar de letras genéricas A, B, C, elegimos letras reales de mutaciones de marcadores (alfabeto para sustituciones no sinónimos y números para sinónimos) **para hacer que el sistema sea más tangible y específico para este virus. Por ejemplo,** S-D614G **es uno de varios marcadores genéticos que caracterizan a un nuevo clado que se elevó bruscamente desde febrero de 2020 y la letra G fue elegida como su nombre en ese momento**[55].

Los clados de GISAID se amplían con linajes **más detallados asignados por la herramienta: Asignación filogenética de líneas de brotes globales con** nombre (linaje Pango) **de** <u>**Rambaut et al.**</u>**, lo que ayuda a comprender los patrones y los determinantes de la propagación global de la cepa pandémica que causa el COVID-19.**

La lista de variantes de marcadores es la siguiente:
S : C8782T, T28144C incluye NS8-L84S
L : C241, C3037, A23403, C8782, G11083, G26144, T28144 (marcadores temprano clado en secuencia WIV04-referencia)
V : G11083T, G26144T nsp6-L37F + NS3-G251V
G : C241T, C3037T, A23403G incluye S-D614G
GH : C241T, C3037T, A23403G, G25563T incluye S-D614G + NS3-Q57H
GR : C241T, C3037T, A23403G, G28882A incluye S-D614G + N-G204R
GV : C241T, C3037T, A23403G, C22227T incluye S-D614G + S-A222V
GRY : C241T, C3037T, 21765-21770del, 21991-21993del, A23063T, A23403G, G28882A incluye S-H69del, S-V70del, S-Y144del, S-N501Y + S-D614G + N- G204R

> En julio de 2020, Rambaut et al., diseñaron una nomenclatura dinámica para la asignación de linaje SARS-CoV-2 con el fin de facilitar la epidemiología genómica en tiempo real. Al proporcionar etiquetas comúnmente acordadas para referirse a los virus que circulan en diferentes partes del mundo, fue posible describir los vínculos entre los brotes que comparten genomas virales similares. Para ello, se implementó un algoritmo denominado *Phylogenetic Assignment of Named Global Outbreak LINeages* (pangolin)[56,57]. De acuerdo con la siguiente clasificación, 2 linajes principales en la raíz de la filogenia del SARS-CoV-2 se pueden distinguir en todo el mundo, a saber, los linajes A y B[58]:

El linaje A puede ser definido por la secuencia Wuhan/WH04/2020 y parece compartir 2 nucleótidos (posiciones 8.782 en ORF1ab y 28.144 en ORF8) con los virus de murciélagos más cercanos conocidos (RaTG13 y RmYN02). Mientras que diferentes nucleótidos están presentes en esos sitios en los virus asignados al linaje B, que está representado por la cepa Wuhan-Hu-1.

Lo más probable es que el ancestro común más reciente (MRCA) de la filogenia SARS-CoV-2 comparta la misma secuencia del genoma que las secuencias tempranas del linaje A (por ejemplo, Wuhan/WH04/2020) incluso si el linaje B se detectó por primera vez. Después de la propagación mundial, los linajes A y B se dividieron en sub-linajes, y se detectaron otros 2 linajes principales, a saber, los linajes C y D que han sido reasignados recientemente como <u>alias</u> del linaje B (Mapa 1).

Actualmente, el linaje B y el sub-linaje B.1 parecen ser los más prevalentes en todo el mundo, mientras que, en Oceanía, el linaje más prevalente parece ser D.2 Además, el linaje B es el más prevalente en los países africanos (26,7%), B.1,1 en Asia (13,8%), B.1.177 en Europa (27,7%), B.1 en América del Norte (37,8%), y B.1.1,3 en América del Sur (21,6%). Los linajes C y D parecen estar probablemente distribuidos en una escala local. C.1 y C.2 se encuentran principalmente en Sudáfrica (99 y 92%, respectivamente), mientras que C.3 y D1 se encuentran principalmente en el Reino Unido (Tabla 16 y 17).

Mapa 1. Distribución de linajes A-B y C en el mundo

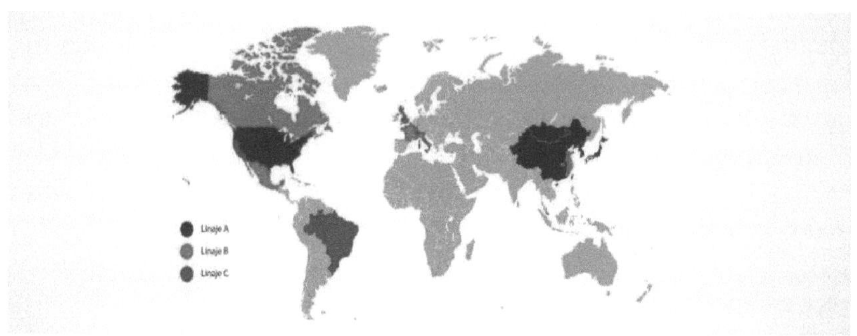

Fuente: Facultad de Medicina. UNAM. Salud Pública

Tabla 16. Linajes de SARS-CoV-2 según Rambaut

A	Root of the pandemic
A.1	Norte América
A.2	España
A.5	España/Sudamérica
B	Base en China/Global
B.1	Europa/Italia
B.1.1	Europa
B.1.1.1	Europa/UK
B.1.2	USA
B.1.3	USA
B.1.5	Europa/España
B.1.43	USA
B.1.75	UK
B.1.78	Holanda
B.1.102	Islandia

Fuente: secretaria de Salud. Salud. México. 22 sept 2020

Tabla 17. Correspondencias de las Nomenclaturas de SARS-CoV-2[nota 1]

Sublinajes de Rambaut *et al.*	Notas (Rambaut *et al.*)[1]	Clados de Nextstrain	Clados de GISAID	Variantes o mutaciones notables
A.1–A.6		19B	S	
B.3–B.7, B.9, B.10, B.13–B.16		19A	L	
			O[nota 2]	
B.2			V	
B.1	B.1.5–B.1.72	20A	G	El linaje B.1 incluye a las variantes con la mutación D614G
	B.1.9, B.1.13, B.1.22, B.1.26, B.1.37		GH	
	B.1.3–B.1.66	20C		Incluye 501.V2 alias 20C/501Y.V2 o linaje B.1.351
	B.1.1	20B	GR	Incluye VOC-202012/01 alias 20B/501Y.V1 o linaje B.1.1.7, B.1.1.207 y B.1.1.284
	B.1.177	20A.EU1[2]	GV[nota 2]	

1. Esta tabla es una adaptación y expansión de Alm *et al.*
2. [a] [b] En otra fuente, GISAID nombra un conjunto de 7 clados sin el clado 'O' pero incluye un clado 'GV'

> Actualmente, Nextstrain define 5 grandes clados filogenéticos para clasificar los genomas que se van secuenciando y que se nombran en función del año estimado en el que emergieron (19 o 20) seguido de una letra como puede observarse en el Esquema 45:

- 19A: que se considera el <u>clado raíz</u> del que surgen todos los demás y que alcanzó una frecuencia global entre el 47%-65% en enero del 2020.

- 19B: caracterizado por las mutaciones C8782T y T28144C y que también alcanzó una alta prevalencia en Asia en enero del 2020 (28-33%).

- 20A: caracterizado por las mutaciones C14408T y A23403G, alcanzando una frecuencia global del 41-46% en abril-mayo del 2020 principalmente por países de Norteamérica, Europa y Asia.

- 20B: con las mutaciones consecutivas G28881A, G28882A y G28883C, que alcanzó una prevalencia en torno al 20% en Marzo-Abril principalmente por secuencias de Europa (Esquema 45 y Tablas 18 y 19).

- 20C: caracterizado por C1059T y G25563T, alcanzando una frecuencia global en torno al 20% en Abril principalmente por secuencias de EEUU[59].

Esquema 45. Comparación esquemática de las nomenclaturas de GISAID, de Nextstrain y de cov-lineages.org para las series SARS-CoV-2 del origen mundial, febrero-julio de 2020

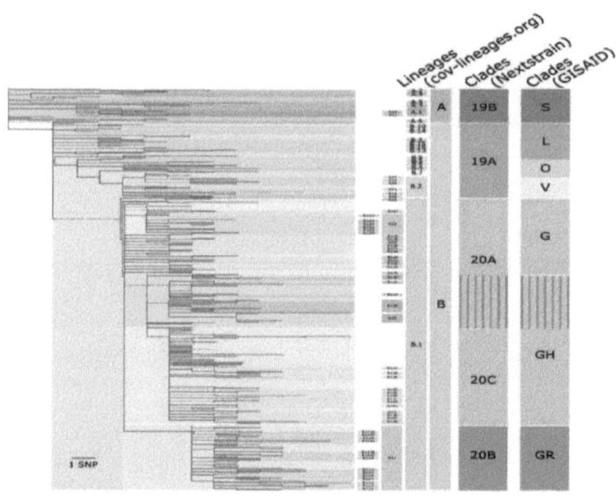

Fuente: Haber de imagen: <u>Alm y otros 2020</u>, Eurosurveillance

Tabla 18. Variantes, linaje/pango, clado/linaje GISAID, clado Nextrain

Denominación de la OMS	Linaje/ Pango de Rambaut	Clado/linaje GISAID	Clado Nextstrain	Otros cambios en aminoácidos que se están examinando*	Primeras muestras documentadas samples	Fecha de designación
Alpha	B.1.1.7	GRY	20I (V1)	+S:484K +S:452R	Reino Unido, septiembre 2020	18 diciembre 2020
Beta	B.1.351 B.1.351.2 B.1.351.3	GH/501Y.V2	20H (V2)	+S:L18F	Sudáfrica, mayo 2020	18 diciembre 2020
Gamma	P.1 P.1.1 P.1.2	GR/501Y.V3	20J (V3)	+S:681H	Brasil, noviembre 2020	11 enero 2021
Delta	B.1.617.2 AY.1 AY.2	G/478K.V1	21A	+S:417N	India, octubre 2020	VOI: 4 abril 2021 VOC: 11 mayo 2021

Fuente: Organización Mundial de la Salud. 2021

Tabla 19. Alertas actuales de vigilancia reforzada

Linajes establecidos mediante la nomenclatura Pango	Clado/linaje GISAID	Clados de Nextstrain	Muestras más antiguas documentadas	Fecha en que se asignó la denominación
B.1.427 B.1.429*	GH/452R.V1	21C	Estados Unidos de América, marzo de 2020	VOI: 5 de marzo de 2021 Alerta: 6 de julio de 2021
P.2*	GR/484K.V2	20B/S.484K	Brasil, abril de 2020	VOI: 17 de marzo de 2021 Alerta: 6 de julio de 2021
P.3*	GR/1092K.V1	21E	Filipinas, enero de 2021	VOI: 24 de marzo de 2021 Alerta: 6 de julio de 2021

Linajes establecidos mediante la nomenclatura Pango	Clado/linaje GISAID	Clados de Nextstrain	Muestras más antiguas documentadas	Fecha en que se asignó la denominación
R.1 R.2	GR	-	Varios países, enero de 2021	07 de abril de 2021
B.1.466.2	GH	-	Indonesia, noviembre de 2020	28 de abril de 2021
B.1.621	GH	21H	Colombia, enero de 2021	26 de mayo de 2021
AV.1	GR	-	Reino Unido, marzo de 2021	marzo de 2021
B.1.1.318	GR	20B	Varios países, enero de 2021	2 de junio de 2021
B.1.1.519	GR	20B	Varios países, noviembre de 2021	2 de junio de 2021
AT.1	GR	-	Federación de Rusia, enero de 2021	9 de junio de 2021
C.36.3 C.36.3.1	GR	20D	Varios países, enero de 2021	16 de junio de 2021
B.1.214.2	G	-	Varios países, noviembre de 2020	30 de junio de 2021

*Anteriormente, VOI Epsilon (B.1.427/B.1.429), Zeta (P.2) y Theta (P.3).
Fuente: Organización Mundial de la Salud. 2021

El **Beta-CoV** coronavirus de **Wuhan no se había visto antes en humanos**. **Los científicos unen esfuerzos a nivel global en otra tarea monumental:** **descubrir cómo está mutando el virus que causa la enfermedad, el SARS-CoV-2:**

- **MALASIA (SUDESTE ASIÁTICO)**

Linaje B.1.351; Beta **(OMS)** - Variable 20H/501Y.V2, 501Y.V2, 501.V2 - **Clado (GISAID) GH** - **Mutación S-D614G o D614G. Detectada en** MALASIA enero - febrero de 2020.

En invierno a finales de enero o principios de febrero de 2020 **se notificó a la (OMS)** la primera mutación **del SARS-CoV-2** S-D614G **del** tipo B**, en el gen que codifica su proteína S descubierta en Malasia (sudeste asiático) y estudiada de forma completa es la que distingue a la cepa China original de la Europea:** Italia **septiembre de 2019. Aunque el origen de esta nueva mutación es desconocido, las investigaciones preliminares apuntan que habría llegado a través de un grupo que viajo a India y Filipinas y que llegó a Malasia hace unas semanas vía aérea (Mapa 2). Comenzó a circular de manera frecuente a partir de** febrero, 2020 **y es la predominante en Europa, Estados Unidos y también en América del Sur. Ha infectado sobre 46 millones de personas**[60].

Mapa 2. Malasia país donde se detectó SARS-CoV-2 enero-febrero 2020

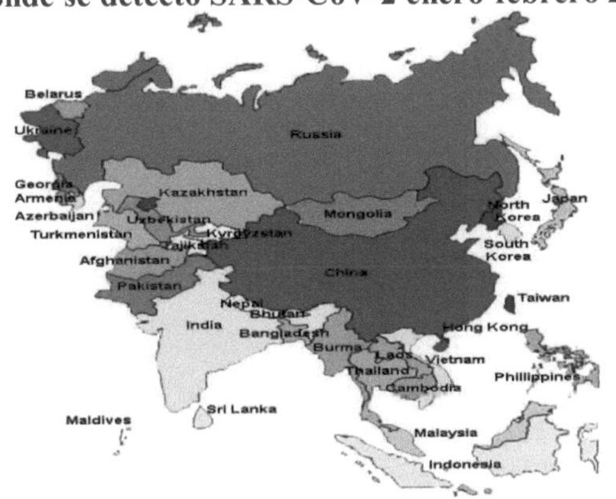

Fuente: Vietnam
News. *October 11, 201*

En el transcurso de varios meses, acabó <u>sustituyendo</u> al virus inicial detectado en China y, en <u>junio de 2020</u>, se convirtió la <u>variante preponderante</u> en todo el mundo según la OMS, 2020.

Un número cada vez mayor, quizás la mayoría, de virólogos ahora cree, como explica el **Dr. Thushan de Silva, de la Universidad de Sheffield,** que hay suficientes datos para decir que esta versión del virus tiene una «ventaja selectivo «- una ventaja evolutiva – sobre la versión anterior. Cuando se estudió en el laboratorio, el virus mutado *penetró las células humanas mejor que aquellas sin variación,* dicen los profesores **Hyeryun Choe y Michael Farzan, de la Universidad Scripps en Florida.** Los cambios en la proteína avanzada (pico) que el virus usa para unirse a las células humanas *parecen permitirle «adherirse mejor y funcionar de manera más eficiente».*

D614G es denominada así, explica el experto en biología molecular y epidemiología de virus Carlos Arias (investigador del Instituto de Biotecnología (IBt) de la UNAM), por la <u>sustitución</u> que ocurre del ácido aspártico (D) por glicina (G) en la posición 614 de la proteína S, que se encuentra en la envoltura **del virus y le sirve al mismo para entrar en las células al acoplarse al receptor humano ACE2.**

La mutación S-D614G tiene dos consecuencias:

\-   Primero, el residuo G614 dificulta la formación de interacciones **(puentes de hidrógeno)** con la treonina 859 (T859) en <u>S2,</u> debilitando de esa manera la unión entre dos protómeros diferentes y reduciendo la compactación del trímero de proteína S.

\-   **Segundo, provoca la reducción de la distancia entre el residuo G614 y A647 dentro de cada protómero S, favoreciendo el estado abierto del dominio RBD25. A diferencia de la variante SD614 cuyo porcentaje de protómeros en conformación abierta es del 18 %, en la SG614 el 54 % de los protómeros se encuentran en conformación abierta encontrándose el dominio RBD más accesible para interactuar con el receptor ACE2**[61].

Los investigadores, en un estudio reciente publicado en Nature, demostraron que esta mutación aumenta la carga viral en el tracto respiratorio superior de los pacientes con covid-19 y puede aumentar la transmisión. Ahora se ve en hasta en el 97% de las muestras en todo el mundo. La mutación que ha surgido podría haberse generalizado solo porque tuvo lugar temprano en el brote y se extendió, algo conocido como el "efecto fundador". Esto es lo que para la doctora Van Dorp y su equipo del University College London.

De acuerdo a los estudios del profesor Ravi Gupta, de la Universidad de Cambridge, es posible que esta mutación aumente la capacidad de infección en los experimentos de laboratorio. Sus estudios sugieren que la mutación hace que los anticuerpos de la sangre de los sobrevivientes a la enfermedad sean menos efectivos para atacar el virus.

Un estudio, dirigido por investigadores de la Universidad de Nueva York, el Centro del Genoma de Nueva York y el Monte Sinaí (Estados Unidos), corrobora los hallazgos de que la mutación D614G hace que el SARS-CoV-2 sea ocho veces más transmisible en comparación con el virus original. La mutación ha alcanzado una prevalencia casi universal y está incluida en todas las variantes actuales.

Lo anterior puede ayudar a explicar, en parte, por qué el virus se ha propagado tan rápidamente en el último año", explica el líder de esta investigación, Neville Sanjana. Los investigadores también evidenciaron que la mutación de la proteína de la espiga hacía que el virus fuera más resistente a ser escindido o dividido por otras proteínas. Estudios sugieren que la variante D614G no está vinculada a una enfermedad más grave o a la hospitalización[62].

- **VARIANTE DANESA DE VISONES**

Esta variante, denominada «cluster 5» T453F por la sustitución de una tirosina a fenilalanina en la posición 453 dentro del dominio de unión al receptor celular ACE2, pertenece al Linaje B.1.1.7 (Rambaut y col., 2020a); Alpha (OMS). Clado (GISAID) GR:

El coronavirus se detectó por primera vez en dos granjas de visones de los Países Bajos en abril; más adelante, los test del gobierno revelaron que el virus estaba presente en al menos otras 15 granjas holandesas[63]. En junio del 2020 se descubrió en Dinamarca la variante Cluster 5/ grupo 5"(Cluster 1-5), en una granja de visones. En agosto y septiembre de 2020 se identificó en Jutlandia del Norte (Dinamarca) una variante del SARS-CoV-2 que se transmitía entre visones de granja y, posteriormente, al ser humano (origen zoonótico).

Además, once individuos del brote danés tenían tres mutaciones adiciones:

-       una deleción de los residuos de histidina y valina en las posiciones 69 y 70 de la proteína,

-       I692V isoleucina a valina en la posición 692 y

-       M1229I metionina a isoleucina en la posición 1229

Las autoridades danesas manifiestan que, presenta una combinación de mutaciones inédita [64,65,66].

Las mutaciones T453F, S: H69del-V70del, I692V y M1229I en Dinamarca no se observa desde septiembre 2020[67].

La Organización Mundial de la Salud indicó el viernes 6 de noviembre de 2020 que ya eran seis los países que han informado de casos de coronavirus mutados en visones. Se trata de Dinamarca, España, Estados Unidos, Italia, Países Bajos y Suecia.

En los estudios preliminares realizados en ese país se ha expresado preocupación por la posibilidad de que la neutralización del virus se vea afectada en los seres humanos, lo cual limitaría el alcance y la duración de la protección inmunológica tras la infección natural o la vacunación según la OMS (2020).

Tras las extensas actividades de investigación y vigilancia efectuadas <u>hasta noviembre de 2020</u>, las autoridades danesas informaron de 214 casos humanos de covid-19 asociados a estas granjas de visones. La propagación de esta <u>variante parece limitada</u> dijo el Dr. Castilleja. Como parte de la contención, se tuvieron que sacrificar a 17 millones de visones[26] pues esta mutación <u>reduce la respuesta a los anticuerpos</u> y, según Mette Frederiksen, primera ministra de Dinamarca, podría ser un "riesgo para la eficacia" de una posible vacuna COVID-19. <u>La Organización Mundial de Sanidad Animal (OIE)</u> ha contado hasta seis países (Dinamarca, Países Bajos, España, Suecia, Italia y EE.UU) en los que se han notificado SARS-CoV-2 en visones de cría (Imagen 10).

Imagen 10. Visón de cría

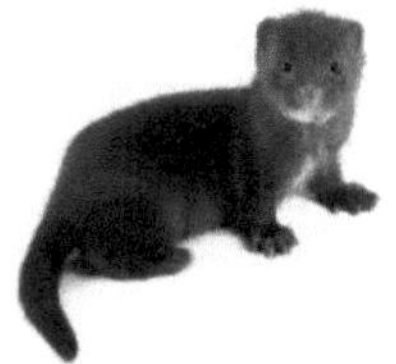

* **ESPAÑA**

Linaje B.1.177 Variante 20A.EU1. Clado (GISAID) GV. Mutación S-A222V detectada en ESPAÑA el inicio del verano (20 de <u>junio 2020</u>)

Una variante genética del coronavirus SARS-CoV-2 llamada 20A.EU1 del linaje B.1.177 fue detectada por primera vez en España a inicios de verano (20 junio)[68]. Los resultados del análisis, publicados preliminarmente en medRxiv, revelan que la mutación del coronavirus hallada inició su propagación en Caspe (Zaragoza) y Alcañiz (Teruel), además de una localidad en Países Bajos y otra zona Neerlandesa y se habría extendido por Europa durante el otoño, pasando a ser la <u>variante dominante</u> y se diseminó rápidamente gracias a los brotes masivos entre trabajadores agrícolas <u>en Huesca</u> y <u>Lleida</u> concluyen los investigadores.

Uno de los **autores del estudio, el biólogo Iñaki Comas, del Instituto de Biomedicina de Valencia (CSIC), subraya que los resultados no indican necesariamente que la mutación se haya desarrollado en España. Si bien el foco de diseminación pudo iniciar en dicho país, se la ha detectado también en lugares alejados de Europa, como <u>Hong Kong</u> y Nueva Zelanda.**

La variante 20A.EU1-B.1.177 se caracteriza por la mutación A222V en la espícula **del** virus y la A220 A220V en la nucleoproteína[69]. no hay evidencias de que sea **más letal o más infectiva**[70]. **Esta es la principal conclusión de un estudio internacional, que ha contado con la participación de investigadores del** <u>Consejo Superior de Investigaciones Científicas (CSIC)</u>. **La variante también incluye otra mutación en la espícula descrita anteriormente, <u>la D614G</u>, que desde su detección en Italia en febrero se ha hecho dominante en prácticamente todo el mundo. Un equipo de la Universidad de Texas mostró este lunes <u>en la revista Nature</u> que el virus con la mutación D614G se multiplica con mayor facilidad en las tráqueas de los hámsteres, pero no en sus pulmones, lo que podría favorecer la transmisión sin agravar la enfermedad**[71].

Esta nueva mutación del virus se ha logrado identificar gracias a un esfuerzo internacional liderado por la Universidad de Basilea y la universidad ETH de Zúrich, con participación del <u>consorcio SeqCovid-Spain</u>, dirigido por investigadores del CSIC y financiado por el <u>Instituto de Salud Carlos III</u>[72.]

- ## EL REINO UNIDO (RU)

Linaje B.1.1.7 (Rambaut, et al); Alpha **(OMS) - Variante y sinonimias** VOC 202012/01. *(por las siglas en inglés de* variant Under Investigation, year 2020, month 12, variant 01). VUI202012/0, 20B/501Y.V1 **- Clado (GISAID) GR/501Y.V1, GRY (formerly)—Mutaciónes N501Y, P681H, pérdida (dos** deleciónes) de los nucleótidos 69 y 70 Y 144. Detectada en el Reino Unido en septiembre del 2020 en el sureste de Inglaterra (Kent).

En septiembre de 2020 científicos del Reino Unido descubrieron una nueva variante del **COVID-19** identificada como B.1.1.7; Alpha[73]. El 14 de diciembre de 2020, las autoridades del Reino Unido informaron a la OMS de que se había identificado una nueva variante del SARS-CoV-2 mediante secuenciación genómica viral. Al parecer, el 60% de los nuevos contagios en Londres corresponden a la nueva variante del coronavirus. según anunciaron autoridades británicas este sábado 19 de diciembre del 2020.

Las investigaciones preliminares sugieren que esta cepa, que llevó a numerosos países europeos a cancelar los vuelos y trenes provenientes de Reino Unido, ya que puede transmitirse más fácilmente. Boris Johnson reiteró que no hay evidencia de que la nueva cepa cause síntomas más graves o una mayor mortalidad.

La nueva variante VUI-202012/01 ha sido detectada en varios países, entre ellos Australia, Dinamarca, Italia, Islandia y los Países Bajos. La variante VUI 202012/01 se define por la presencia de 29 *sustituciones* de nucleótidos. con respecto a la cepa original de Whuan.[74] Por varias razones. La nueva variante VUI 202012/01 acumula sorprendentemente un total de 17 mutaciones de aminoácidos específicos (que dan lugar a varios cambios y/o *sustituciones* de aminoácidos) en la secuencia de la proteína espicular, respecto al genoma de referencia del SARS-CoV-2 (el primero publicado a partir de una muestra de Wuhan, China)[75]. Estas 17 mutaciones, cambian las proteínas del virus, según los Centros para el Control y la Prevención de Enfermedades (CDC, USA), que afectan a cuatro proteínas virales diferentes: la proteína de pico, ORF1ab, Orf8 y la proteína N, la nucleocápside principal. Algunas de estas mutaciones pueden influir en la transmisibilidad del virus en los humanos.

De entre estas mutaciones, nueve se sitúan en la proteína de espícula con sustituciones de aminoácidos denominadas deleción 69-70, 144 (deleción o fragmentos faltantes del código genético), N501Y, A570D, D614G, P681H,

T716I, S982A y D1118H, pero también mutaciones en otras regiones genómicas[76].

Si bien la gran cantidad de mutaciones en una variante es preocupante, lo que quizás sea más preocupante es cómo las mutaciones, en conjunto, podrían cambiar el funcionamiento del virus.

De entre las mutaciones encontradas, hay 3 que producen preocupación:

- La primera es la llamada N501Y,

- La segunda es la P681H,

- La tercera es la pérdida (deleción) de los nucleótidos 69 y 70

-      la mutacion (N501Y), está alterando un aminoácido en los seis residuos clave de lo que se llama el dominio de unión al receptor (RBD) en la proteína S, específicamente en la posición 501, donde el aminoácido asparagina (N) ha sido reemplazado por tirosina (Y). Está mutación se relaciona con una afinidad de unión creciente al receptor de la ECA2[77]. Este cambio altera la parte más importante del pico, conocida como «dominio de unión al receptor-obligatorio (RBD) localizado en el dominio S1 N-terminal (S1-NTD). Se ha demostrado que permite que el virus se una al receptor que le a permitir entrar en la célula con mucha mayor afinidad, por lo que infectará con más facilidad. está asociada a mayor infectividad en modelos animales[78,79].

Informes preliminares de la OMS indican que esta variante es más transmisible, con un aumento estimado entre el 40 y 70% en el R0 (rango de 1.5 a 1.7)[80,81,82]. Esta mutación ayuda a que el virus se adhiera con más fuerza a las células humanas. Esta mutación también aparece en los linajes B.1.1.7 y P.1.

Esa misma mutación del RBD (N501Y) se ha notificado de manera independiente en varios países, entre ellos Sudáfrica (*n*=45) y Australia (*n*=37). El análisis de las secuencias reveló que la mutación N501Y del virus notificada en el **Reino Unido** y la notificada en **Sudáfrica** se originaron por separado (OMS, 2020).

\-   La mutación P681H, está situada justo al lado del sitio de corte de la enzima furina (la proteína S posee una secuencia de corte por furina entre las subunidades S1 y S2) (Esquema 45), lo cual va a permitir que la membrana del virus se funda más fácilmente con la de la célula en la que va a entrar, a fin de permitir su tránsito hacia el interior[83]. La mutación P681H, ocurre en lo que se llama el sitio de escisión de la proteína de pico, que es un área conocida por afectar la rapidez con la que el virus puede ingresar y matar células. Los cambios en esta parte del virus podrían aumentar potencialmente su capacidad para causar enfermedades, y su letalidad, aunque aún no hay evidencia que demuestre que esta nueva variante es más peligrosa para los humanos. Esta mutación por sí sola es suficiente para ser inquietante. El hecho de que se combine en esta cepa variante con otra mutación de la proteína Orf8, que también puede aumentar la patogenicidad, es motivo de alarma[84].

Esquema 46. Mutaciones comunes: N501Y y D614G para variante inglesa, sudafricana y brasileña

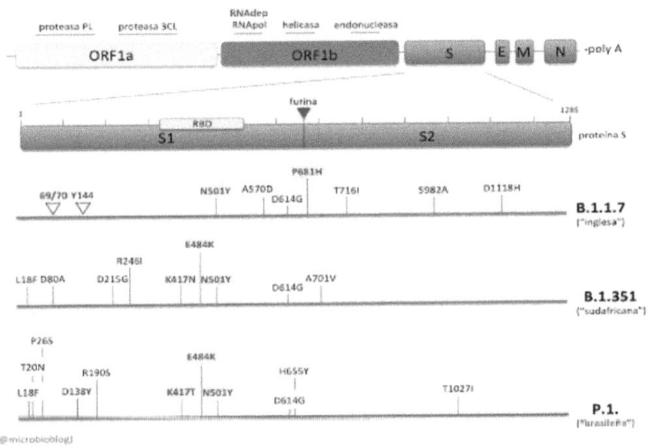

Fuente: Author provided

\-   **Las mutaciones más importantes en esta variante son dos <u>deleciones</u> (pérdida en posición) nucleótidos H69-V70 y Y144 que codifican la proteína de espícula. Se han implicado en mecanismos del ~~virus para evadir la respuesta inmunitaria~~[85]~~. Es decir, tenemos dos~~ mutaciones que van a permitir una entrada mucho más eficiente y otra más que puede contribuir a que el sistema inmunitario no reconozca al virus, escapando así de su control.**

Una tercera mutación en la proteína de pico, 69-70del, elimina dos aminoácidos, cuya eliminación puede permitir que el virus evada algunas respuestas inmunitarias y, combinada con otra mutación, puede hacer que sea más transmisible. La mutación 69-70del se ha encontrado <u>en otras cepas variantes</u>, incluida la cepa en visones **de Dinamarca**, y parece ocurrir **cuando los pacientes portan el virus durante varios meses bajo presión inmunitaria, no** necesariamente del propio sistema inmunológico **del paciente** sino de los tratamientos como el plasma de convalecencia que bombea anticuerpos al **sistema del paciente**[86].

\-   **K417N**, que también ayuda a que **el virus se una más estrechamente a las células humanas.**

\-   **E484K**, que puede ayudar **al virus** a evadir algunos tipos de anticuerpos. **Los científicos están más preocupados por E484K** que aparece en la versión sudafricana[87].

Las autoridades están investigando con urgencia la actividad de neutralización de los sueros de pacientes restablecidos y vacunados **contra esta variante para determinar si tiene algún impacto en la eficacia de la vacuna.**

Según los informes preliminares procedentes **del Reino Unido**, esta variante es más transmisible **que los anteriores virus en circulación y supone un aumento estimado de entre el 40% y el 70% en la transmisibilidad (lo que añade <u>0,4</u> al número básico de reproducción R0 y lo sitúa en un rango de 1,5 a 1,7)**[88].

«Parece y huele como una adaptación importante», indica el profesor Loman. Datos genómicos demuestran que la variante 501Y.V2 (Sudáfrica) ha desplazado rápidamente a los demás linajes que circulan en ese país según la OMS (2020) (Esquema 47 y Cuadro 17).

Lo preocupante de las variantes que surgieron en Reino Unido, Brasil y Sudáfrica, es que, aunque evolucionaron de forma independiente, tienen algunas similitudes. Todos comparten la <u>mutación N501Y</u> en la proteína de pico.

Esquema 47. Mutaciones de SARS-CoV2: VOC 202012/01, 501Y.V2 Y P.I

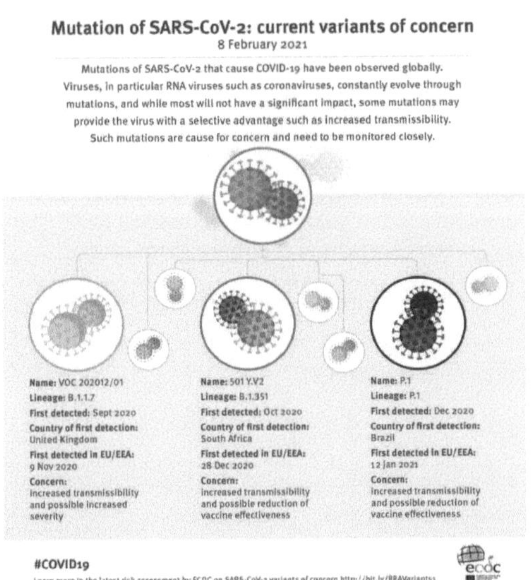

Cuadro 17. Mutaciones importantes. Clasificación Rambaut, et al

Primera detección		Rambaut et al. clasificación	Otros nombres (2021)	Mutaciones notables	Cambios clínicos			Difusión
					Transmisibilidad	Virulencia	Antigenicidad	
Reino Unido	Septiembre 2020	B.1.1.7	VOC-202012/01, 20I/501Y.V1	N501Y, 69–70del, P681H y Y144 del, A540D	Evidencia de 30 a 70% más transmisibilidad (NERVTAG)	Potencialmente un 30% más letal (NERVTAG)	Sin evidencia de cambio	Global
Sudáfrica	Deciembre 2020	B.1.351	501.V2, 20H/501Y.V2	N501Y, K417N, E484K, L18F, A701V, del ORF1b	Evidencia de una mayor transmisibilidad (ECDC)	Sin evidencia de cambio	En investigación (mutante E484K)	Global
Japón-Brasil	Diciembre 2020 Enero 2021	B.1.1.248	P1 P2	S:N501Y, E484K, K417T ORF1b E484K	En investigación	Sin evidencia de cambio	En investigación (mutante E484K)	Global

Fuente: NERVTAG: New and Emerging Respiratory Virus Threats Advisory Group

- **PORTUGUESA**

Linaje C.16 antes B.1.1.1.16[36],Clado (GISAID) GR Mutaciones más relevantes L425R detectada en PORTUGAL desde noviembre de 2020

El Ministerio de Sanidad ha notificado el primer caso de la variante del coronavirus portuguesa (C.16) en España, de acuerdo al último informe de

seguimiento. **Se ha detectado por secuenciación y por el momento la institución ha asegurado** que "no se tienen datos epidemiológicos" del contagio[89].

La variante **C.16** tiene mutaciones relevantes en **L425R** asociada con una posible reducción de la capacidad de neutralización. **Esta mutación se encuentra en el dominio de unión al receptor** (RBD) **de la proteína de pico. Y con una expansión geográfica en Portugal desde el mes de noviembre 2020** [90]**Apareció en California y en una docena de estados** [91].

- **P1. MANAOS BRASIL**

Linaje B.1.1.248 (Clasificación de Rambaut); Gamma (OMS) que se originó de B.1.1.28[92]. Variante y sinonimias P1, 501Y.V3, 20J/ 501Y.V3 o VOC   202101/02. **Clado (GISAID) GR/501.V3. Mutaciónes S-E484K, K417N Y N501Y** detectada en **MANAOS BRASIL** Noviembre-Diciembre 2020.

La variante también llamada **P.1** es muy parecida a B.1.351, **con la mutación K417T en vez de K417N**. Coronavirus lineage B.1.1.28 has **originated four known lineages classified as variant of interest (VOI) or variant of concern (VOC):**P.1, P.2, P.3 and P.4[92].

- **P1. De acuerdo con un estudio preliminar realizado por la Universidad de Sao Paulo, la Universidad de Oxford y el Imperial College de Londres, se estima que la** variante P.1 **que presenta la** mutación E484K **ha circulado en Manaos** desde principios de noviembre de 2020, **mientras que la primera infección se confirmó el 6 de diciembre de 2020**[93]. **La variante P1 tuvo su origen en Manaos, una de las ciudades más grandes de la región amazónica de Brasil. Sin embargo,** no fue allí donde se reportó su existencia por primera vez, sino en Japón, **cuando un grupo de ciudadanos se realizaron pruebas de rutina para ingresar al país.**

La primera publicación científica que daba fe de la existencia de la nueva variante **del Amazonas** fue un esfuerzo conjunto de **diez instituciones** en diciembre de 2020. Entre ellas, la Imperial College de Londres, la Universidad de Oxford y el Instituto de Medicina Tropical de la Universidad de Sao Paulo[94].

Esta variante tiene 12 mutaciones entre ellas, tres en el dominio de unión a receptor de la proteína Spike **(K417T, E484K y N501Y)** (Fig. 79) que pueden afectar <u>la transmisibilidad y respuesta inmune del huésped</u>[95]. Existe evidencia para sugerir que algunas de las mutaciones de la variante P.1 podrían afectar la capacidad de los anticuerpos (generados por la infección natural o por la vacunación) **de reconocer y neutralizar el virus,** pero es necesario **realizar estudios adicionales.**

FIG 79. MUTACIONES K417T, E484K y N501Y DE LA PROTEÍNA SPIKE

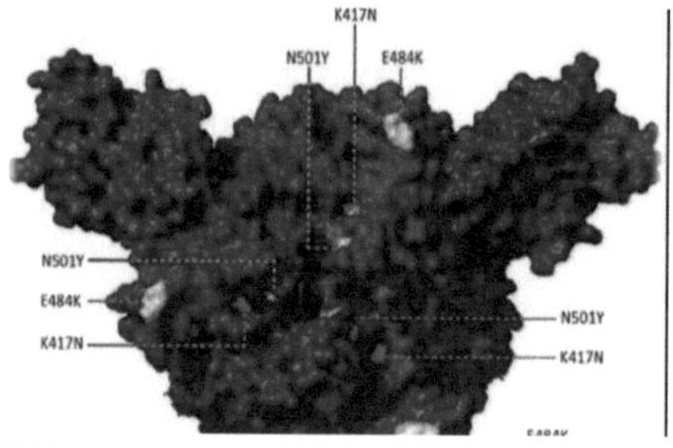

Fuente: MEDIASET España. 2020

La investigadora en genómica del Instituto ANLIS/Malbrán, la doctora **Josefina Campos** comentó a Infobae: "P1 está asociado a <u>mayor transmisibilidad y a casos de reinfección</u>", agregó. El investigador Debat citó que hay un estudio científico que demuestra que la variante P1 aumenta el riesgo de <u>reinfección entre el 25 y el 60%.</u> "También puede producir una potencial reducción de la eficacia de las vacunas para proteger **contra la enfermedad,** en base a resultados preliminares con la vacuna Coronav", vacuna desarrollada por Sinovac Biotech **en China.**

De acuerdo con un grupo de investigadores de Brasil, se ha observado un *aumento* reciente en la proporción de casos de P.1 en Manaus, Amazonas. P.1 no se detectó en Manaus entre marzo y noviembre de 2020, sin embargo, el 52,2% (n = 35/67) de los casos tipificados de SARSCoV-2 de diciembre fueron causados por P.1 y en enero de 2021, esta proporción *aumentó* a 85,4% (n = 41/48). También detectaron un *aumento* en la proporción de casos de la variante P.2 en diciembre de 2020 a 25,4% (n = 17/67), pero una *disminución* a 6% en enero de 2021. La frecuencia de otros linajes *disminuyó* del 96,3% entre marzo y noviembre de 2020 a 8,3% en enero de 2021. Hasta marzo de 2021, la variante brasileña del virus se ha encontrado en países del continente europeo y americano[96].

- ### P2.   RÍO DE JANEIRO, BRASIL

Linaje B.1.1.248 (B11248) (Clasificación de Rambaut); Zeta (OMS) que se originó de B.1.1.28. Variante y sinonimia P2, VUI202101/ 01. **Clado (GISAID) GR/484K.V2.** Mutaciones notables: E484K detectada en RÍO DE JANEIRO, BRASIL. El 12 de enero de 2021.

El 12 de enero de 2021 investigadores de Brasil informaron de la detección de otra variante. La de Río de Janeiro o P2 (derivada del linaje B.1.1.28 Y B.1.1.33) llamada P.2 la que, al igual que P.1, presenta la mutación E484K, pero habría evolucionado de manera independiente a la variante P.1 identificada en los viajeros en Japón. P2 se encuentra en todo Brasil. Actualmente se ha reportado que los casos más recientes en Manaos están siendo causados por la transmisión local de P.1 aunque P.2 también podría estar circulando[97]. También existe evidencia epidemiológica de que las variantes con esta mutación específica se propagan más rápidamente que los virus sin la mutación.

Las variantes del Reino Unido, Brasil y Sudáfrica como se observó anteriormente en el Cuadro 16 y Esquema 45 comparten una mutación específica denominada D614G, además de la N501Y. La mutación D614G, Les proporciona a las variantes la capacidad de propagarse más

<u>**rápidamente**</u> **que los virus predominantes, según lo descrito en un artículo preimpreso no revisado por pares**[98,99]**. Mientras que la mutación E484K solo la comparten la variante Sudáfrica y Brasileña.**

- ## ÁFRICA ORIENTAL: UGANDA

linaje A, sub-linaje A.23 - **Variante A.23.1 del SARS-COV-2 - Clado/Grupo (GISAID) S Mutaciónes P681R. F157L, V367F, <u>Q613H</u> detectada en la región de Kampala en** Uganda (África oriental) **(Mapa   3 y Tabla 20)** <u>en agosto del 2020.</u>

Mapa 3. Las regiones de áfrica donde se ha extendido SARS-CoV-2

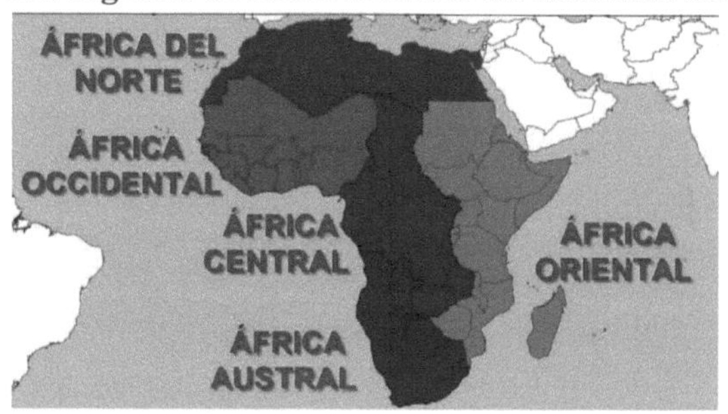

Austral y/o sudafrica
Fuente: <u>Peter Hermes Furian</u> / Alamy Foto de stock

Los investigadores denuncian del «linaje A» **los sub-linajes** A.23 y el A.23.1 **emergentes del SARS-COV-2. La nueva** variante A.23.1 **tiene mutaciónes** P681R. **F157L, V367F, <u>Q613H</u> con cuatro cambios (aa) del aminoácido codificados en el dominio expuesto S1 de la proteína del pico**[100]**. Se detectó por primera vez en sendos brotes en las prisiones de Amuru y Kitgum, al norte de Uganda, en** agosto del año pasado (2020 **en la región de Kampala en Uganda.** Este sub-linaje **se denuncia para codificar las proteínas del pico múltiples, cambian en** nsp3, nsp6 **(proteína nonstructural),** ORF8 y el ORF9 **(marcos de lectura abiertos 8 y 9) para cambios de la proteína**[101]**.**

Esta nueva cepa se propaga rápidamente por **todo el mundo, y se ha convertido en la más predominante en la capital ugandesa, Kampala,** según **un estudio preliminar publicado el jueves 11 de febrero del 2021 dice la Dr. Catherine Schuster-Bruce.**

Según la <u>Iniciativa Mundial de Intercambio de Datos sobre la Gripe Aviar</u> **(GISAID),** el linaje A es un en sí mismo. **Los** sub-linajes A.23 y A.23.1 **ahora están circulando en 12 países fuera de Uganda (de África, de Asia, de Europa, de Norteamérica y de Oceanía. Se han detectado en Reino Unido, Ruanda, Canadá y Camboya, según el GISAID**[102]**.**

La razón por la cual la A.23.1 es tan peligrosa es que, también tiene una **mutación en la proteína spike, como la que surgió en Reino Unido.** Sin **embargo, no corresponden a la misma línea, razón por la que fue denominada A, y no B.**
A es principal rama filogenética en la que se divide el virus según ha ido evolucionando. Además de ser <u>más contagiosa</u> **cuenta con una alteración que le permite** <u>evitar a los anticuerpos</u>**. Según ha podido saber ABC de fuentes de la Consejería de Salud y Familias Jesús Aguirre de Andalucia, esta nueva variante del coronavirus** <u>no implica una mayor</u> <u>mortalidad.</u>

- **SUDÁFRICA**

<u>Linaje B.1.351 (Rambaut)</u> **-** **Variante y sinonimias** <u>VOC 202012/02</u> **-** **20H /** 501Y.V2, 501Y.V2 **-** **Beta (OMS) -** **Clado (GISAID) GH/501Y.V2 -** **Mutaciones** E484K, N501Y, K417N **detectada en** Sudáfrica; <u>El 18 de</u> <u>diciembre de 2020.</u>

Otra mutación de importancia en Salud Pública es la 501Y.V2**, localizada en Sudáfrica, presenta una mayor transmisibilidad (50% más). Tiene mutaciones en el dominio RBD y en dominio N terminal de la proteína S,**

lo cual le podría conferir efectos en la respuesta de anticuerpos o en la eficacia de la vacuna[103,104].

El 18 de diciembre de 2020, las autoridades nacionales de Sudáfrica anunciaron la detección de una nueva variante del SARS-CoV-2 que se está extendiendo rápidamente en tres provincias de Sudáfrica[108]. Sudáfrica ha denominado a esta variante 501Y.V2- perteneciente al linaje B.1.351, debido a una mutación N501Y. Si bien la variante VOC 202012/01 también tiene la mutación N501Y, el análisis filogenético ha demostrado que 501Y.V2 detectada en Sudáfrica es una variante diferente[109]. La variante se propagó desde Sudáfrica a los países vecinos. Desde entonces se ha extendido a al menos 24 países y a ocho estados de EEUU. A fines de enero del 2021 se notificaron casos causados por esta variante en los Estados Unidos.

Tabla 20. Origen de las variantes de covid-19 y sus mutaciones

Fuente: SSA(SPPS/DGE/InDRE/Informe técnico.COVID-19 /México- 22 septiembre 2020 (corte

Variante	B.1.1.7	B.1.351	P1	B.1.429 + B.1.427	A.23.1
País donde se identificó	RU	Sudáfrica	Brasil	EEUU	Uganda (África oriental)
Mutaciones en el genoma	23	21	17	13	
Mutaciones en la "SPIKE"	8	9	10	4	4
Mutación común	N501Y	N501Y	N501Y	..	..
Mutación característica de variante	Del 69-70, P681H, Del 144Y y A570D	E484K K417N	E484K K417N	S452R	P681R, F157L,V367F, Q613H ORF8 y ORF9 nsp6
Países que presentan la variante	77	37	15	21	12
Detectadas en México	6	0	1	10	..

9:00h)

Esta variante añade las mutaciones en la proteína S: RBDE484K supone un cambio de aminoácido asociado a un cambio de carga (un aminoácido

con carga negativa se sustituye por otro con carga positiva). Asociada a una mayor <u>capacidad de elusión de la respuesta inmune</u>[110], K417N relacionada con la <u>transmisibilidad</u> del virus y la mutación N501Y de la 'variante británica' en el dominio de unión al receptor (RBD) que implica el cambio de la <u>asparagina 501 de la espícula por una tirosina,</u> justamente en la región de interacción <u>entre la espícula y el receptor</u>[111].

Como hemos comentado, la unión entre la espícula viral y el receptor desencadena el proceso infectivo. Esta unión se lleva cabo gracias a que se establecen una serie de interacciones no covalentes entre las dos proteínas: <u>puentes de hidrógeno</u> e <u>interacciones tipo apilamiento</u> entre anillos aromáticos. Aquí tienen especial protagonismo el <u>Gln 493 y la lisina 417,</u> que <u>forman puentes con el receptor.</u> La fenilalanina 486 da lugar a un apilamiento pi con una tirosina del receptor. Por otro lado, interacciones que ya existían previamente disminuyen su distancia. Los puentes de hidrógeno entre las lisina 417 y la glutamina 493 se hacen más cortos[112]. Como resultado la proteína mutante se une con mayor estabilidad al receptor, ya que aumentan el número de puntos de atracción electrostática y disminuye la distancia de las que ya existían. Esto da lugar a una unión más estable, y, por tanto, a un aumento de la afinidad. Esto se traduce en un aumento de la infectividad de la variantes·

Los científicos están preocupados por la variante porque los ensayos clínicos de vacunas muestran que ofrecen <u>menos protección</u> contra B.1.351 que otras variantes (Cuadro 18). Es posible que las personas que se recuperen de otras variantes no puedan defenderse de B.1.351 porque sus anticuerpos no atraparán los virus con fuerza[113].

La variante B.1.351 apareció casi al mismo tiempo que B.1.1.7, y se extendió rápidamente en Sudáfrica para convertirse en la versión <u>dominante en ese país</u>. Como su contraparte europea, B.1.351 contiene la mutación N501Y, aunque la evidencia parece sugerir que las dos variantes

Cuadro 18. Características principales de las tres variantes de preocupación de SARS-CoV-2. RU, Sudáfrica y Brasil

VARIANTE	20I/501Y.V1	20H/501Y.V2	20J/501Y.V3
Linaje (pango)	B.1.1.7	B.1.351	B.1.1.28.1
Clado GISAID	GR	GH	GR
Nombre alternativo	VOC 202012/01	VOC 202012/02	P.1
Detectada por primera vez en	Reino Unido	Sudáfrica	Brasil / Japón
Transmisibilidad	Aumenta (36%-75%)	Aumenta [1.50 (95% CI: 1.20-2.13) veces más transmisible que variantes previamente circulantes]	En estudio
Severidad de la enfermedad	Posible aumento de severidad y mortalidad	Sin cambios significativos en la mortalidad hospitalaria	En estudio, ningún impacto reportado hasta la fecha
Capacidad de neutralizar el sistema inmune	Ligera reducción, pero los índices neutralizantes generales aún permanecen sobre los niveles que se espera que confieran protección	Disminuye, lo que sugiere un posible aumento del riesgo de reinfección	Potencial disminución, pequeño número de reinfecciones reportadas
Impacto potencial en vacunas	Sin impacto significativo en las vacunas de Moderna, PfizerBioNTech y AstraZeneca	Moderna y Pfizer-BioNTech: reducción de la actividad neutralizante, pero se desconoce el impacto en la protección contra la enfermedad. Novavax y Johnson & Johnson: Baja eficacia de la vacuna en Sudáfrica en comparación con entornos sin la variante (datos de comunicados de prensa). Se advirtió enfermedad de moderada a grave. Resultados de neutralización serológica pendientes. AstraZeneca: Eficacia limitada de la vacuna contra la enfermedad Covid-19 de leve a moderada, con amplios intervalos de confianza, impacto indeterminado sobre la enfermedad grave. La neutralización	En estudio

		serológica se redujo sustancialmente en comparación con los linajes originales, en base a un pequeño número de muestras analizadas.	
Países que reportaron casos (nuevos en la última semana)	**101 (7)**	**51 (5)**	**29 (8)**
Encontrada en Argentina	Sí	No hasta la fecha	Sí

Fuente: Redacción Ciencia y Tecnología. LA IZQUIERDA DIARIO. 27 de febrero 2021

- **NIGERIA (AFRICA OCCIDENTAL)**

También se detectó el linaje B.1. Variante B.1.525 Clado/Grupo (GISAID) G. Mutaciónes E484K, F888L, Q677H y 69-70del detectada el pasado diciembre en Nigeria (África Occidental).

Esta nueva variante B.1.525, ha sido detectada por científicos de la Universidad de Escocia, en Reino Unido, gracias a la secuenciación genómica del virus llevada a cabo en diez países, entre los que se encuentran Dinamarca, Estados Unidos y Australia. No obstante, los investigadores sitúan su origen el pasado diciembre en Nigeria (África Occidental) con 31 casos positivos[114].

Contiene algunas mutaciones que preocupan a los investigadores. Una de ellas es la E484K (conocida como Erik) en la proteína de pico o de espiga

"es la más preocupante de todas las mutaciones" respecto a su impacto en la respuesta inmunitaria, afirma a la Afp Ravi Gupta, profesor de microbiología de la Universidad de Cambridge. Potencialmente capaz de volver menos eficaces las vacunas actuales. Afecta a la espícula, que juega un papel fundamental para ayudar a la células a que el virus no entre en su interior[115].

Además, se ha extendido a Dinamarca (19) Estados Unidos (16). Los siguen Francia (7), Canadá y Ghana (5), Australia (3) y Países Bajos y Jordania (2). Con un solo caso de la B 1.5.25 se suman a la lista de estados afectados Singapur, Finlandia, Italia, Bélgica y España.

- **INDIA**

La Variante Delta del SARS-CoV-2 o B.1.617, también conocida como VUI (Variant Under Investigation)-21APR-01[116]. detectada por primera vez en pacientes de India, en diciembre de 2020. No obstante, se informó de esta variante apenas el 24 de marzo de 2021. B.1.617 tiene al menos 15 mutaciones, con dos mutaciones específicas en la proteína de pico que lo definen: (E484Q y L452R)[117].

Además de la variante B.617:
1.   VUI (Variant Under Investigation)-21APR-01 del linaje B.1.617.1; Kappa

En abril del 2021 se encontraron otras dos variantes:
2.   (VUI-21APR-02) del linaje B.1.617.2; Delta y
3.   (VUI-21APR-03) del linaje B.1.617.3, derivadas de la original B.1.617.

- Mientras que la B.1.617.3 comparte las mutaciones L452R y E484Q encontradas en B.1.617.1,

- B.1.617.2 carece de la mutación E484Q. Ésta última variante posee la mutación T478K, a diferencia de las otras dos[118,119,120].

El 7 de mayo del 2021, B.1.617.2 fue reclasificada como variante de preocupación según la organización de Salud Pública de Inglaterra, debido a la evidencia de que resulta al menos tan transmisible que la variante alfa (B.1.1.7)[121].

Estas variantes altamente transmisibles del SARS-CoV-2 identificadas recientemente en la India designadas B.1.617.1, kappa (OMS) y B.617.2; Delta (OMS) y B.1.618 tienen mutaciones dentro de la proteína espiga que pueden contribuir a su mayor transmisibilidad y que potencialmente podrían resultar en una reinfección o resistencia a los anticuerpos provocados por la vacuna. La B.1.617 codifica una proteína del pico con las mutaciones L452R, E484Q, D614G, y P681R mientras que el pico B.1.618 tiene mutaciones Δ145-146, E484K, y D614G[122].

- La proteína variable del pico B.1.617 contiene L452R y las mutaciones de E484Q en el RBD además de D614G y la mutación de P681R cerca del sitio de tramitación proteolítico. Los investigadores encontraron que la contagiosidad creciente del pico B.1.617 fue atribuida a la mutación de L452R, que causó un aumento de 3,5 más en contagiosidad y, conjuntamente con E484Q causa un aumento de tres veces.

- y del pico B.1.618 tienen E484K en el RBD además de D614G y de la supresión Δ145-146 de la N-terminal.

Las variantes B.1.617 y B.1.618 han aumentado la afinidad para ACE2 y los investigadores encontraron que ambas son parcialmente resistentes a los anticuerpos monoclonales.

Se ha hecho evidente que actualmente se asocian más riesgos para la salud pública con la B.1.617.2, mientras que se han observado tasas de transmisión más bajas con los otros sublinajes", informó la OMS. "La variante Delta Plus se ha detectado de forma esporádica en Maharashtra (oeste), Kerala (sur) y Madhya Pradesh (centro), con unos 40 casos detectados hasta ahora", dijo este miércoles el ministro de Salud indio, Harsh Vardhan, en Twitter.

Sólo una cepa de la *variante* del Covid-19 detectada por primera vez en *India*, se considera todavía "preocupante", y las otras dos han sido degradadas, afirmó la Organización Mundial de la Salud (OMS).

Cada una de estas dos mutaciones tomadas por separado no es exclusiva de esta variante, pero la aparición de ambas en la misma variante es única para ella[123].

El Ministerio de Salud de la India dijo que las mutaciones L452R y E484Q no habían sido detectadas antes de diciembre en análisis de muestras. La variante está siendo estudiada mediante más de mil 200 secuenciaciones de su genoma en 17 países, entre ellos la propia India (por el Consorcio de Genómica del SARS-CoV-2 de la India (INSACOG), formado por diez laboratorios nacionales para analizar el comportamiento del virus, además del Reino Unido, Estados Unidos y Singapur[124].

-       La mutación E484Q es probablemente similar a otra mutación, llamada E484K, que está asociada a la variante B.1.351, detectada por primera vez en Sudáfrica.

-       La mutación L452R también se encuentra en las variantes B.1.427 y B.1.429 detectadas por primera vez en California, las cuales tienen cierto grado de resistencia inmunológica.

Ambas mutaciones dan al virus un escape inmunológico y una mayor capacidad de contagio. Se han encontrado en alrededor del 15-20% de las muestras analizadas y no coinciden con ninguna variante previamente catalogada como de preocupación", detalló la dependencia de la India en un comunicado[125].

Por el avance de la variante Delta del coronavirus, el gobierno británico decidió retrasar un mes la reapertura total -planificada originalmente para el próximo 21 de junio de 2021- del Reino Unido. Recientemente la variante se convirtió en la nueva cepa dominante y temen pueda desencadenar una tercera ola de contagios. Las autoridades sanitarias estiman que es un 60% más transmisible que la anterior cepa dominante, Alfa (surgida en Kent) que, a su vez, tiene mayor contagiosidad que la variante original de Wuhan[126].

- **JAPÓN**

Linaje B.1.1.28.1 - Variante P1, 20J/501Y.V3 Variante de preocupación 202101/02 (VOC-202101/02). Clado (GISAID) GR. Mutaciones (K417N / E484K / N501Y) detectada en JAPON el 2 de enero de 2021.

El Instituto Nacional japonés de Enfermedades Infecciosas (NIID) dijo que había detectado una nueva variante del <u>coronavirus</u> en <u>cuatro viajeros procedentes de Brasil</u>. Según el Ministerio de Salud de Japón, los cuatro pasajeros, que aterrizaron en el aeropuerto Haneda de Tokio el 2 de enero, fueron inicialmente dados positivo después de pasar tiempo en cuarentena en el aeropuerto. El 9 de enero de 2021, Japón notificó a la OMS sobre una nueva variante del SARS-CoV-2, B.1.1.28 (inicialmente informada como B.1.1.248), detectada en cuatro viajeros procedentes de Brasil[127] y había sido identificada en diciembre de 2020 en Manaus, estado de Amazonas, Brasil.

Esta variante, no está relacionada de manera cercana a las variantes SARS-CoV-2 VOC 202012/01 ni a la variante 501Y.V2[128]. Tiene 17 cambios de aminoácidos (mutaciones), diez de los cuales están en su proteína de pico, incluyendo estas tres designadas para ser particularmente preocupantes:

- <u>N501Y</u> (que ayuda a que el virus se adhiera con más fuerza a las células humanas. Esta mutación también aparece en los linajes B.1.1.7 y B.1.351),
- <u>E484K</u> que puede ayudar al virus a evadir algunos tipos de anticuerpos y

- **K417T** que es el mismo sitio que la mutación **K417N** en el linaje B.1.351[129]. También puede ayudar a que el virus se adhiera con más fuerza. que pueden afectar la transmisibilidad y respuesta inmune del huésped[130].

P.1 comprende las dos subvariantes distintas 28-AM-1 y 28-AM-2, que llevan las mutaciones K417T, E484K, N501Y, y ambas desarrolladas independientemente unas de otras dentro de la misma región amazónica brasileña[131,132].

P.1 fue descubierto en diciembre y llegó a Estados Unidos en enero 2021, pero puede haber estado circulando ya en octubre en Manaus, Brasil. Ahora se ha extendido a varios países.

Una de las variantes que causa mayor alerta es la **B.1.1.28**, detectada originalmente en **Japón** el 6 de enero de 2021 pero cuyo **origen genético está en Brasil**, y que hoy amenaza a **toda América**, especialmente porque contiene una mutación muy peculiar que inhibe el mecanismo de protección tanto de la mayoría de las vacunas desarrolladas hasta el momento, como la inmunidad natural que se produce al superar el contagio[133]. Un estudio preliminar publicado en The Lancet, sitúa la probabilidad de reinfección con esta variante entre el 25% y 60%

- **LAS AMÉRICAS: EE.UU.: NEW YORK Y CALIFORNIA, MÉXICO,**
- Linaje B.1.526; Iota (OMS) detectado por una investigación de vigilancia genómica de la Universidad de Columbia. También llamada Variante **B.1.526** - Clado /grupo (GISAID) G - Mutaciones spike: (L5F*), T95I, D253G, (S477N*), (E484K*), D614G, (A701V*) ORF1a: L3201P, T265I, Δ3675/3677 ORF1b: P314L, Q1011H ORF3a: P42L, Q57H ORF8: T11I 5'UTR: R81C[134] (Esquema 48).Detectada en noviembre 2020 en **New York,** ya representaba cerca del 12% de los casos.

La nueva variante B.1.526; Lota sería la segunda variante de COVID encontrada en los Estados Unidos después de que se descubriera:

   La variante de California bautizada como Linaje B.1.427 / B.1.429; Epsilon (OMS) Variante 20C/S:452R CAL.20C. Clado /grupo (GISAID) G. Mutación S: S13I, W152C, L452R y D614G detectada en los Ángeles, en julio del año pasado, y luego, al sur de California, en octubre 2020[135]. Y desde entonces la cepa se ha detectado en 45 estados y en otros países: australia, Dinamarca, México y Taiwán.

Esquema 48. Mutaciones de la variante B.1.526: E484K D253G- S477N- L5F- T95I- D614G y A701V

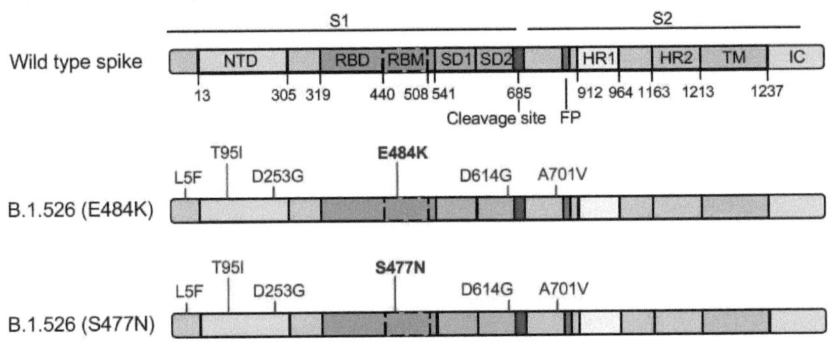

Fuente: Journal de reference Zhou H, et al. B.1.526 SARS-CoV-2 variants identified in New York City are neutralized by vaccine-elicited and therapeutic monoclonal antibodies. *bioRxiv*, 2021. **doi**: https://doi.org/10.1101/2021.03.24.436620, https://www.biorxiv.org/content/10.1101/20 21.03.24.436620v1

La estructura de dominio de la proteína del pico SARS-CoV-2 se muestra arriba. NTD, dominio de la N-terminal; **RBD, dominio receptor-obligatorio; RBM, adorno receptor-obligatorio**; SD1 subdomain 1; SD2, subdomain 2; **Punto de congelación,** péptido de la fusión; HR1, repetición 1 de la setena; **HR2, repetición 2 de la setena; TM, región de la transmembrana;** IC, dominio intracelular. **La situación de las mutaciones en las dos proteínas del pico B.1.526 diagrammed abajo con las mutaciones de distinción de E484K y de S477N en intrépido.**

-       **Dos grupos de investigación — el de Caltech y el de la Universidad de Columbia en Nueva York — difundieron estudios esta semana en los que describen sus hallazgos de la nueva variante. Ninguno de los informes ha sido publicado ni revisado por otros científicos. De acuerdo con un reporte publicado hoy, <u>25 de febrero 2021 </u>los investigadores detectaron una nueva variante de <u>preocupación</u> del SARS-CoV-2 que se ha estado transmitiendo en el noreste de Estados Unidos, sobre todo en la ciudad de Nueva York. Erica Lasek-Nesselquist y colegas dicen detectando el linaje B.1.526 del coronavirus (SARS-CoV-2). Esta variante contiene la misma mutación E484K observada en las de Brasil y Sudáfrica que se sabe puede <u>ayudar al virus a escapar de los anticuerpos de neutralización</u>, una substitución de D235G que podría también ayudar a <u>reducir la eficacia de anticuerpos de neutralización</u>**[136.] **E484K Y D245G están situadas en una proteína viral llamada pico - la estructura superficial principal a la cual SARS-CoV-2 utiliza para atar y para incorporarse a las células huésped** (Figura 80).

Fig 80. ¿Qué sabemos sobre las mutaciones de D235G y de S477N?

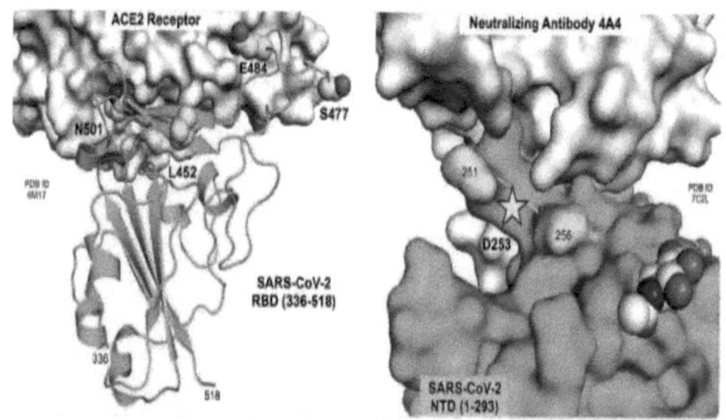

Los residuos 452, 477, 484 y 501 están situados en o cerca del interfaz del RBD con el receptor ACE2 (dejó el panel; Identificación **6M17, Yan y otros, 2020 del PDB**). **El residuo 253 está situado en un pequeño rizo desordenado en el NTD cerca del interfaz con el anticuerpo de neutralización 4A4** (panel derecho; Identificación **7C2L, Ji y otros**, 2020 del PDB). La figura se preparó usando el sistema de gráficos molecular de PyMOL v2.3.5 **(Schrödinger, LLC).**

La variante de New York B.1.526 contiene la mutación de S477N que es asociada a <u>afinidad obligatoria</u> y a <u>resistencia</u> crecientes <u>del receptor ACE2 a la neutralización</u> por los anticuerpos monoclonales. Como el escenario inicial del proceso de la infección, el dominio receptor-obligatorio (RBD) de los attaches (S1-S2) del pico a la enzima angiotensina-que convierte 2 (ACE2) del receptor de la célula huesped. Esta acción recíproca del pico RBD-ACE2 es el objetivo principal de anticuerpos de neutralización. después de la infección con SARS-CoV-2.. Una versión de la prueba preliminar del trabajo de investigación está disponible en el servidor del *medRxiv**, mientras que el artículo experimenta la revisión paritaria (Tabla 21).

-      La variante de California B.1.427 está definida por la mutación L452R en la proteína S donde se localiza en el dominio del receptor. Esta mutación puede estabilizar la interacción entre la proteína pico y su receptor ACE2 humano y, por lo tanto, aumentar la infectividad. La L452R dio lugar a actividad de neutralización reducida o suprimida[137].
Los CDC han designado a B.1.429/B.1.427 como "Variantes de Preocupación" -VOC- (CDC COVID 19, March 24th 2021), e indican que tienen: •20% increased transmissibility •Significant impact on neutralization by some, but not all, EUA therapeutics •Moderate reduction in neutralization using convalescent and post-vaccination sera[138].

-      La variante B.1.429 se define por 5 mutaciones: I4205V en ORF1a, D1183D en ORF1b, S13I, W152C, L452R en la proteína de pico. Contiene la mutación adicional Q677H en S.
•~20% increased transmissibility •significant impact on neutralization by some, but not all, eua therapeutics •moderate reduction in neutralization using convalescent and post-vaccination será.
proportions:
Distribución de las variantes B.1.427/B.1.429: **Arizona: 25.2%** , **California: 52.4% y Nevada: 41.3%**[139].
El 14 de abril de 2021, el Departamento de Salud del Estado de Washington, informa los resultados de la vigilancia genómica de variantes

del SARS-C oV-2 durante el mes de marzo de 2021. Reportan 1,255 casos acumulados de B.1.247/B.1.249 (1,049 de B.1.249), 500 de B.1.1.7, 34 de P.1 y 22 de B.1.351 (Washington State Department of Health, Press Release, April 14th 2021[140].

MÉXICO

El doctor Sylvain Aldighieri, quien es gerente de incidentes para Covid-19 de la Organización Panamericana de la Salud (OPS), afirmó durante una conferencia de prensa que el Instituto de Diagnóstico y Referencia Epidemiológicos (INDRE), detectó al menos 24 variantes en territorio mexicano y que la predominante es Gamma (linaje P.1, P.1.1 y P.1.2), también conocida como brasileña[141]. Aseguró el doctor Sylvain que ésta predominará en el país durante las siguientes semanas, lo que coincidirá con la estimación de la parte más alta de la TERCERA OLA de contagios. Actualmente esta variante tiene el 23% de presencia.

"México cuenta con una de las redes de vigilancia genómica más sólida de la región, liderada por INDRE y, además, es uno de los laboratorios de referencia para la secuenciación para la región latinoamericana coordinada por la OPS", señaló Aldighieri. Manifestó además que todas las variantes están distribuidas en los 32 estados de México, siendo Gamma (P1) la nueva dominante, ya que pronto desplace a la B.1.519 (sin clasificación) la que mayor presencia tiene actualmente en el país. Alfa B.1.1.7 de la U.E.es la segunda más preocupante y Delta B.1.617.2 de la India la de menor proporción[142].

Tabla 21. Dispersión de las Variables y sus Mutaciones por el mundo

Nombre (linaje Pango)	Sustitución	Nombre (Nextstrain[a])	Primera detección/dispersión geográfica	Aislado de referencia de BEI[b]	Atributos previstos
P.2	Spike: E484K, D614G, V1176F ORF1a: L3468V, L3930F ORF1b: P314L N: A119S, R203K, G204R, M234I 5'UTR: R81C	20J	Brasil-(Río de Janeiro) abril del 2020[27] Casos aislados en otros países, relacionados con viajes**		Posible reducción en la neutralización por tratamientos de anticuerpos monoclonales Posible reducción en la neutralización por sueros de convaleciente y postvacunación
B.1.1.77	A222V	20A.EU1	España junio de 2020[21]		
A.23	P681R F157L V367F Q613H	A.23.1	África Oriental (región de Kampala en Uganda) en agosto de 2020[45,46]/ Reino Unido, Ruanda, Canadá y España. Detectada recienemente en RU. Escasos casos en otros países**		Aumento en la trasmisión
	Y453F H69 del V70 del I692M M12291I		Países Bajos/ abril/junio de 2020[17] Dinamarca, Holanda		~50 % de aumento de transmisión[5] Probable aumento en la gravedad con base en las tasas de hospitalización y muerte[6]
B.1.1.7	Δ69/70 Δ144Y (E484K*) (S494P*) N501Y A570D D614G P681H	20B/501Y.V1	Reino Unido/ septiembre del 2020[32] Irlanda, Israel y rápida progresión en otros países (especialmente países europeos)**	NR-54000ícono de sitio externo	Mínimo impacto en la neutralización por tratamientos de anticuerpos monoclonales con EUA[7,14] Mínimo impacto en la neutralización por sueros de convaleciente y postvacunación[8,9,10,11,12,13,19] Ligera reducción de efectividad vacunal**.
B.1.427	L452R D614G	20C/S:452R CAL.20C	EE. UU Los Angeles, California julio de 2020[52]		~20 % de aumento de transmisibilidad[21] Impacto significativo en la neutralización por parte de

Linaje	Mutaciones	Clado	Origen	Impacto
				algunos tratamientos con EUA, pero no todos
				Reducción moderada **en la neutralización al utilizar sueros de convaleciente y postvacunación**[21]
B.1.429	**S13I W152C L452R D614G**	**20C/S:452R CAL.20C**	**EE. UU.-California** en octubre 2020[52]	**~20 % de aumento de transmisibilidad**[21] Impacto significativo **en la neutralización por parte de algunos tratamientos con EUA, pero no todos** Reducción moderada **en la neutralización al utilizar sueros de convaleciente y postvacunación**[21]
B.1.53	**Spike:** (L5F*), T95I, D253G, (S477N*), (E484K*), D614G, (A701V*) **ORF1a:** L3201P, T265I, Δ3675/3677 **ORF1b:** P314L, Q1011H **ORF3a:** P42L, Q57H **ORF8:** T11I **5'UTR:** R81C	**20C**	**Nueva York/noviembre del 2020**[51]	Posible **reducción en la neutralización por tratamientos de anticuerpos monoclonales** Posible **reducción en la neutralización por sueros de convaleciente y postvacunación**
B.1.526	**Spike:** A67V, Δ69/70, Δ144, E484K, D614G, Q677H, F888L A701V, D253G** **ORF1b:** P314F **ORF1a:** T2007I **M:** I82T **N:** A12G, T205I **5'UTR:** R81C	**20C**	**Nueva York/diciembre del 2020**[51]	Posible **reducción en la neutralización por tratamientos de anticuerpos monoclonales** Posible **reducción en la neutralización por sueros de convaleciente y postvacunación**

Nombre (linaje Pango)	Sustituciones de la proteína Spike	Nombre (Nextstrain[a])	Primera detección/dispersión geográfica	Aislado de referencia de BEI[b]	Atributos conocidos
P.1	E484K N501Y D614G K417T, del ORF1b**	20J/501Y.V3	Japón/ Brasil noviembre-diciembre 2020[23] Región de Manaos (Brasil). Casos en otros países, la mayoría con vínculo con Brasil**.	NR-54982ícono de sitio externo	Impacto moderado en la neutralización por tratamientos de anticuerpos monoclonales con EUA (autorización de uso de emergencia)[7] Menor neutralización por sueros de convaleciente y postvacunación[15]
B.1.351	K417N E484K N501Y D614G L18F, A701V, del ORF1b**	20H/501.V2	Sudáfrica diciembre 2020[42] /Zambia, Botswana y otros países del cono sur africano; casos en numerosos países europeos. Importante presencia en Tirol (Austria)**.	NR-54009ícono de sitio externo	~50 % de aumento de transmisión[16] Impacto moderado en la neutralización por tratamientos de anticuerpos monoclonales con EUA[7,14] Reducción moderada en la neutralización por sueros de convaleciente y postvacunación[8,12,18,19,20] de moderada a alta**
	S-D614G	20H/501.V2	Malasia (Sudeste asiático) enero-febrero 2020[14]/ Europa, Estados Unidos, América del Sur		
B.1.525**	E484K F888L Q677H Y 69-70 del	B.1.525	África Occidental (Nigeria) en diciembre de 2020[39]/ Dinamarca, RU, Países bajos, Noruega, EEUU, Canadá. Relacionados con Nigeria		Reducción de la capacidad de neutralización
Nombre (linaje Pango)	Sustituciones de la proteína Spike	Nombre (Nextstrain[a])	Primera detección/dispersión geográfica	Aislado de referencia de BEI[b]	Atributos conocidos

| B.1.1.28.1 | K417N
E484K
N501Y | 20J/501Y.V3 | Japón enero 2021[48] | **Puede ayudar** al virus a evadir algunos tipos de anticuerpos
Puede ayudar a que el virus se adhiera con más fuerza.
Pueden afectar la transmisibilidad y respuesta inmune del huésped |

(*) detectada en algunas secuencias, pero no en todas

** Ministerio de Sanidad. Secretaría estado Sanidad. Dirección General de Salud Pública. Centro de Coordinación de Alertas y Emergencias Sanitarias. Circulación de variantes de SARS-CoV-2 de interés para la salud pública en España. Actualización 4 de marzo 2021

a Nextstrainícono de sitio externo

b Recursos de Investigación de Biodefensa e Infecciones Emergentes (Recursos de BEI) es un repositorio financiado por el NIAID para proporcionar reactivos, herramientas e información a la comunidad investigadora. Los virus de referencia propuestos aquí facilitan la armonización de la información entre todas las partes interesadas en la comunidad investigadora de la pandemia del COVID-19. Tenga en cuenta que los virus de referencia proporcionados en las siguientes tablas se basan en lo que está disponible actualmente a través de los recursos de BEI.

Fuente: Brandi Limbago, Ph.D. presenting for Vivien Dugan, Ph.D. and the Surveillance and Emerging Variants Team CDC COVID-19 Emergency Response. March 24, 2021

Hasta el 8 de marzo de 2021, 38 países y territorios de las Américas han publicado en la plataforma GISAID 187.705 genomas del SARS-CoV-2, recolectados entre febrero 2020 y marzo de 2021[143]. Los países y territorios que han contribuido son: Antigua y Barbuda, Argentina, Aruba, Belice, Bermuda, Bolivia, Brasil, Canadá, Chile, Colombia, Costa Rica, Cuba, Curazao, Ecuador, El Salvador, <u>Estados Unidos de América</u>, Guadalupe, Guatemala, Jamaica, <u>México,</u> Panamá, Perú, República Dominicana, San Bartolomé, San Eustaquio, San Cristóbal y Nieves, San Martín, San Vicente y las Granadinas, Suriname, Trinidad y Tobago, Uruguay y Venezuela.

La actualización de la OPS destaca que "recientemente se ha documentado que las personas infectadas con la variante VOC 202012/01 presentan

mayor riesgo de morir que las personas infectadas con otras variantes. Los estudios preliminares sugieren que la variante 501Y.V2 está asociada con una carga viral más alta, lo que podría sugerir una potencial mayor transmisibilidad. En la Tabla 22 se muestran las variantes VOC 202012/01; Alfa del Reino Unido, 501Y.V2; Beta de Sudáfrica la P.1;Gamma y P.2; Zeta B.1.1.248 que se originó de B.1.1.28 de Brasil y los países de América donde han sido detectadas.

Tabla 22.

Tabla 2. Detección de las variantes SARS-CoV-2 VOC 202012/01, 501Y.V2 y P.1, linaje B.1.1.28 Región de las Américas, diciembre 2020 al 8 de febrero de 2021.

País	VOC 202012/01	501Y.V2	P.1
Argentina	Si	No	Si
Aruba	Si	No	No
Barbados	Si	No	No
Brasil	Si	No	Si
Canadá	Si	Si	No
Chile	Si	No	No
Colombia	No	No	Si
Cuba	No	Si	No
Curazao	Si	No	No
Ecuador	Si	No	No
Estados Unidos de América	Si	Si	Si
Jamaica	Si	No	No
Martinica	Si	No	No
México	Si	No	No
Panamá	No	Si	No
Perú	Si	No	Si
República Dominicana	Si	No	No
Santa Lucia	Si	No	No
Trinidad y Tabago	Si	No	No
Uruguay	Si	No	No

Fuente: Información compartida por los Centros Nacionales de Enlace para Reglamento Sanitario Internacional (RSI) o publicada en los sitios web de los Ministerios de Salud, Agencias de Salud o similares y reproducidos por la OPS/OMS.

Período de febrero a agosto de 2020. SARS-CoV-2 en México:
El primer caso COVID 19 de México corresponde al Grupo GR Linaje B.1
(febrero 27)

- **32 estados República Mexicana**
- **Presencia de** 5 Grupos: G-GH-GR-L-S........ y 15 linajes **en México.** G, linaje pangolín B.1, B.1.5; GH, linaje pangolín B.1; GR, linaje pangolín B.1, B.1.1; L, linaje pangolín B y S, linaje pangolín A, A1, A2, A3
- Grupo S y L **solo en febrero y marzo**

- **Predomina** los Grupos G, GH y GR **(América y Europa)**
- Linajes B.1, B.1.1. y B.1.5. **mayormente (América)**[144].

Por ahora, los fabricantes de medicamentos que se apresuran a crear una VACUNA contra el virus han señalado que no han visto nada de qué preocuparse. Ugur Sahin, director ejecutivo de BioNTech SE, con sede en Mainz, Alemania, dijo que "no tiene dudas de que, desde el punto de vista de la vacuna, todavía no vemos mutaciones que puedan surgir como variantes de escape". El director médico de Moderna, Tal Zaks, ha expresado opiniones similares.

CITAS EN EL TEXTO

1.   REDACCIÓN CONECTA. Salud.. Así es cómo ataca el coronavirus al cuerpo humano. El sitio de noticias del Tecnológico de Monterrey. Av. Eugenio Garza Sada 2501 sur Col. Tecnológico C.P. 64849 | Monterrey, Nuevo León, México. 24/03/2020.

2.   Infosalus. Mecanismos, síntomas y diagnóstico de la Covid-19. Actualizado 13/05/2020 09:09

3.   Organización Panamericana de la Salud (OPS). Campus Virtual de Salud Pública. Preguntas y respuestas sobre la enfermedad por coronavirus (COVID-19). Enviado por kcompta el Jue, 03/19/2020 - 09:18

4.   País, El (5 de octubre de 2020). «La OMS estima que el 10% de la población mundial se ha contagiado de covid, 22 veces más que los casos diagnosticados». *EL PAÍS*. Consultado el 27 de octubre de 2020.

5.   «COVID-19 Virtual Press conference transcript - 12 October 2020». *www.who.int* (en inglés). Consultado el 27 de octubre de 2020.

6.   REDACCIÓN Y EUROPA PRESS MADRID. La OMS recuerda que las mascarillas FFP2 son para los sanitarios que atienden a pacientes. 20/05/2020 11:55Actualizado a 20/05/2020 14:24

7.   Organización Mundial de la Salud (OMS). Brote de enfermedad por coronavirus (COVID-19): orientaciones para el público. **Última actualización: 7 de octubre de 2020**

8. Lidia Gestoso-Pecellín[a], **Yuneysa García-Flores**[b], **Pino González-Quintana**[c], **José Luis Marrero-Arencibia**[d] . [a]SOS Madrid, Madrid, España [b]Gerencia de Atención Primaria de Gran Canaria, Gran Canaria, España [c]Grupo de intervención a domicilio, Gerencia de Atención Primaria de Gran Canaria, Gran Canaria, España [d]Área técnica de suministros, Gerencia Atención Primaria de Gran Canaria, Gran Canaria, España. ELSEVIER. ARTÍCULO ESPECIAL. Recomendaciones y uso de los diferentes tipos de test para detección de infección por SARS-COV-2. DOI: 10.1016/j.enfcli.2020.10.001

9.   Antonio Figueras. Madrid Blogs. Coronavirus: CoVid19. ¿Qué es la PCR? ¿Cómo se usa para detectar si estamos infectados por el virus SARS Cov 2?. el 16 abril, 2020

10.   Mathews & van Holde.- cap. 24, págs. 986 y siguientes. **Lehninger.**- cap. 25, pags. 950 y siguiente

11.   National Human Genome Research Institute (NIH). COVID-19 CDC información de salud. USA.gov. 2020.

12.   Wikimedia. Multimedia: DNA replication.2021.

13.   Wikimedia Multimedia: Nucleotides. 22 jun 2021 a las 03:13.

14.   **Jean-François Pillou**. ADN polimerasa. CCM. Salud. 21 de octubre de 2013 a las 18:28

15.   **https://www.um.es › molecula › dupli00**. Duplicación del ADN. - Aula Virtual de Biología

16.   **Do You Know the Differences Between DNA and RNA?»**. Consultado el 11 de noviembre de 2017.

17.   **SYNLAB.** Blog. ¿CUÁLES SON LAS PRINCIPALES OPCIONES EN ESTE MOMENTO PARA EL MANEJO DEL COVID-19? 30/03/2020

18.   **MAYO CLINIC. Pruebas de diagnóstico para COVID-19. 1998-2021 Mayo Foundation for Medical Education and Research (MFMER).**

19.   **Centro Médico ESMA en Martorell.** *¿CUÁLES SON LAS PRINCIPALES OPCIONES EN ESTE MOMENTO PARA EL MANEJO DEL COVID-19? [04/07/2020.*

20.   **Sociedad Española de Enfermedades Infecciosas y Microbiología Clínica (SEIMC).** Recomendaciones de SEIMC sobre el uso de las pruebas de detección de anticuerpos. 27 DE ABRIL DEL 2020.

21.   **Programa Ampliado de Inmunizaciones.** (Normas PAI). 2020.VI. CONCEPTOS Y PRINCIPIOS GENERALES DE INMUNIZACION

22.   **Foundation for Medical Education and Research (MFMER).** 2020. Inmunidad colectiva y COVID-19 (coronavirus): todo lo que necesitas saber.1998-2020 mayo

23.   **PFIZER Y BIONTECH** CONCLUYEN EL ESTUDIO DE FASE 3 DE LA VACUNA CANDIDATA PARA COVID-19, CUMPLIENDO CON TODOS LOS OBJETIVOS DE EFICACIA PRIMARIA. Miércoles, 18 de noviembre de 2020 - 06: 59 am

24.   **Identificador de ClinicalTrials.gov** US National Institutes Health (NIH). Dirección http://www.clinicaltrials.gov/

25.   **Asociación Española de Pediatría (AEP).** VACUNAS CONTRA LA COVID DE VECTORES VIRALES: CHADOX1 DE LA UNIVERSIDAD DE OXFORD Y ASTRAZENECA. Actualizado el 2 de enero de 2021

26.   **IntraMed.** Vacuna Astra / Zeneca ensayo clínico en EE. UU. 22 MAR 21

27.   **Enlaces: URL: https://pmiform.com/clinical-trial-info-request?StudyID=C4591001**

28.   **Investigación y Desarrollo (ID).** 2020. 7Avances científicos logrados gracias a los enormes esfuerzos de investigación por la pandemia. 18 septiembre, 2020 científicos, investigación, pandemia. INVDES.com.mx

29.   **AMIF.** Innovación para la vida. Estatus de las vacunas y ensayos clínicos para covid-19 junio 22, 2021

30.   **Mónica Mena Roa.** ¿Cuántas personas se han vacunado ya contra el coronavirus? Statistica. 13 jul. 2021

31.   **Rodrigo Rojas.** Las 7 vacunas contra la Covid-19 aprobadas por Cofepris ordenadas por su eficacia.SALUDIARIO. 05/31/202

32.   **J. Mendoza,** México: dosis contratadas de vacunas contra COVID-19 por tipo 2021. Statistica.27 may. 2021

33.   **Gobierno de México. COFEPRIS. Salud.** Comisión Federal para la Protección contra Riesgos Sanitarios. Fecha de publicación22 de marzo de 2021

34.   **Gobierno de México.** Política Nacional de Vacunación contra el virus SARS-CoV-2, para la prevención de la COVID-19 en México. Documento Rector. Versión 6.0. 11 de mayo de 2021

35.   **MAYO CLINIC. Inmunidad colectiva y COVID-19 (coronavirus): Todo lo que necesitas saber. © 1998-2021 mayo Foundation for Medical Education and Research (MFMER).**

36.   **Agencia EFE. ¿Qué es la "inmunidad de rebaño" y por qué no la hemos alcanzado?. 18 de junio de 2021**

37.   **N. Hernández** / Agencias. OMS rechaza la opción de dejar circular el virus para lograr la inmunidad colectiva. elsalador.comOct 12, 2020- 11:13

38.   **Dana Sparks**/Mayo Clinic News Network. ¿Qué es la inmunidad de rebaño y cómo funciona?. The Dallas Morning News. Texas. 12:34 PM on Jul 10, 2020 GTM-5

39.   **Kirkcaldy RD, King BA, Brooks JT**. COVID-19 and Postinfection Immunity: Limited Evidence, Many Remaining Questions. JAMA. Published online May 11, 2020. doi:10.1001/jama.2020.7869

40.   **Infobae**. 2020. COVID-19: científicos plantean sus dudas sobre la inmunidad generada ante una reinfección. 11 de Junio de 2020

41.   **Pol Bertran Prieto. 2020.Microbiólogo y divulgador 2020 MédicoPlus**

42.   **Alejandra Martins**. 2020. Coronavirus: qué se sabe de las mutaciones del virus del covid-19 (y cómo los científicos las están siguiendo en tiempo real). BBC News Mundo. 2020

43.   **BBC NEWS MUNDO. Coronavirus: qué se sabe de las mutaciones del virus del covid-19 (y cómo los científicos las están siguiendo en tiempo real). 14 de mayo de 2020.**

44.   **Redaccion El Heraldo SLP. Las mutaciones del virus del covid-19 (y cómo los científicos las están siguiendo en tiempo real). on 15 mayo, 2020**

45.   **Korber B, Fischer W, Gnanakaran S, Yoon H, Theiler J, Abfalterer W, et al. Tracking** changes in SARS-CoV-2 spike: evidence that D614G increases infectivity of the COVID-19 virus. Cell. 2020 Aug 20;182(4):812- 827.e19. doi: 10.1016/j.cell.2020.06.043

46.   **Grubaugh ND, Hanage WP, Rasmussen AL.** Making Sense of Mutation: What D614G Means for the COVID-19 Pandemic Remains Unclear [published online ahead of print, 2020 Jul 3]. Cell. 2020; S0092- 8674(20)30817-5. doi: 10.1016/j.cell.2020.06.040

47.   **Organización Panamericana de la Salud / Organización Mundial de la Salud**. 2021. Ocurrencia de variantes de SARS-CoV-2 en las Américas. 20 de enero de 2021, Washington, D.C. OPS/OMS. 2021

48.   **ABC**. Que es la varianta Lambda del coronavirus. Actualizado:12/07/2021 11:43h

49.   **Redacción Ciencia y Tecnología. Red Internacional. LA IZQUIERDA DIARIO. Variantes "de preocupación": qué dice la OMS sobre las mutaciones del coronavirus. Sábado 27 de febrero | 10:27**

50.   **msn noticias. Coronavirus: ¿Qué son variantes de interés, variantes de preocupación y variantes de gran consecuencia? 29 de marzo de 2021.**

51.   **Organización Panamericana de la Salud / Organización Mundial de la Salud**. Ocurrencia de variantes de SARS-CoV-2 en las Américas. Información preliminar al 11 de enero de 2021, Washington, D.C. OPS/OMS. 2021.

52.   **GACETA. SARS-CoV-2: variantes, tratamientos y direcciones de acción a corto plazo. Salud Pública. FACULTAD DE MEDICINA • CIRCUITO INTERIOR • CIUDAD UNIVERSITARIA • AV. UNIVERSIDAD 3000 • CP 04510. May 25, 2020 |**

53.   **Fernando Galán Galán. Profesor Titular de Medicina. Especialista en Medicina Interna. Experto en Miopatía Mitocondrial del Adulto. Fibromialgía y Síndrome de Fatiga crónica. BLOG. Lunes, 11 enero 2021**

54.   **Freunde von GISAID eV. Nomenclatura de clados y linajes, 2 de marzo de 2021.**

55.   **Alvin X Han, Edyth Parker , Frits Scholer , Sebastian Maurer-Stroh , Colin A Russell**. Agrupación filogenética mediante programación de enteros lineales (PhyCLIP). Biología molecular y evolución, volumen 36, número 7, julio de 2019, páginas 1580–1595, https://doi.org/10.1093/molbev/msz053 Publicado: 11 de marzo de 2019

56.   **Rambaut A, HOLMES EC, O'Toole Á, Hill V, McCrone JT, Ruis C, et al. A dynamic nomenclature proposal for SARS-CoV-2 lineages to assist genomic epidemiology.** *Microbiol Nacional*. **2020 noviembre; 5((11)):1403–7. [Artículo gratuito dePMC] [PubMed]**

57.   **O'Toole Á, McCrone J.** phylogenetic assignment of named global outbreak lineages. [Internet] 2020. Available from: https://github.com/hCoV-2019/pangolin.

58. **National Center for Biotechnology Information**, U.S. National Library of Medicine8600 Rockville Pike, Bethesda MD, 20894 USA. Linajes y sub-linajes del SARS-CoV-2 que circulan por todo el mundo: una visión general dinámica. PMCID: PMC8089399. doi: 10.1159/000515340 Publicado en línea 2021 Mar 18.

59. **Hadfield J, Megill C, Bell SM, Huddleston J, Potter B, Callender C, Sagulenko P, Bedford T, Neher RA. Nextstrain: real-time tracking of pathogen evolution. Bioinformatics 2018; 34(23):4121-4123**

60. **Angela Betsaida B. Laguipo.** 2020. News-Medical.SARS-CoV-2 la variante del pico D614G exhibe la réplica y la transmisibilidad aumentadas. Nov 2 2020

61. **Yurkovetskiy L, Wang X, Pascal KE, TomkinsTinch C, Nyalile TP, Wang Y, et al. 2020. Structural and Functional Analysis of the D614G SARS-CoV-2 Spike Protein Variant. Cell. 2020;183(3):739-751.e8. doi:10.1016/j. cell.2020.09.032**

62. **NIUS.** Madrid.2021. La mutación D614G, la culpable de que las variantes actuales sean ocho veces más infecciosas que la original. 18/02/202120:39h.

63. **DINA FINE MARON. El coronavirus está acabando con la industria de visones holandesa. NATIONAL GEOGRAPHIC PARTNERS5 NOV 2020 6:48.,**

64. **ConSalud.es. 2020. Una mutación del coronavirus surgida en verano en España se ha Extendido en otoño por Europa. 30.10.2020 - 17:25**

65. **Rapid Risk Assessment**: Detection of new SARS-CoV-2 variants related to mink». 2020. *European Centre for Disease Prevention and Control* (en inglés). 12 de noviembre de 2020. Consultado el 12 de noviembre de 2020.

66. **Lassaunière, Ria** (11 de noviembre de 2020). «SARS-CoV-2 spike mutations arising in Danish mink and their spread to humans». *Statens Serum Institut*. Archivado desde el original el 10 de noviembre de 2020. Consultado el 11 de noviembre de 2020. «Estos incluyen: i) 69-70deltaHV - una deleción de una histidina y valina en las posiciones de aminoácidos 69 y 70 en el dominio N-terminal de la subunidad S1; ii) I692V: una sustitución conservadora en la posición 692 que se encuentra siete aminoácidos aguas abajo del sitio de escisión de la furina; iii) S1147L: una sustitución no conservadora en la posición 1147 de la subunidad S2; y iv) M1229I - una sustitución conservadora ubicada dentro del dominio transmembrana».

67. Ministerio de Sanidad. Secretaría Estado de Sanidad. Dirección General de Salud Pública. Circulación de VOC 202012/01 (B.1.1.7) y otras variantes de SARS-CoV-2 de interés para la salud pública en España 20 de enero 2021

68. **Víctor Ingrassia. Cuáles son las 5 mutaciones más preocupantes del COVID-19 y qué peligro representan realmente infobae. 14 de febrero de 2021. vingrassia@infobae.com**

69. **Thailand Medical News.** SARS-COV-2 Mutado Variante 20A. EU1 con la mutación A222V en él cada vez más frecuente cepa circulante en Europa y podría ser más peligroso! Oct 29, 2020

70. **MANUEL ANSEDE.** Una nueva variante del coronavirus detectada en junio en España ya es una de las más frecuentes en Europa. EL PAÍS. 29 OCT 2020 - 05:45

71. **Francisco R. Villatoro. Lo que sabemos sobre la nueva variante británica VUI 202012/01 del coronavirus SARS-CoV-2. LA CIENCIA DE LA MULA FRANCIS. 20 diciembre, 2020**

72. **Daniela González. Una nueva mutación del SARS-CoV-2 surgió de España en verano y se extendió por Europa. GACETA MÉDICA. 3 noviembre 2020**

73. **Maria Cohut, Ph.D. y Yella Hewings-Martin, Ph.D. COVID-19: ¿Qué sabemos sobre la nueva variante del coronavirus?.ONCE TRECE. 2021**

74. **OPS/OMS** 26/01/2020

75. **Asociación Civil de Actividades Integrales (ACAMI).**2020. Las mutaciones del coronavirus que más preocupan a los científicos.**Centros para el control y prevención de enfermedades** (CDC).2021. Actualizado el 12 de feb. del 2021

76. **Comité Nacional para la Vigilancia de Enfermedades (CONAVE).** Aviso Epidemiológico Variantes de SARS-CoV-2 (VOC 202012/01, 501Y.V2 y P.1). 15 de febrero de 2021

77. **Área Cucuta.com. Salud. COVID-19: ¿Qué se conoce sobre la nueva cepa? 7 enero 2021**

78. **En Alta Voz**. Países debieran realizar más estudios virológicos y epidemiológicos por nueva cepa de la Covid, sugiere la OMS. 23/12/202033.

79. **áreacucuta.com** El Portal cucuta. Salud. COVID-19: ¿Qué se conoce sobre la nueva cepa?. 7 enero 2021

80. **New COVID-19 Variants. CDC.** [Internet] 9 de enero de 2021. [citado el 10 de enero de 2021]. Disponible en: https://www.cdc.gov/coronavirus/2019-ncov/transmission/variant.html 2.

81. **Emerging SARS-CoV-2 Variants. CDC.** [Internet] 3 enero de 2021. [citado el 10 de enero de 2021]. Disponible en: https://www.cdc.gov/coronavirus/2019- ncov/more/science-and-research/scientific-brief-emerging-variants.html 3.

82. **SARS-CoV-2 Variant – United Kingdom of Great Britain and Northern Ireland. OMS.** [Internet] 21 de diciembre de 2020. [citado el 10 de enero de 2021]. Disponible en: https://www.who.int/csr/don/21-december-2020-sarscov2-variant-united-kingdom/en/

83. **Ignacio J. Molina Pineda de las Infantas.** Catedrático de Inmunología, Centro de Investigación Biomédica, Universidad de Granada. THE CONVERSATION. ¿Debemos preocuparnos por la nueva variante del coronavirus? December 21, 2020 12.35pm

84. **William Haseltine. Esto es lo preocupante de la nueva variante del coronavirus. CNN. 25 Diciembre, 2020. 17:11 ET(21:11 GMT)**

85. **OSINSA | Observatorio Sindical de la Salud.** 2021. Cuáles son las 5 mutaciones más preocupantes del COVID-19 y qué peligro representan realmente. 5 marzo, 2021

86. **medRxiv preprint doi:** https://doi.org/10.1101/2020.12.05.20241927; this version posted December 19, 2020.

87. **Infobae.** LAS MUTACIONES DEL CORONAVIRUS QUE MÁS PREOCUPAN A LOS CIENTÍFICOS. February 16, 2021

88. **Transmission of SARS-CoV-2 Lineage B.1.1.7 in England**: Insights from linking epidemiological and genetic data . Erik Volz. https://www.imperial.ac.uk/mrc-global-infectious-disease-analysis/covid-19/report-42-sars-cov-2-variant/

89. **Miguel Hidalgo Pérez.**2021. España notifica el primer caso de la variante portuguesa. NIUS. Sanidad. Madrid12/03/202117:48h.

90. **Carlos Pérez por vacunas contra COVID-19.** 2021. Estas variantes del coronavirus mantienen a los científicos despiertos por la noche. @ 2018 · Turner Chile. 20.01.2021 / 10:17

91. **Evaluación rápida de riesgo.** Circulación de variantes de SARS-Cov-2 de interés para la salud pública en España. Actualización al 4 de marzo de 2021.

92. **Miguel Hidalgo Pérez.** NIUS. SANIDAD. Madrid. España notifica el primer caso de la variante portuguesa .2/03/202117:48h.

92. **Michael Le Page, Matt Hambly** (1 March 2021). "Brazil covid-19 variant (P.1)". NewScientist. Retrieved 7 March 2021.

93. **Armando Diaz.** 2021.Variante brasilera del covid en Bolívar proviene de Tumeremo y El Callao. Venezuela. marzo 7, 2021

94. **Ignacio López-Goñi.** 2021.microBIO. Guía para entender las mutaciones y variables del SARS-CoV-2. sábado 6 de marzo del 2021

95. **OMS.** Actualización epidemiológica semanal de COVID-19. Publicada el 12 de enero de 2021. Disponible en: https://bit.ly/2Knxzxm

96. **Organización Panamericana de la Salud** • www.paho.org• © OPS/OMS, 2021

97. **infobae.** 2021.Las mutaciones del coronavirus que más preocupan a los científicos.16 de febrero de 2021

98. **Naveca F, de Costa C, Nascimento V, et al.** 2019. SARS-CoV-2 reinfection by the new Variant of Concern (VOC) P.1 in Amazonas, Brazil. Recuperado de SARS-CoV-2 reinfection by the new Variant of Concern (VOC) P.1 in Amazonas, Brazil – SARS-CoV-2 coronavirus / nCoV-2019 Genomic Epidemiology – Virologica

99.   **Volz E, Hill V, McCrone J, et al**. 2021. Evaluating the Effects of SARS-CoV-2 Spike Mutation D614G on Transmissibility and Pathogenicity. Cell 2021; 184(64-75). doi: https://doi.org/10.1/j.cell.2020.11.020ícono de sitio externo

100.   **Ramya Dwivedi, Ph.D. 2021. Los investigadores denuncian una nueva variante SARS-CoV-2 de la preocupación en Uganda. News-Medical.Net. Feb 15 2021**

101.   **THE CONVERSATION**. 2021. Academic rigor, journalistic flair. Guía para entender los mutantes y las variantes del SARS-CoV-2

102.   **Infobae. 2021.** Las mutaciones del coronavirus que más preocupan a los científicos.16 de febrero de 2021.

103.   **OMS. New COVID-19 Variants. CDC.** [Internet] 9 de enero de 2021. [citado el 10 de enero de 2021]. Disponible en: https://www.cdc.gov/coronavirus/2019-ncov/transmission/variant.html

104.   **OMS.** SARS-CoV-2 Variant – United Kingdom of Great Britain and Northern Ireland. OMS. [Internet] 21 de diciembre de 2020. [citado el 10 de enero de 2021]. Disponible en: https://www.who.int/csr/don/21-december-2020-sarscov2-variant-united-kingdom/en/

105.   **ambientum.com El portal profesional del medio ambiente. ¿Qué sabemos de la variante nigeriana del coronavirus? CARRETERA DE LA CORUÑA, KM 23.200, EDIFICIO LAS ROZAS 23 28230 Las Rozas, Madrid Teléfono: 916 308 073 24 febrero, 2021**

106.   **ACTUALIDAD. CORONAVIRUS. E484K: la mutación del COVID-19 que pone en duda la eficacia de las vacunas. 13.01.2021**

107.   **ÁFRICA ALBALÁ_NOTICIA. ¿Qué se sabe de la nueva variante nigeriana del coronavirus que ya se ha detectado en España? 20 minutos.23.02.2021 - 06:23H**

108.   **https://www.who.int/csr/don/31-december-2020-sars-cov2-variants/es**

109.   **Organización Panamericana de la Salud (OPS).** Actualización epidemiológica: Ocurrencia de variantes de SARS-CoV-2 en las Américas. 20 de enero de 2021

110.   **microBIO.** Las nuevas variantes de SARS-CoV-2. martes, 2 de febrero de 2021

111.   **C. Menor-Salvan .¿POR QUÉ AUMENTA LA INFECTIVIDAD DEL CORONAVIRUS?: UN SENCILLO EXPERIMENTO VIRTUAL CON LA 'VARIANTE BRITÁNICA' DEL SARS-COV-2**
ChemEvol. Biología Molecular, Evolución Química y Astrobiología. 23 enero, 2021

112.   **http://www3.uah.es › index.php › 2021/01/23 › un-sen..**

113.   **infobae.** Las mutaciones del coronavirus que más preocupan a los científicos. 16 de febrero de 2021

114.   **Ciencia y Tecnología. ¿Qué se sabe de la nueva variante nigeriana del coronavirus que ya se ha detectado en España? info@profesionalespanama.netFeb 23, 2021 |**

115.   **ACTUALIDAD. Coronavirus. E484K: la mutación del COVID-19 que pone en duda la eficacia de las vacunas. 13.01.2021**

116.   «Variants: distribution of cases data». *GOV.UK* (en inglés). Public Health England. Plantilla:OGL-attribution «SARS-CoV-2 Variant Classifications and Definitions». *Centers for Disease Control and Prevention*. 12 de mayo de 2021. Consultado el 16 de mayo de 2021.

117.   **Starr, Tyler N.; Greaney, Allison J.; Dingens, Adam S.; Bloom, Jesse D.** (April 2021). «Complete map of SARS-CoV-2 RBD mutations that escape the monoclonal antibody LY-CoV555 and its cocktail with LY-CoV016». *Cell Reports Medicine*: 100255. doi:10.1016/j.xcrm.2021.100255

118.   **«SARS-CoV-2 Variant Classifications and Definitions».** *Centers for Disease Control and Prevention.* **12 de mayo de 2021. Consultado el 16 de mayo de 2021.**

119.   «SARS-CoV-2 Variant Classifications and Definitions». *Centers for Disease Control and Prevention*. 12 de mayo de 2021. Consultado el 16 de mayo de 2021.

120.   Di Giacomo, Simone; Mercatelli, Daniele; Rakhimov, Amir; Giorgi, Federico M. (2021). «Preliminary report on severe acute respiratory syndrome coronavirus 2 (SARS-CoV-2) Spike mutation T478K». *Journal of Medical Virology*. PMID 33951211. doi:10.1002/jmv.27062

121.   CNN, Jacqueline Howard. «WHO's new naming system for coronavirus variants uses Greek alphabet». *CNN*. Consultado el 20 de junio de 2021.

122.   Ramya Dwivedi, Ph.D. *Reviewed by Emily Henderson, B*. Las proteínas del pico de las variantes B.1.617 y B.1.618 de SARS-CoV-2 determinadas en la India ofrecen resistencia parcial a los anticuerpos monoclonales vacuna-sacados y terapéuticos. *https://www.biorxiv.org/content/10.1101/2021.05.14.444076v1.full.pdf*May 19 2021

123.   Ref A: E291217A725C4D9C8BB6516B1B460B0A Ref B: DFW30EDGE1321 Ref C: 2021-04-06T02:51:37Z

124.   Manuel Lino. Aparece nueva variante del SARS-CoV-2 en Nueva York. Eje Central. Montecito 38, piso 26, oficina 7, Nápoles, Benito Juárez, 03810, Ciudad de México. 25 de febrero de 2021

125.   Maggie Fox.2021. Encuentran en Nueva York una nueva variante del coronavirus que preocupa a científicos. © 2021CNN Cable News Network. A Warner Media Company. 04:35 ET (08:35 GMT) 25 febrero, 2021

126.   CECILIA FILAS. Galicia. Internacionales. Pandemia. El coronavirus contraataca: a qué países llegó la variante Delta. Actualizado el 21/06/2021 07:00

127.   Asociación Panamericana de la Salud (OPS). Actualización epidemiológica: Variantes de SARS-CoV-2 en las Américas. 26 de enero de 2021

128.   Ministerio de Salud de Panamá. Disponible en: https://bit.ly/3qPTyfJ

129.   infobae. Tendencias. Las mutaciones del coronavirus que más preocupan a los científicos. 16 de febrero de 2021

130.   Centros para el Control y Prevención de Enfermedades de los Estados Unidos de América. Casos de COVID-19 en EE. UU. causados por variantes. Disponible en inglés en: https://bit.ly/2XvvqCC

131.   Oliver T.R. Toovey, Kirsty N. Harvey, Paul W. Bird, and Julian Wei-Tze Wei-Tze Tang (3 February 2021). "Introduction of Brazilian SARS-CoV-2 484K.V2 related variants into the UK". Elsevier Public Health Emergency Collection. **82** (5): e23–e24. doi:10.1016/j.jinf.2021.01.025. PMC 7857057. PMID 33548358.

132.   Oliver T.R. Toovey, Kirsty N. Harvey, Paul W. Bird y Julian Wei-Tze Wei-Tze Tang (3 de febrero de 2021). "Introducción del SARS-CoV-2 484K brasileño. V2 variantes relacionadas en el Reino Unido". *Elsevier Recogida de Emergencias de Salud Pública*. doi:10.1016/j.jinf.2021.01.025. PMC 7857057. PMID33548358
P.1 es notablemente diferente del otro linaje brasileño P.2 En particular, P.2 sólo lleva la mutación E484K y no tiene ninguna de las otras dos mutaciones de preocupación, N501Y y K417T.
preocupación": qué dice la OMS sobre las mutaciones del coronavirus. Sábado 27 de febrero | 10:27

133.   Elizabeth Hernández. Eje Central. Nuevo Linaje amenaza América Latina. Montecito 38, piso 26, oficina 7, Nápoles, Benito Juárez, 03810, Ciudad de México.

134.   NOTIFE. Una nueva cepa de coronavirus preocupa a los científicos. Desarrollado por Soluciones YPunto. 25 de febrero de 2021

135.   Matthew McCallum,Jessica Bassi,Anna De Marco,Alex Chen,Alexandra C Paredes,Julia Di Iulio,M Alejandra Tortorici,María-Jane Navarro,Chiara Silacci-Fregni,Christian Saliba,Maria Agostini,Dora Pinto,Katja Culap,Siro Bianchi,Stefano Jaconi,Elisabetta Cameroni,Juan E Bowen,Sasha W Tilles,Matteo Samuele Pizzuto,Sonja Bernasconi Guastalla,Giovanni Bona,Alessandra Franzetti Pellanda,Christian Garzoni,Wesley C Van Voorhis,Laura E Rosen,Gyorgy Snell,Amalio Telenti,Herbert W Virgen,Luca Piccoli,Davide Corti,David Veesler. Evasión inmune del SARS-CoV-2 por variante B.1.427/B.1.429.bioRxiv. 2021Abr 1;2021.03.31.437925. doi: 10.1101/2021.03.31.437925. Preprint

136.   **Sally Robertson, B. S. Respecto a la mutación en Nueva York SARS-CoV-2 se debe vigilar, advierte a investigadores. News-Medical Life Science. Mar 2 2021**

137.   **GVN.** EPSILON B.1.427/B.1.429. 725 West Lombard St Room S413 Baltimore, MD 21201 (410)-706-1966

138.   **SARS-CoV-2 Variants of Concern | CDC https://www.cdc.gov/coronavirus/2019-ncov/cases-updates/variant-surveillance/variant-info.html**

139.   **https://www.cdc.gov/coronavirus/2019-ncov/cases-updates/variant-proportions.html**

140.   **Oscar Manuel Cóvar Pinto.** VARIANTES DE PREOCUPACIÓN BIOLÓGICA DEL SARS-CoV-2 B.1.427/B.1.429 Y MUTACIÓN L452R - Universidad del Istmo, Facultad de Ciencias de la Salud - Unidad de Investigación en Química Teórica y Computacional CCQQ y F-USAC - Unidad de Investigación en Farmacogenética CCQQ y F-USAC

141.   VANGUARDIA│mx. **NACIONAL.24 variantes del COVID-19 'pasean' en México; predominan la Gamma, Alfa y Delta. 15 Jul 2021**

142.   **infobae. OPS afirmó que en México hay 24 variantes de COVID-19. 14 de Julio de 2021**

143.   **Víctor Ingrassia. 2021.Cepa por cepa, cómo pueden impactar las variantes del coronavirus en la Argentina.12 de marzo de 2021.vingrassia@infobae.com**

144.   **Secretaría de Salud.** México. COVID-19 MÉXICO Comunicado Técnico Diario. FASE 3 Martes 22 septiembre, 2020

XXII.   TRATAMIENTO Y PROFILAXIS

Tratamiento en casa

**La mayoría de la gente que se enferma con COVID-19, solo presentará una enfermedad leve y puede recuperarse en casa.** **Los síntomas pueden durar unos días, y** _**las personas que tienen el virus podrán sentirse mejor en más o menos una semana.**_ **El tratamiento tiene como objetivo aliviar los síntomas, e incluye** _descansar, y tomar líquidos y analgésicos_**. Sigue las recomendaciones del médico sobre** _el cuidado y el aislamiento en casa_ **para ti o tu ser querido.** _Habla con el médico si tienes algunas preguntas sobre tratamientos_**. Ayuda a la persona que está enferma a hacer compras de tienda y de medicamentos y, si es necesario, cuídala y encárgate de cuidar a su mascota[1].**

También es importante considerar cómo puede afectarse tu salud si cuidas de una persona que está enferma. Si eres un adulto mayor o si tienes una afección crónica, como enfermedades cardíacas o pulmonares, o diabetes, puedes correr un riesgo más alto de enfermarte de gravedad con COVID-

19. Quizás consideres aislarte de la persona que está enferma, y
ENCONTRAR A OTRA PERSONA QUE LA CUIDE.

•Evita compartir el espacio en tu casa, tanto como sea posible. Si compartes el espacio, limita tus movimientos. <u>Ventila</u> bien la cocina y otros espacios que se compartan. <u>Mantén una distancia de por lo menos 6 pies (2 metros)</u> de los miembros de tu familia[2].

•Todos los días limpia las superficies que tocas con frecuencia en el cuarto y el   baño que solo usas tú, como los pestillos de las puertas, los interruptores de luz y las encimeras.

•Evita compartir objetos personales de la casa, como vajilla, toallas, ropa de cama y dispositivos electrónicos.

•Ponte una mascarilla cuando estés cerca de otros. Cámbiate la mascarilla todos los días[3].

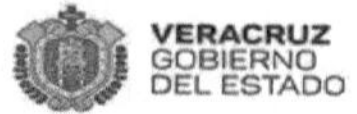

**lineamientos para la atención de
pacientes por covid-19**

Secretaría de Salud de Veracruz[4]

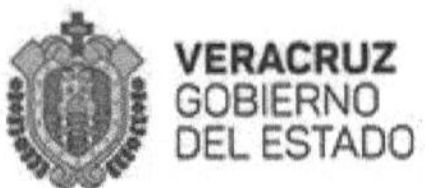
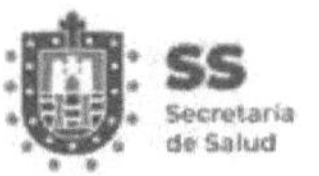
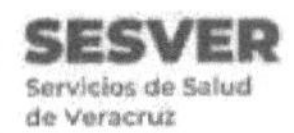

Introducción

- Los coronavirus son una familia de virus que circulan entre humanos y animales (gatos, camellos, murciélagos, etc.), causan enfermedades respiratorias que van desde el resfriado común hasta enfermedades más graves como es el caso del Síndrome Respiratorio Agudo Severo (SARS) y el Síndrome Respiratorio de Oriente Medio (MERS).

- **Transmisión:** zoonótica, via aérea.

- **Síntomas:** fiebre, tos, estornudos, malestar general, dolor de cabeza,

- dificultad para respirar.

- **Tratamiento:** no existe tratamiento específico ni vacuna.

- **Prevención:** lavado de mano, estornudo de etiqueta, evitar contacto directo.

- El 30 de enero el Director General de la OMS declaró que el brote mundial por el nuevo coronavirus constituye una emergencia de salud pública de importancia internacional.

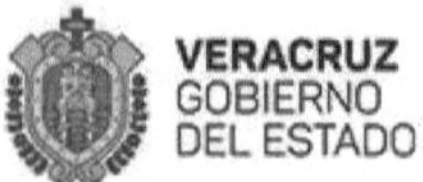

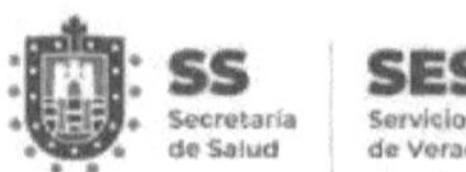

Nueva Definición

Caso Sospechoso

- A.-Un paciente con enfermedad respiratoria aguda (fiebre y al menos un signo / síntoma de enfermedad respiratoria (p. Ej., Tos, dificultad para respirar), Y sin otra etiología que explique completamente la presentación clínica Y un historial de viaje o residencia en un país / área o territorio que informa transmisión local (Ver informe de situación) de la enfermedad COVID-19 durante los 14 días previos al inicio de los síntomas.

- B.-Un paciente con alguna enfermedad respiratoria aguda Y que haya estado en contacto con un caso COVID-19 confirmado o probable (ver definición de contacto) en los últimos 14 días antes del inicio de los síntomas;

Fuente: Global Surveillance for COVID-19 disease caused by human infection with novel coronavirus (COVID-19) , OMS, 27 de febrero 2020

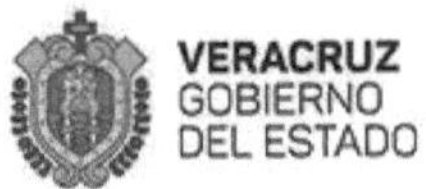
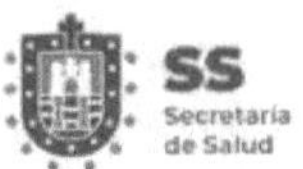
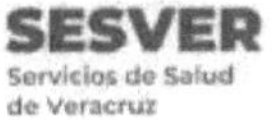

Definición

Caso Sospechoso

- C.- Paciente con infección respiratoria aguda grave (fiebre y al menos un signo / síntoma de enfermedad respiratoria (por ejemplo, tos, dificultad para respirar) y que requiere hospitalización y sin otra etiología que explique completamente la presentación clínica.

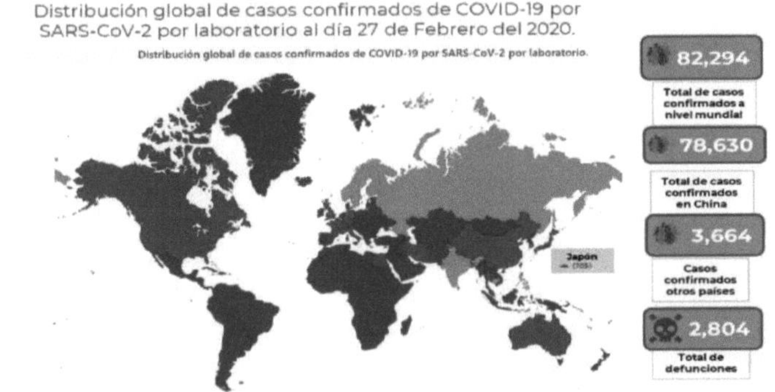

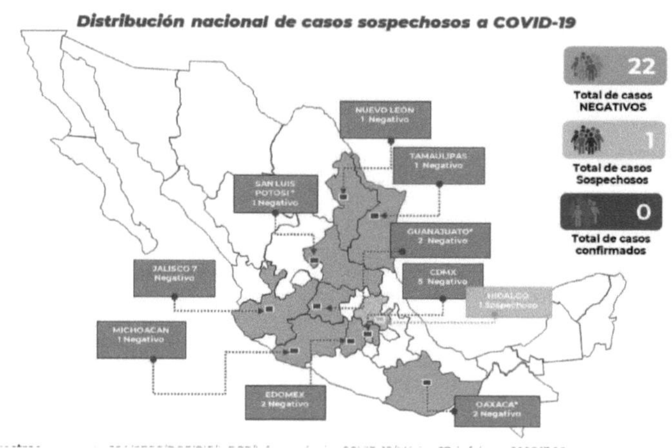

Corte: 27 de Febrero de 27/02/2020 21:00hrs

Fuente: Global Surveillance for COVID-19 disease caused by human infection with novel coronavirus (COVID-19) , OMS, 27 de febrero 2020

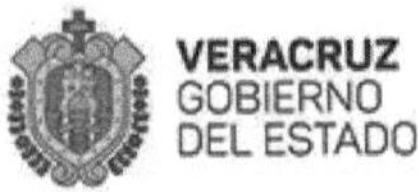 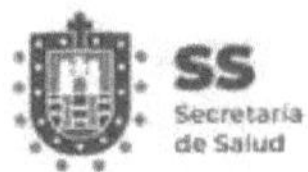 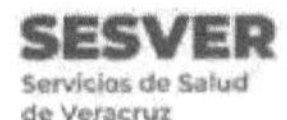

Primer Nivel

de Atención

Dirección de Atención Médica

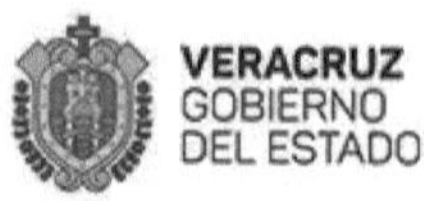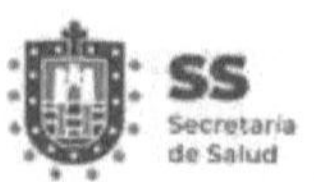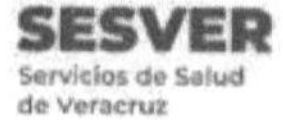

Primer Nivel de Atención

Arribo al CS

Variables	ESCALA DE qSOFA		
	Frecuencia respiratoria ≥22 rpm	Presión arterial sistémica ≤100 mmHg	Escala de Coma de Glasgow ≤13

A (quick Sequential Organ
Failure Assessment)

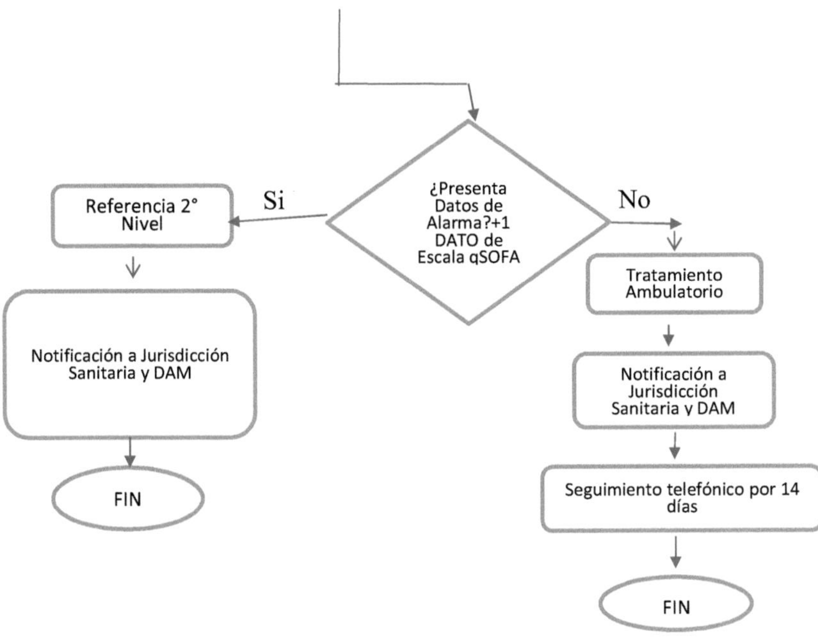

¿Presenta Datos de Alarma?+1 DATO de Escala qSOFA
Si
No
Referencia 2° Nivel
Notificación a Jurisdicción Sanitaria y DAM
FIN
Tratamiento Ambulatorio
Notificación a Jurisdicción Sanitaria y DAM
Seguimiento telefónico por 14 días
FIN

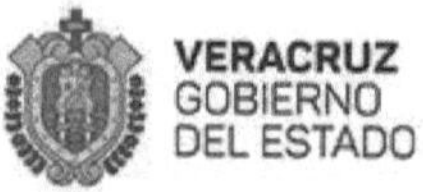

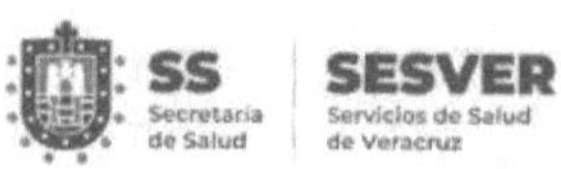

Medidas higiénico-dietéticas

y Recomendaciones

- **Consumir una dieta variada y balanceada** que incluya verduras, frutas, cereales, leguminosas y alimentos de origen animal en poca cantidad.

- **Evitar el consumo de alimentos con una alta concentración energética** (harinas refinadas, azúcar y grasas)

- **Mantenerse abrigados** en época de frío y evitar los cambios bruscos de temperatura.

- **Lavarse las manos frecuentemente** con agua y jabón, utilizando la técnica correcta y, en caso de no contar con agua potable, usar gel antibacterial

- **No saludar de beso ni de mano**
- **No compartir** alimentos, vasos o cubiertos, ni útiles escolares y material didáctico

- **Evitar contacto estrecho con personas que tengan infección respiratoria aguda**

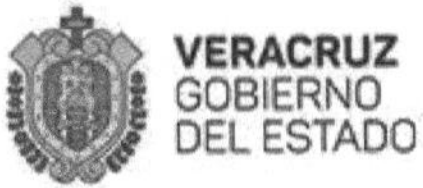
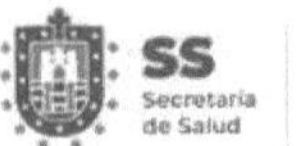
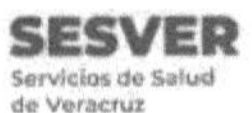

- **Seguir las indicaciones médicas, quedarse en casa y mantenerse en Reposo**

- Regresar a las actividades habituales hasta que hayan transcurrido 24 horas sin presentar fiebre o algún otro síntoma de enfermedad Respiratoria

- **Evitar acudir a sitios concurridos**

- **Al toser o estornudar**, cubrirse la nariz y la boca con pañuelos desechables, papel higiénico o con el ángulo interno del codo; nunca con las manos

- **Tirar los pañuelos desechables o el papel higiénico usados en una bolsa de plástico y cerrarla**

- **Fomentar las redes de comunicación entre la comunidad educativa aprovechando la posibilidad que ofrecen los medios electrónicos**

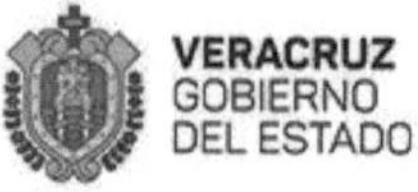 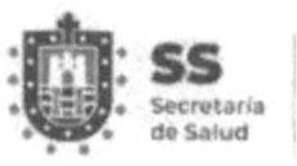 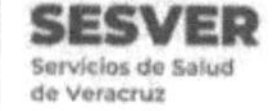

Traslados

(CRUM)

Dirección de Atención Médica

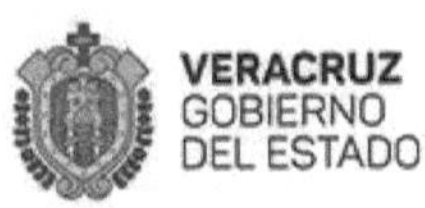
VERACRUZ
GOBIERNO
DEL ESTADO

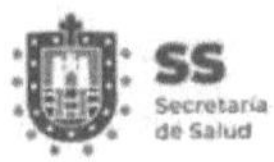

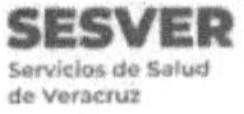

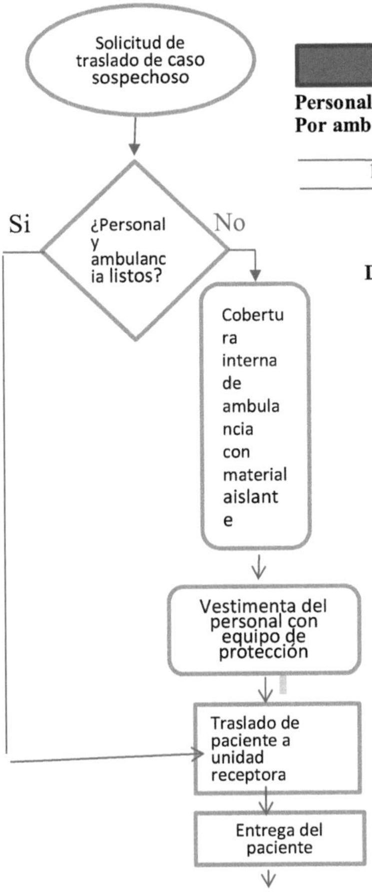

RECURSOS HUMANOS Y EQUIPO			
Personal Médico Por ambulancia	Personal de enfermería Ambulancia	Conductor de ambulancia	Total de ambulancias
1	1	1	5

DISTRIBUCIÓN DE EQUIPOS PARA TRASLADO

- Hospital General Tuxpan Dr. Emilio Alcazar

- Hospital Regional de Poza Rica

- Centro de Alta Especialidad "Dr. Rafael Lucio"

- Hospital Regional de Río Blanco
- Hospital de Alta Especialidad de Veracruz

- Hospital Regional de Coatzacoalcos

INSUMOS REQUERIDOS

- Traje o bata aislante
- Cubre bocas N95
- Careta o lentes de protección con cobertura lateral
- Gorros
- Guantes de nitrilo
- Botines protectores
- Material aislante para forro de ambulancia

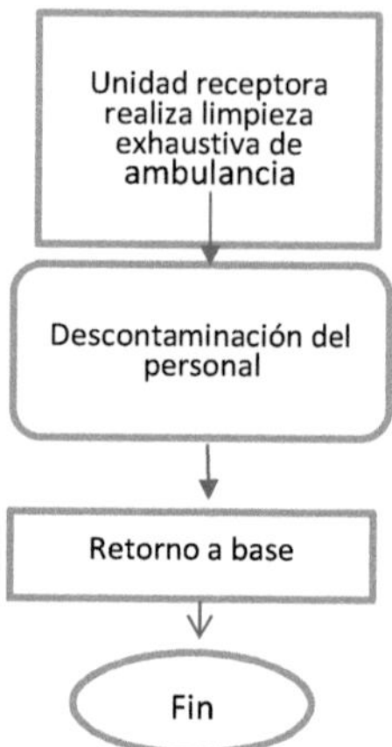

Unidad receptora realiza limpieza exhaustiva de ambulancia
Descontaminación del personal
Retorno a base
Fin

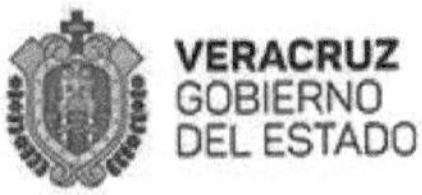 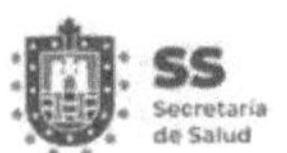 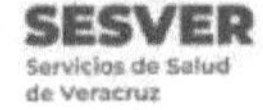

Segundo Nivel

de Atención

Dirección de Atención Médica

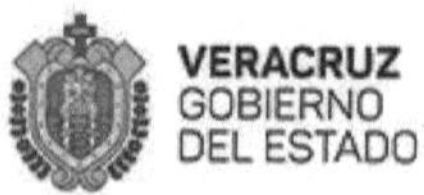

VERACRUZ
GOBIERNO
DEL ESTADO

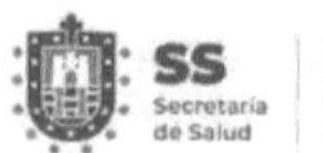

SS
Secretaría
de Salud

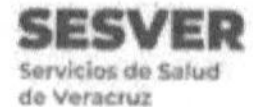

SESVER
Servicios de Salud
de Veracruz

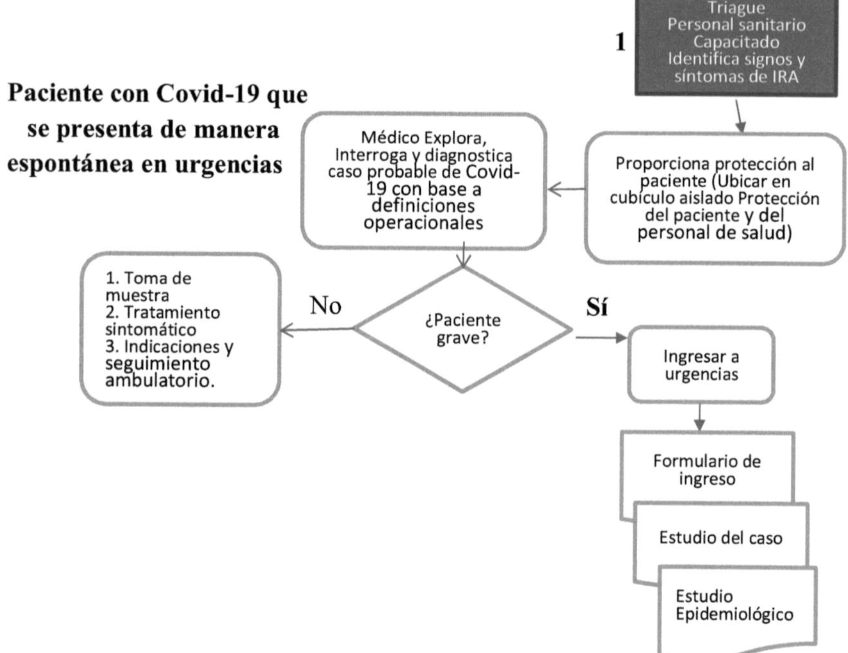

1
Triague
Personal sanitario
Capacitado
Identifica signos y
síntomas de IRA

Paciente con Covid-19 que
se presenta de manera
espontánea en urgencias

Médico Explora,
Interroga y diagnostica
caso probable de Covid-
19 con base a
definiciones
operacionales

Proporciona protección al
paciente (Ubicar en
cubículo aislado Protección
del paciente y del
personal de salud)

1. Toma de
muestra
2. Tratamiento
sintomático
3. Indicaciones y
seguimiento
ambulatorio.

No

¿Paciente
grave?

Sí

Ingresar a
urgencias

Formulario de
ingreso

Estudio del caso

Estudio
Epidemiológico

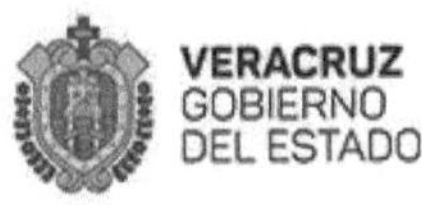

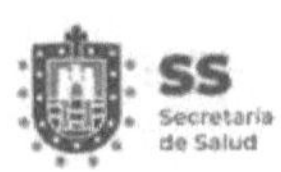

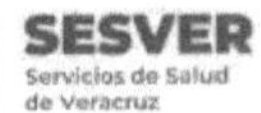

Paciente con Covid-19 ingresado a urgencias

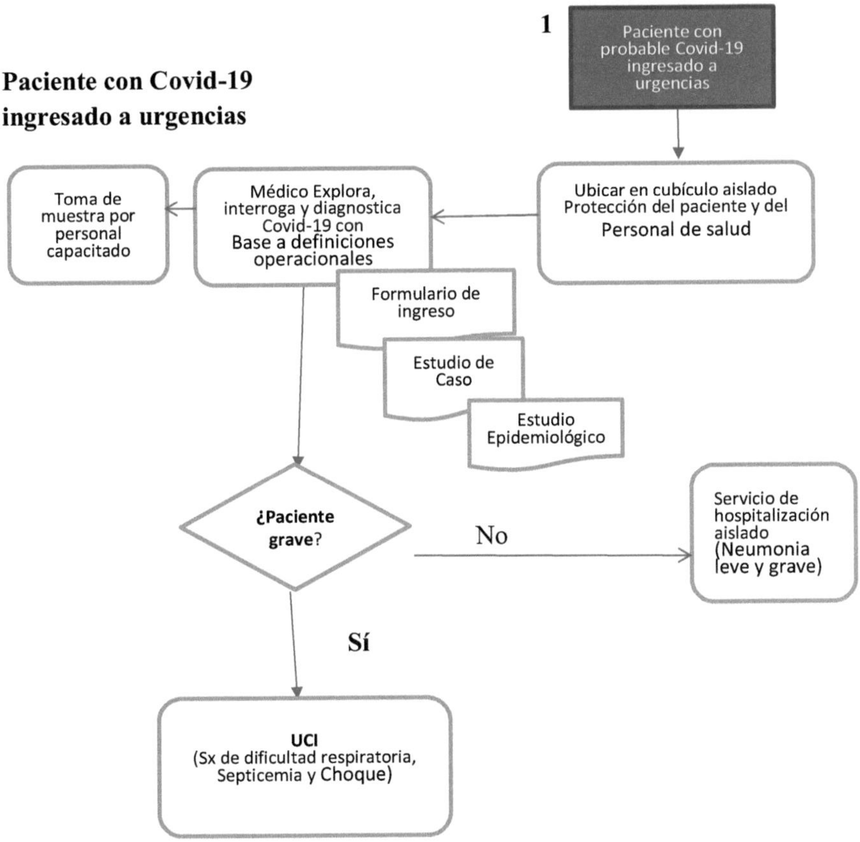

CITAS EN EL TEXTO
1.   **Escrito por el personal de Mayo Clinic**. Tratamiento para COVID-19 en casa: Consejos para el cuidado para ti y para otros. Mayo Foundation for Medical Education and Research (MFMER). © 1998-2020.
2.   **https://brainly.lat/tarea/28231700**

3.   **Global Surveillance for COVID-19** disease caused by human infection with novel coronavirus (COVID-19), OMS, 27 de febrero 2020

4.   **Gobierno del Estado de Veracruz**. Secretaría de Salud de Veracruz. Servicios de Salud de Veracruz.2020. Lineamientos para la Atención de Pacientes por COVID-19. México

TRATAMIENTO
MEDICAMENTOS

- **DEXAMETASONA**

La dexametasona es un esteroide (corticosteroides, esteroides, cortisona) que se ha utilizado desde la década de 1960 para reducir la inflamación en una variedad de afecciones, "Este es el primer tratamiento que se ha demostrado que reduce la mortalidad en pacientes con COVID-19 que requieren oxígeno o asistencia respiratoria. Se trata de una gran noticia y felicito al Gobierno del Reino Unido, la Universidad de Oxford y los numerosos hospitales y pacientes en el Reino Unido que han contribuido a este avance científico que salva vidas", afirmó Tedros (OMS) en un comunicado publicado el martes 16 DE JUNIO DEL 2020[1]. La Organización Mundial de la Salud celebró los resultados de los ensayos clínicos iniciales en el Reino Unido que muestran que la dexametasona, un corticosteroide, puede salvar la vida de los pacientes que están gravemente enfermos con COVID-19. Los expertos de la agencia de salud de la ONU advirtieron que _solo debe usarse bajo estricta supervisión médica_ y no como tratamiento preventivo.

Los corticoides son hormonas pertenecientes al grupo de los esteroides. ... **necesarias para el buen funcionamiento de nuestro organismo, y en este caso _los corticoides se producen en dos glándulas llamadas glándulas suprarrenales_ (justo encima de ambos riñones).**

- **PLASMA DE DONADORES CONVALECIENTES**

*El protocolo **"EFICACIA Y SEGURIDAD DE PLASMA DE DONADORES CONVALECIENTES POR COVID-19---EN PACIENTES CON SÍNDROME DE INFECCIÓN RESPIRATORIA AGUDA GRAVE POR EL VIRUS SARS-COV-2"*** fue registrado el 5 de abril de 2020 y autorizado diez días después por los comités de Ética en Investigación, de Investigación y de Bioseguridad del IMSS. Explicó que para cumplir con la NORMA Oficial Mexicana NOM-253-SSA1-2012 para la disposición de sangre humana y sus componentes con fines terapéuticos, la sangre de los donantes es sometida al análisis de diversos agentes infecciosos como virus de hepatitis B, hepatitis C, VIH tipo I y II, Tripanosoma cruzi que es para la enfermedad de Chagas y la identificación de Treponema palidum para sífilis[2].

Las estrate-gias de tratamiento más respaldadas han sido las terapias con <u>plasma y anticuerpos obteni-dos de pacientes infectados</u>...... El plasma es el suero o porción líquida que queda después de que se hayan removido los glóbulos rojos, las plaquetas y otros componentes celulares de la sangre. Este líquido contiene agua, sales, anticuerpos y otras proteínas y usualmente se utiliza en terapias para personas con deficiencias del sistema inmune.

¿Cómo funciona? Cuando una persona tiene una infección, su organismo reacciona creando anticuerpos para defenderse. <u>Una vez la persona se recupera, esos anticuerpos quedan almacenados en el plasma</u> durante semanas o incluso años[3], considera que el *plasma convaleciente* es un tratamiento "prometedor" y ya autorizó que se utilice en pacientes de covid-19 que enfrenten "amenazas severas o inmediatas para su vida". *La terapia de transfusión de plasma convaleciente* se basa en que el enfermo reciba los anticuerpos que ya vencieron al virus en otra persona[4].

Un hombre de 55 años fue el primer paciente *en diálisis* con coronavirus que recibió plasma de convaleciente y evolucionó favorablemente. La transfusión se realizó el miércoles pasado (agosto del 2020) en el Hospital Interzonal Oscar Alende de Mar del Plata. En la

Región Sanitaria VIII de la Provincia de Buenos Aires, a la que pertenece la ciudad balnearia, ya son 38 las personas en las que se aplicó esta herramienta que aún es parte de un ensayo clínico[5]. (Imagen 11).

Imagen 11. paciente covid-19

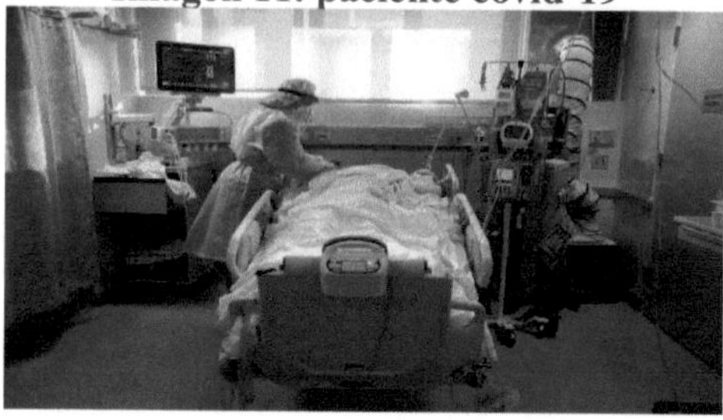

La enfermera **Joan Pung** atiende a un paciente con COVID en la unidad de terapia intensiva del Providence St. Jude Medical Center en Fullerton, California, el 25 de diciembre 2020. | Foto: GETTY IMAGES

- **INTERFERONES (IFN-α). - ULTIMOS ESTUDIOS**

La guía japonesa indica que el IFN-alfa es un agente antiviral que puede ser una opción de tratamiento para COVID19. La indicación es administrar *IFN-alfa inhalada a una dosis de 5 millones de unidades diluido en 2 mL de agua esteril (en nebulizacion), en adultos, dos veces al día, durante 10 dias como maximo.* También se puede administrar en combinacion con otros antivirales como ribavirina (500mg 2 o 3 veces al dia) + IFN/alfa o lopinavir por via endovenosa, durante 10 días como máximo. No se muestra la fuente de donde se obtiene la evidencia para recomendar el uso de IFN[6]. Muy recientemente se ha descubierto que una estrategia que usa el SARS-CoV-2 para propagar su infección es bloquear la producción de IFN I y III en los **pacientes infectados.** Concretamente, parece que los PACIENTES CON PRESENTACIÓN CLÍNICA GRAVE *tienen una ACTIVIDAD DE IFN TIPOS I Y III SUMAMENTE DISMINUIDA.* Aunque la producción de IFN no es el único mecanismo de respuesta precoz frente a la infección viral, sí que <u>ES UNO DE LOS MÁS PODEROSOS.</u> Además, sabemos que los otros **dos coronavirus** parecidos al **SARS-CoV-2** –el **SARS-CoV-1** y el **MERS**– también **bloquean la producción de IFN**[7]. En base a la seguridad y buenos resultados en **modelos experimentales**, se han propuesto estrategias para la *administración temprana de IFN a pacientes con COVID-19.* Al continuar **los estudios**, descubrieron que el **gen ACE2 es modulado por IFN.** Dicho de un modo inteligible, los niveles de los receptores ACE2 que "abren las puertas al virus" podrían aumentar en presencia de IFN. Y eso facilitaría su entrada.

<u>Reino Unido</u> ha comenzado las primeras pruebas en pacientes de COVID-19 de un tratamiento a gran escala con <u>interferón beta</u>, una proteína inhalada que sirve para "estimular el sistema inmunológico" para combatir al coronavirus y así "reducir la gravedad de la enfermedad hasta un 80%. Así lo aseguró este miércoles en un comunicado Synairgen, la empresa de biotecnología creadora de este tratamiento junto con la Universidad de Southampton, que añadió que el <u>interferón beta</u> ya se utiliza "ampliamente" en el tratamiento de la esclerosis múltiple y por tanto es un fármaco "seguro y bien tolerado".

En resumen, aunque el IFN-λ es muy importante para mantener el adecuado balance inmunitario en el tracto respiratorio, *en exceso* podría convertirse en aliado del virus al inducir la expresión de los receptores de entrada. Justo lo contrario de lo que queremos. De ahí que debamos ser muy prudentes a la hora de plantear la administración de IFN a los pacientes, ya que podría ser contraproducente[8].

Para lo que sí han servido los datos publicados en las últimas semanas es para entender mejor algunos aspectos clave de la enfermedad, como que *el mal pronóstico de los pacientes con COVID-19 se asocia a un déficit de producción de IFN junto con una elevada producción de citocinas proinflamatorias.*

La yuxtaposición de ambos factores provocaría una *respuesta inmunitaria no balanceada en el paciente*, ya que, por un lado, tendríamos una ineficiente respuesta antiviral en fases iniciales de la infección, y, por otro, una incontrolada respuesta inflamatoria. Esta última daría lugar al síndrome de liberación de citocinas (también llamado "tormenta de citocinas"), que provocaría el daño pulmonar que en muchas ocasiones acaba causando la muerte del paciente.

En especial, se propone comenzar a ensayar el efecto que tendría la administración de IFN-λ a estos pacientes. Aunque la potencia antiviral de este tipo de IFN es menor a la de otros, tiene la _ventaja de que provoca una menor reacción inflamatoria._ Cabría pensar que es urgente comenzar este tipo de ensayos clínicos para comprobar su beneficio en los **pacientes con COVID-19,** especialmente porque el **IFN-λ** es muy **importante** para mantener el adecuado **balance inmunitario en el tracto respiratorio.** En el caso de **células infectadas** los **IFN** promueven la **apoptosis**[9]. Provocan en la **célula hospedadora** la **elaboración** de **proteínas con actividad antiviral** que, de manera indirecta, inhiben la **replicación viral. Este grado de inhibición** de **replicación viral depende** tanto de las **características replicativas del virus** como de <u>la dosis de IFN</u>[10].

A la fecha, 24 de marzo del 2020, aun no se encuentran ensayos clínicos publicados con resultados de eficacia y seguridad respecto al uso del IFN en pacientes con COVID-19, infectadas con el virus SARS-CoV-2. Como hecho anecdótico se toma la experiencia de uso de IFN en infecciones causadas por los virus SARS-CoV y MERS-CoV en años previos, los cuales comparten parte importante de su componente genético con el SARS-CoV-2. Encontramos resultados en estudios in-vitro donde el IFN mostró cierta capacidad de inhibir el crecimiento de los virus mencionados[11].

- **INTERFERÓN BETA-1B MÁS LOS ANTIVIRALES DE AMPLIO ESPECTRO LOPINAVIR- RITONAVIR Y RIBAVIRINA**

Tratamiento prometedor contra COVID-19. Un tratamiento de dos semanas de terapia antiviral con <u>interferón beta-1b más lopinavir-</u>

ritonavir y ribavirina, iniciado dentro de los siete días siguientes a la aparición de los síntomas del Covid-19, es seguro y más eficaz para reducir la duración de la excreción del virus que el lopinavir-ritonavir, solo en pacientes con enfermedad leve a moderada, según el primer ensayo aleatorio de esta terapia de combinación triple en el que participaron 127 adultos (a partir de 18 años) de seis hospitales públicos de Hong Kong. Estos primeros hallazgos, publicados en 'The Lancet', no incluyen casos graves de Covid-19, y los autores subrayan la necesidad de realizar ensayos de fase 3 más amplios para examinar la eficacia de esta triple combinación en pacientes gravemente enfermos.

Los resultados del nuevo estudio sugieren que la mejoría clínica y la duración de la estancia hospitalaria pueden ser significativamente más cortas en las personas tratadas con la triple combinación menos de 7 días después de mostrar síntomas, en comparación con el lopinavir-ritonavir solo.

"Nuestro ensayo demuestra que el tratamiento temprano del *COVID-19 DE LEVE A MODERADA CON UNA COMBINACIÓN TRIPLE DE FÁRMACOS ANTIVIRALES PUEDE SUPRIMIR RÁPIDAMENTE LA CANTIDAD DE VIRUS EN EL CUERPO DE UN PACIENTE, ALIVIAR LOS SÍNTOMAS Y REDUCIR EL RIESGO PARA LOS PROFESIONALES SANITARIOS AL REDUCIR LA DURACIÓN Y LA CANTIDAD DE LA EXCRECIÓN DEL VIRUS* (cuando el virus es detectable y potencialmente transmisible). Además, la combinación de tratamientos parecía segura y bien tolerada por los pacientes", explica el profesor Kwok-Yung Yuen de la Universidad de Hong Kong, que dirigió la investigación[12].

- ### VACUNAS DE ÁCIDO NUCLEICO

Además, científicos del Centro de Investigación de Vacunas del Instituto Nacional de Alergias y Enfermedades Infecciosas de Washington DC han utilizado enfoques de plataformas de vacunas de ácido nucleico para contrarrestar la afección[13].

- **CLOROQUINA-HIDROXICLOROQUINA???????**

Además, a esta lista de fármacos habría que añadir la cloroquina, aprobada contra la malaria y algunas enfermedades autoinmunes, principalmente en casos de neumonía. También ha demostrado eficacia contra el nuevo coronavirus Covid-19[14]. La CQ tiene propiedades antiinflamatorias e inmunomoduladoras. Se conocía su actividad antiviral frente al virus SARS-CoV-1, motivo por el que se ha utilizado en <u>varios ensayos clínicos para tratar la infección por COVID-19 reciente de China</u>. Los resultados de <u>más de 100 pacientes</u>, han mostrado que la cloroquina fue superior al control para negativizar el virus y acortar el cuadro clínico, por lo que se ha recomendado su inclusión en las guías de tratamiento del COVID-19 de China. En este contexto, la <u>AEMPS recuerda que la eficacia de estos medicamentos todavía se está evaluando</u> en un buen número de ensayos clínicos cuyos resultados aún no se han publicado. por lo que aconseja extremar la precaución y esperar a que se validen en el marco de ensayos clínicos controlados.

Chivukula: La mayoría de la evidencia que apoya el uso de la CQ en el COVID-19 proviene de estudios del SARS-CoV original que surgió en 2002. En los años siguientes, *estudios básicos de virología* establecieron que el <u>*SARS-CoV depende del escape endosómico y que su receptor (ACE2) requiere ser procesado en el aparato de Golgi*</u>, lo que hace de la CQ una droga racional para probar. Las investigaciones realizadas en el 2005 establecieron la <u>eficacia de la CQ para inhibir la replicación del SARS-CoV *in vitro*</u> y aportaron pruebas de que la <u>*acidificación endosómica alterada*</u>, así como la alteración de la glicosilación del ACE2, podrían ser las responsables. <u>Otros grupos comunicaron</u> datos similares.

Basándose en esos datos, **Wang** y sus colegas publicaron dos documentos en <u>febrero</u> y <u>marzo de 2020</u> en los que se examinaban los efectos de la CQ y la hidroxicloroquina (HCQ, más ampliamente disponible y menos tóxica) en el nuevo SARS-CoV-2 *in vitro*. <u>*La CQ inhibe dramáticamente la*</u>

replicación del SARS-CoV-2 a bajas concentraciones micromolares, mientras que la HCQ inhibe la replicación a ~10μM. Es importante, y sugiere un índice terapéutico razonable, que estas concentraciones sean al menos 10 veces más bajas que las dosis citotóxicas reportadas[15].

De acuerdo con los datos del ensayo Solidaridad (que incluyen los obtenidos en Francia en el marco del Discovery) y los resultados anunciados recientemente del ensayo británico Recovery, la hidroxicloroquina no reduce la mortalidad en los pacientes hospitalizados por COVID-19, cuando se compara con el tratamiento de referencia. La decisión de interrumpir el uso de la hidroxicloroquina en el ensayo Solidaridad no afecta a la utilización ni a la evaluación de *la hidroxicloroquina como profilaxis antes o después de la exposición a la COVID-19*[16].

- **MESILATO DE NAFAMOSTAT….. MESILATO DE CAMOSTAT**
Los profesores Jun-ichiro Inoue y Mizuki Yamamoto, del Centro de Investigación de Enfermedades Infecciosas Asiáticas del Instituto de Ciencias Médicas de la Universidad de Tokio, el medicamento *Nafamostat* previene la fusión de la envoltura del virus con las membranas de la superficie de la célula huésped, el PRIMER PASO en la infección con el virus causante SARS-CoV-2. Además, puede inhibir la fusión de la membrana a una concentración inferior a una décima parte del mesilato de Camostat, que recientemente se identificó por un grupo alemán como un inhibidor de la infección por SARS-CoV-2[17].
Tanto Nafamostat como *Camostat* se utilizaron en Japón como tratamientos para la pancreatitis y otras enfermedades. Este último es un *inhibidor de la enzima proteasa.* Los investigadores japoneses aseguran que los dos son viejos conocidos de los clínicos y tienen datos clínicos que demuestran sus perfiles de seguridad.

Así, el profesor Inoue justifica que "teniendo en cuenta que la infección por SARS-CoV-2 se extiende por todo el mundo, *la reutilización de* _medicamentos_, que busca productos terapéuticos entre los ya existentes con registros de seguridad establecidos, parece ser extremadamente útil".

Estos investigadores detallan que el ácido ribonucleico (ARN) genómico de los coronavirus está rodeado por una _envoltura compuesta por una bicapa lipídica y proteínas._

El SARS-CoV-2 inicia la entrada a células humanas después de que la proteína Spike (proteína S) presente en la envoltura se une a un receptor de membrana celular ACE2. En este proceso, la proteína S se divide en S1 y S2 _por una proteasa derivada de células humanas_ (enzima proteolítica) que se supone que es furina (**el furin es una endoprotease celular proteolytically activa muchos substratos del proprotein** para permitir la fusión entre las membranas celulares virales y a ocurrir, cierto tipo de proteasa está típicamente implicado)....**Una investigación reciente** en la proteína de S del **SARS-CoV-2 ha determinado cuatro sitios redundantes de la hendidura del furin). Las proteasas del furin se encuentran en cantidades abundantes en las vías respiratorias.** Luego, S1 se une a su receptor, ACE2. El otro fragmento, S2, es escindido por TMPRSS2, una serina proteasa (serina 2) de la superficie celular humana, que da como resultado la _fusión de la membrana._

Según concluyó **Hoffmann** _et al._ en Cell, ACE2 y TMPRSS2 _son esenciales_ en las células de las vías respiratorias para la infección por SARS-CoV-2[18].

Este grupo de investigadores ya informó en 2016 que _Nafamostat inhibe efectivamente_ la fusión de membrana iniciada por la proteína **MERS-CoV S**. Los _científicos_ hicieron esto utilizando el ensayo de fusión de indicador de doble proteína dividida (DSP) para examinar una biblioteca que consta de 1.017 medicamentos aprobados por la autoridad federal estadounidense de drogas y alimentos (FDA).

En este estudio, se estableció el protocolo para un ensayo de fusión iniciada con proteína S de SARS-CoV-2. Así encontraron que en el **rango de concentración de 10 a 1000 nM, el medicamento Nafamostat suprimió la fusión iniciada con proteína SARS-CoV-2 S utilizando células 293FT**

(derivadas de riñón fetal humano derivada de la línea celular Hek293T), que expresa ectópicamente ACE2 y TMPRSS2... Es importante destacar que los **lentivirus** producidos por estas células empaquetadoras 293FT, Hek293T pueden infectar a células de mamífero; sin embargo, <u>el virus no puede multiplicarse en la célula infectada para generar más virus,</u> puesto que la célula infectada carece de los genes pol, gag y env, que codifican las proteínas necesarias para que el virus se ensamble y sea infectivo[19].

Los científicos japoneses también compararon los efectos de Nafamostat y Camostat. Descubrieron que *<u>Nafamostat inhibía la fusión iniciada por la proteína SARS-CoV-2 S a una concentración inferior a la décima parte que la necesaria para Camostat.</u>*

Fundamentados en la explicación anterior, concluyeron que *<u>Nafamostat es el FÁRMACO MÁS EFECTIVO CONTRA LA FUSIÓN INICIADA POR LA PROTEÍNA SARS-COV-2 S, ENTRE LOS INHIBIDORES DE LA PROTEASA</u>* **utilizados en la práctica clínica y probados hasta ahora. Un dato a tener en cuenta es que el medicamento Nafamostat se administra por infusión intravenosa (Imagen 12). Los científicos especularon con que la concentración sanguínea de Nafamostat después de la administración** *<u>excedería la concentración necesaria</u>* **experimentalmente para inhibir la fusión de la membrana a través de la proteína S del SARS-CoV.**

Imagen 12. Infusión intravenosa de nafamostat

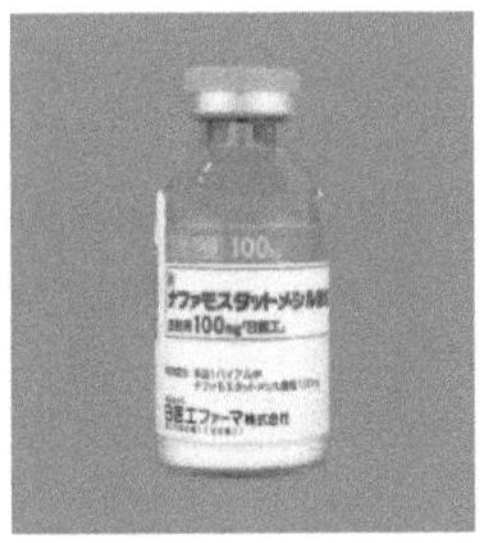

Fuente: Japan Health. info@trade-jp.net

Por lo tanto –detallan- se espera que **Nafamostat** evite que **el SARS-CoV-2** se introduzca en las células humanas. Por su parte, **Camostat es una droga oral**. Los niveles en sangre después de su administración pueden ser inferiores a **Nafamostat**[20].

El mesilato de camostat, **un fármaco aprobado en Japón para su uso en la inflamación del páncreas,** ***inhibe la proteasa celular TMPRSS2 necesaria para la entrada del virus SARS-CoV2.*** **Se ha comprobado que este compuesto bloquea la entrada del virus en las células pulmonares.**

El profesor Inoue hace hincapié en que, frente al COVID-19, ambos fármacos <u>**podrían usarse solos o en combinación con otros medicamentos antivirales** "**que están dirigidos a procesos separados necesarios para la producción de virus, como la replicación de ARN o el procesamiento de proteínas virales**"</u>[21].

Nafamostat, un medicamento ya **comercializado, es capaz de inhibir la entrada del coronavirus SARS-CoV-2. La ventaja de buscar entre medicamentos que ya se están usando para otras cosas es que todos ellos** ya **pasaron con éxito el largo período de ensayos clínicos tendientes a verificar que no tienen efectos secundarios demasiado peligrosos para los seres humanos. El ahorro de tiempo es vital en estos momentos** en los que **hay vidas humanas amenazadas por el coronavirus**[22].

- **REMDESIVIR**

Hoy, October 22, 2020 la Administración de Alimentos y Medicamentos de los EE. UU. (FDA, por sus siglas en inglés) aprobó el medicamento antiviral <u>**Veklury (remdesivir)**</u> **para su uso en pacientes adultos y pediátricos de 12 años o mayores y que pesen al menos 40 kilogramos (aproximadamente 88 libras) para el tratamiento del COVID-19** ***que requiera hospitalización***. **El medicamento, de Gilead Sciences Inc., con sede en California, llamado Veklury** **sólo debe administrarse en un hospital o en un entorno de atención médica capaz de brindar atención intensiva comparable a la atención**

hospitalaria para pacientes hospitalizados. *Veklury es el primer tratamiento para el COVID-19 en recibir la aprobación de la FDA*[23].

La aprobación de Veklury fue respaldada por el análisis de datos de la agencia de tres ensayos clínicos controlados aleatorizados que incluyeron pacientes hospitalizados con COVID-19 de leve a grave:

El ensayo examinó a 1,062 sujetos hospitalizados con COVID-19 leve, moderado y grave que recibieron Veklury (n= 541) o placebo (n= 521), más atención estándar. *La recuperación se definió como alta hospitalaria u hospitalizado, pero sin requerir oxígeno suplementario y ya no requerir atención médica continua. El tiempo promedio de recuperación del COVID-19 fue de 10 días para el grupo de Veklury* en comparación con 15 días para el grupo del placebo, una diferencia estadísticamente significativa. En general, las probabilidades de mejoría clínica en el día 15 también fueron estadísticamente significativamente más altas en el grupo de Veklury en comparación con el grupo de placebo. Veklury redujo el tiempo de recuperación de 15 a 10 días en promedio en un estudio en gran escala dirigido por los Institutos Nacionales de Salud[24].

Se requieren ciertas pruebas renales y hepáticas antes de comenzar el tratamiento. Y la etiqueta advierte que no se debe utilizar en conjunto con el fármaco contra el paludismo hidroxicloroquina, porque eso puede reducir su efectividad…. Información importante sobre el uso aprobado de Veklury para tratar el COVID-19 está disponible en la información de prescripción del medicamento que incluye instrucciones de dosificación, posibles efectos secundarios e interacciones con otras medicamentosas.

Remdesivir fue probado en un estudio patrocinado por el Instituto Nacional de Alergias y Enfermedades Infecciosas de EE.UU. que involucró a 1.048 voluntarios hospitalizados con covid-19.

Entre febrero y mayo del año pasado (2020), 532 participantes de la investigación recibieron dosis del medicamento durante 10 días.

A los otros 516 se les suministró un placebo, que es una sustancia sin efecto terapéutico.

Al observar cómo les fue a los dos grupos, los científicos notaron que los que fueron tratados se recuperaron después de un promedio de 10 días.

En el grupo que recibió el placebo, este período se extendió a 15 días.

Estos datos fueron publicados el 5 de noviembre en la revista científica *The New England Journal of Medicine.*

Remdesivir (RDV) es un análogo de nucleótido y el profármaco de un nucleósido de adenosina C que se incorpora a las cadenas de ARN virales hijas, lo que conlleva a una finalización prematura de la síntesis de ARN. Los experimentos *in vitro* han demostrado que remdesivir tiene una amplia actividad anti-CoV *al inhibir la ARN polimerasa dependiente de ARN* en cultivos de células epiteliales de las vías respiratorias, incluso a concentraciones submicromolares (Sheahan 2017). Esta inhibición de la ARN polimerasa también se aplica al SARS-CoV-2 (Wang 2020).

"Ahora tenemos suficiente conocimiento y un creciente grupo de herramientas para ayudar a combatir el COVID-19", dijo el doctor Merdad Parsey, *principal funcionario médico de Gilead, en una declaración.* EEUU cobra 2.340 dólares por un tratamiento típico para personas cubiertas por programas gubernamentales de seguro médico en Estados Unidos y otros países desarrollados y 3.120 para pacientes con seguro privado[25]. La compañía Gilead asegura que ha gastado mil millones de dólares en el desarrollo y fabricación del medicamento (Esquema 49).

Tanto la Comisión Federal para la Protección Contra Riesgos Sanitarios de México (COFEPRIS), como la Agencia Nacional de Vigilancia Sanitaria de Brasil (ANVISA), anunciaron la autorización este viernes 13 de marzo de 2021.. Su uso estará restringido a los hospitales, para que los pacientes sean debidamente monitoreados.

Aunque el fármaco ya está aprobado en más de 50 países (incluyendo EE.UU., Canadá, Japón y la Unión Europea), su uso fue desaconsejado por la Organización Mundial de la Salud (OMS) en noviembre de 2020. Ya que no *reduce la mortalidad en los casos más graves* de pacientes hospitalizados por Covid-19 *o disminuya la necesidad de ventilación mecánica de forma significativa*.

Entrevistada por El Heraldo Radio, **la profesora e Investigadora de Microbiología, Laurie Ann Ximénez-Fyvie**, explicó que un tratamiento de seis dosis para pacientes **con COVID-19** puede costar alrededor de 54 mil pesos. Sin embargo, expuso que resulta útil **para salvar vidas porque reduce los riesgos de severidad de la enfermedad** y el tiempo de recuperación cuando se emplea en la terapia temprana de COVID-19.

Esquema 49. Remdesivir y otros fármacos

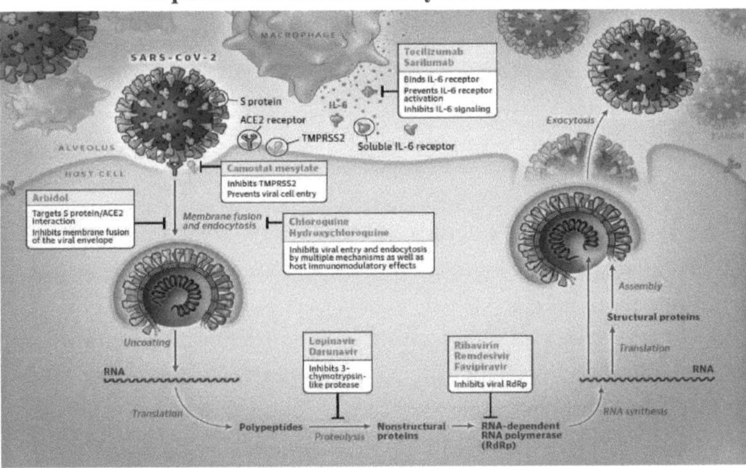

Fuente: Pharmacologic Treatments for Coronavirus Disease 20197(COVID-19)

- **BAMLANIVIMAB- CASIRIVIMAB E IMDEVIMAB**

El bamlanivimab, de Eli Lilly, es un anticuerpo monoclonal que recibió la autorización de uso de emergencia el 9 de noviembre para el tratamiento de *casos leves a moderados de COVID-19 en pacientes que no están*

hospitalizados pero que presentan un alto riesgo de contraer una enfermedad grave, incluso las personas de 65 años o más y las que tienen enfermedades crónicas. Los primeros estudios clínicos revelaron que el bamlanivimab es eficaz para disminuir la cantidad de hospitalizaciones y visitas a la sala de emergencias a raíz de la COVID-19 en este grupo de personas.

Los anticuerpos monoclonales, como el bamlanivimab, son proteínas elaboradas en laboratorios con el fin de imitar la respuesta del sistema inmunitario ante una infección, en este caso, impedir que el coronavirus se adhiera e ingrese a las células. El bamlanivimab no está aprobado para el tratamiento de pacientes hospitalizados ni de quienes necesitan oxígeno.

Casirivimab e imdevimab

Otro tratamiento con anticuerpos, el cóctel de anticuerpos monoclonales de Regeneron (una combinación de los anticuerpos monoclonales casirivimab e imdevimab), recibió la autorización para uso de emergencia el 21 de noviembre para el tratamiento de la COVID-19 leve a moderada en los pacientes que tienen un alto riesgo de enfermar de gravedad, incluidas las personas de 65 años o más y las que padecen enfermedades crónicas.

En un estudio clínico con pacientes de COVID-19 se demostró que cuando estos dos fármacos se administran juntos, se reducen las hospitalizaciones y las visitas a la sala de emergencias a causa de la COVID-19. El casirivimab y el imdevimab no están aprobados para el tratamiento de pacientes hospitalizados ni de quienes necesitan oxígeno. Sarah Elizabeth Adler, AARP, 15 de diciembre de 2020.

- **UMIFENOVIR (ARBIDOL)**

El fármaco arbidol o umifenovir, es un potente antiviral de amplio espectro aprobado como inhibidor de la fusión de membranas en Rusia y China para la profilaxis y el tratamiento de la gripe. Las directrices chinas lo recomiendan para COVID-19. Según un comunicado de prensa china, puede inhibir la replicación de SARS-CoV-2 en bajas concentraciones de 10-30 µM [26].

El arbidol o umifenovir antiviral con actividad demostrada contra varios virus[27]. En 2008, arbidol mostró tener un efecto antiviral directo en la replicación viral temprana en cultivos celulares para el SARS-CoV[28]. Sin embargo, su mecanismo antiviral contra CoV sigue sin estar claro, pero se ha sugerido que afecta la proteína S del virus. En un estudio de cohorte, retrospectivo, del año 2020, de la combinación oral arbidol y Lov/r, Deng y cols., encontraron un mayor porcentaje de pacientes con prueba negativa de coronavirus (75%), en comparación con quienes recibieron terapia sólo con Lov/r, grupo que arrojó un menor porcentaje de pruebas negativas (35%) para SARS-CoV[29].

En otro estudio de abril de 2020, Chen y cols., realizaron un ensayo prospectivo, aleatorizado, controlado, abierto y multicéntrico, en 240 pacientes adultos con COVID-19. Los pacientes fueron asignados en una proporción 1: 1 para recibir terapia convencional más arbidol (62% de recuperación) o favipiravir (71% de recuperación) durante 10 días, con tasas de recuperación clínicas similares al séptimo día[30].

Zhu y cols., (2020) evaluaron los efectos antivirales y la seguridad de Lov/r y arbidol en 50 pacientes con COVID-19. dividiéndoles en dos ramas: grupo Lov/r (34 casos) y grupo arbidol (16 casos). Los pacientes en el grupo de arbidol tuvieron una prueba de ARN positiva de menor duración en comparación con los del grupo Lov/r. Con estos datos, los autores concluyeron que la monoterapia con arbidol puede ser más efectiva que la de Lov/r en el tratamiento de COVID-19[31].

Las guías de prevención y tratamiento para COVID-19 en países como China e Italia, recomiendan el uso de arbidol por vía oral a una dosis de 200 mg para adultos, 3 veces/día, con duración del tratamiento no mayor a 10 días. Cabe mencionar que aún se necesitan estudios aleatorizados y prospectivos de mayor magnitud para sustentar el beneficio potencial de arbidol y, acorde a lo anterior, en la actualidad varios de estos ensayos clínicos están en curso[32]. (Tabla 23).

Tabla 23. Fármacos potenciales para el tratamiento del covid-19

Tipo de Fármacos	efecto Mecanismo bioquímico	Fundamento de su potencial contra el SARS-CoV-2	Ref.
Reguladores de respuesta inmune			
Anticuerpos monoclonales	Inmunización pasiva neutralizante	Experiencias clínicas con SARS y MERS	9
Tocilizumab	Bloqueo de receptores de IL-6	Estudio clínico retrospectivo (*n= 20)	11
		Estudio series de casos (n =15)	17
Interferón I	Fosforilación de los transductores de señal y los activadores de la transcripción STAT1 y expresión de ISG	Ensayo *in vitro* (células Vero E6)	22
		Serie de casos retrospectivos (n=51)	24
		Estudio clínico de casos (n = 89)	25
Modificadores del medio intracelular			
Cloroquina/hidroxicloroquina	Aumento de pH del endosoma de SARS-CoV-2	Ensayos *in vitro* (células Vero E6)	33-35
		Ensayo clínico (n = 100)	38
		Ensayo clínico no aleatorio (n= 36)	36
		Ensayo clínico piloto prospectivo (n = 30)	39

Tipo de Fármacos	efecto Mecanismo bioquímico	Fundamento de su potencial contra el SARS-CoV-2	Ref.
		Estudio doble ciego aleatorio (n = 440)	42
Arbidol	Bloqueo de fusión viral por alteración de la proteína S *(Spike)* del SARS-CoV-2	Estudio de cohorte retrospectivo (n = 33)	46
		Estudio prospectivo aleatorio (n = 240)	47
		Estudio clínico retrospectivo (n = 50)	48
Inhibidores de ARN polimerasa viral			
Remdesivir	Análogo de nucleótido que Inhibe la ARN polimerasa viral	Estudio *in vitro* (células vero E6)	33, 57
		Reporte de caso (n = 1)	54, 56
		Cohorte de casos clínicos (n = 61)	55
Ribavirina	Análogo de nucleósido que Inhibe la ARN polimerasa viral e inhibe la inosina monofosfato deshidrogenasa	Experiencias clínicas con SARS y MERS	64
Inhibidores de proteasas			
Lopinavir/ritonavir	Inhibición de proteasa tipo 3C de variantes de CoV y modulación de la apoptosis en las células humanas	Estudio reportes de caso (n = 1 o 2)	70-72,
		Estudio reporte de caso (n = 5)	74, 75
		Estudio casos clínicos (n = 47)	76
		Serie de casos retrospectivos (n=51)	73

Tipo de Fármacos	efecto Mecanismo bioquímico	Fundamento de su potencial contra el SARS-CoV-2	Ref.
		Estudio clínico de casos (n = 89)	24
		Ensayo aleatorizado, controlado (n = 199)	25
			77
Teicoplanina	Inhibición de actividad de la catepsina L	Estudios *in vitro* (líneas celular HEK293T, A549 y Huh7)	81

*n = número de pacientes del estudio

Fuente: Rev. chil. infectol. vol.37 no.3 Santiago jun. 2020

- **TOCILIZUMAB**

El fármaco tocilizumab (TCZ) es un <u>anticuerpo monoclonal humanizado recombinante, aprobado por la FDA para el tratamiento de artritis reumatoide</u>. Este anticuerpo se une específicamente a los receptores de interleucina-6 (IL-6R), bloqueando así la señalización de IL-6 y su respuesta inflamatoria[31]. En febrero de 2020, se usó TCZ (400 mg por vía intravenosa) para el tratamiento de 20 pacientes con diagnóstico de COVID-19 grave, lo que significó una mejoría clínica efectiva de 19 pacientes del grupo mencionado[33].

También se han reportado algunos casos individuales donde se usó TCZ en pacientes con _neumonía grave a moderada por Covid-19 con diferentes co-morbilidades;_ mostrando mejoría clínica en la intervención[34,35]. En otro estudio, también publicado en abril de 2020, se incluyeron 15 pacientes con COVID–19 y aunque el tratamiento con TCZ logró disminuir los valores de proteína C reactiva (PCR) en todos los pacientes rápidamente, la respuesta del tratamiento estuvo relacionada con el grado de severidad de

la enfermeda[36]. Otros tres casos se reportaron en Italia, en abril de 2020, con uso de TCZ y con mejoría clínica. <u>Las guías italianas apoyan el uso de TCZ (dosis de 8 mg/ kg, con una segunda dosis 12 h después de la primera y una posible tercera dosis después de 24-36 h más, según la respuesta clínica</u>[37.]

Toda esta evidencia científica sugiere que la vía de IL-6 desempeña un papel clave en la respuesta inmune inflamatoria sobre los alvéolos pulmonares en pacientes afectados por COVID-19. De hecho, esta respuesta inmune produce daño al parénquima pulmonar, lo que reduce significativamente la función respiratoria[38]. Dados los resultados clínicos logrados, actualmente hay varios estudios clínicos en curso para evaluar la eficacia y seguridad de este fármaco, solo o en combinación.

- **TEMAZCAL**

Dentro del Temazcal, la humedad es del 100%. La temperatura del cuerpo puede llegar a 40 °C. A esta temperatura, el cuerpo se deshidrata rápidamente; por eso se recomienda que una persona dure a lo máximo 25 minutos por sesión dentro de la casa de vapor, tiempo completamente inofensivo al cuerpo, y sumamente benéfico...............En una sesión de 15 minutos, el cuerpo expulsa hasta un litro de sudor.

Efectos

En el cuerpo: Como el calor dilata los poros de la piel, se absorben eficientemente las propiedades benéficas de las hierbas. Cada una tiene su aporte específico: En su conjunto, el vapor de hierbas desintoxica el cuerpo. Además, *al transpirar intensamente se limpia el <u>sistema linfático</u> y <u>sanguíneo</u>, <u>las vías respiratorias</u> y la piel.* El sistema fisiológico e inmunológico se revitaliza, por lo que sirve como prevención para la hipertensión, el reumatismo, los problemas de próstata, digestivos, circulatorios, bronquiales y glandulares, además del estrés[39].

- **AVIFAVIR (FAVIPIRAVIR)**

El Avifavir es un medicamento ruso para tratar el COVID-19 en Latinoamérica, que <u>se basa en el fármaco</u> de denominación internacional Favipiravir (Imagen 11), <u>aprobado a finales de mayo de este año por el Ministerio de Salud ruso para tratar a pacientes con coronavirus</u>. y con ello, se une a la dexametasona, la famotidina y el remdesivir en el camino para paliar la pandemia causada por el SARS-COV-2.

<u>El medicamento de origen ruso fue desarrollado por el Fondo de Inversión Directa de Rusia (RFPI) y el grupo farmacéutico ChemRar.</u>
<u>El Avifavir Será presentado a través de videoconferencia</u> el próximo 10 de julio. El encuentro fue organizado entre la **Embajada de Rusia en Guatemala**, en su calidad de miembro observador del Parlamento Centroamericano; y el Fondo de Inversión Directa de Rusia (RFPI, por sus siglas en ruso), de acuerdo con la agencia de noticias de **Rusia, Sputnik. La agencia a cargo del** gobierno de la Federación de Rusia también señala que "los representantes de todos los parlamentos supranacionales de la región, las agencias y los comités especializados fueron invitados a participar en la conferencia", y afirma que hasta el momento 800 personas se han inscrito en el evento[40]

Por su parte, el Parlamento Centroamericano informó también que el Ministerio de Industria y Comercio de Rusia "ya ha recibido solicitudes de suministro de Avifavir por parte de *países de Europa, Latinoamérica y el sureste de Asia"*. Y dijo que la presentación del Avifavir se llevará a cabo como parte de un convenio de cooperación entre al Parlamento Centroamericano y **Rusia**, en el marco de los esfuerzos internacionales por combatir la pandemia de COVID-19 en Latinoamérica. Si bien esta es la exposición del fármaco en la región, el personal de la embajada refirió a **RIA Novosti** que estiman poder iniciar negociaciones para distribuirlo en Latinoamérica y el Caribe.

Avifavir, durante los primeros ensayos clínicos, en los primeros 4 días *de tratamiento, el 65% de los 40 pacientes que tomaron Avifavir dieron negativo al covid-19* y para el décimo día, el *número de pacientes que dieron negativo aumentó al 90%*[41].

***Areplivir es el nombre comercial del medicamento, y a nivel internacional es conocido como** Favipiravir (Imagen 13).

Avifavir empezó a ser suministrado a los pacientes de covid-19 en Rusia el 11 de junio. El favipiravir actúa inhibiendo una enzima que es clave para que el virus se replique en las células[42].

Imagen 13. Favipiravir

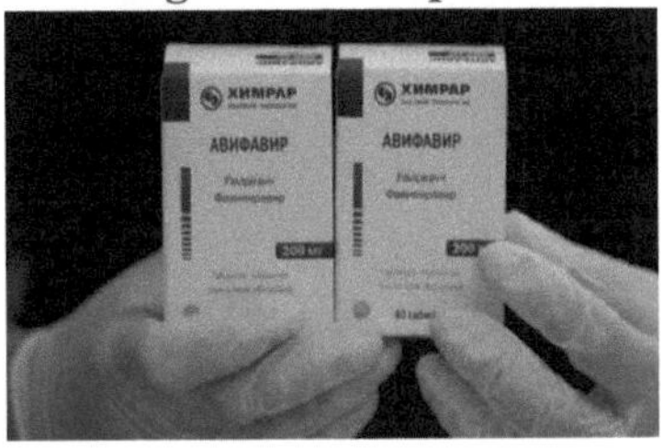

Fuente: @RTCreatividad

- **EL ANTICUERPO CR3022**

Fue aislado en un paciente con SARS convaleciente. Se publica en *Sáciense* **la estructura cristalina del complejo CR3022/SARS-CoV-2 RBD. La actividad antigénica de CR3022 contra el nuevo coronavirus, como terapia potencial contra COVID-19, ya se publicó a principios de año**[43]. **El nuevo artículo muestra los detalles de la unión entre este anticuerpo y el dominio de unión al receptor del coronavirus (Fig 81).**

Fig 81. Estructura cristalina de CR3022 en complejo con sars-cov-2 RBD

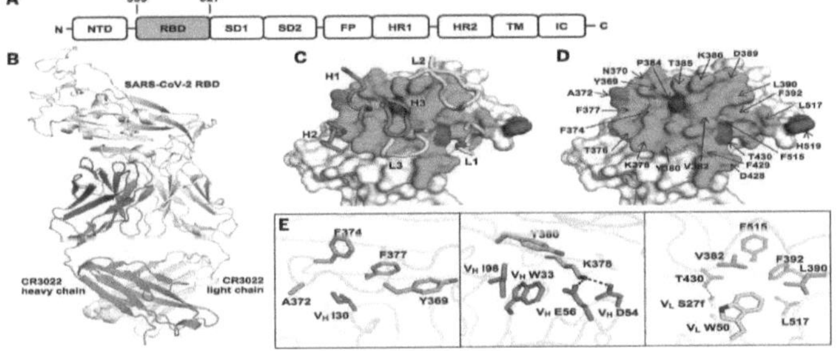

Fuente: Meng Yuan[1],[*], Nicholas C. Wu[1],[*], Xueyong Zhu[1], Chang-Chun D. Lee[1], Ray T. Y. So[2], Huibin Lv[2], Chris K. P. Mok[2], 2020

Topología general de la glicoproteína de pico de SARS-CoV-2…. NTD, dominio N-terminal; RBD, dominio de unión al receptor; SD1, subdominio 1; SD2, subdominio 2; FP, péptido de fusión; HR1, repetición 1 de heptada; HR2, repetición 2 de heptada; rTM, región transmembrana; IC, dominio intracelular; N, N terminal; C, C terminal.

B)   Estructura de CR3022 Fab en complejo con SARS-CoV-2 RBD. La cadena pesada CR3022 es naranja, la cadena ligera CR3022 es amarilla y SARS-CoV-2 RBD es de color gris claro.

C y D) Se muestran los residuos de epítopos en SARS-CoV-2. Los bucles CDR están etiquetados. Los residuos de epítopos (El epítopo, o determinante antigénico, corresponde a la parte específica del antígeno que es reconocida por el parátopo. El parátopo designa la zona del anticuerpo cuya función es reconocer el antígeno) que se conservan entre SARS-CoV-2 y SARS-CoV se muestran en turquesa, y los que no se conservan se muestran en verde.

Los residuos de epítopos que son importantes para la unión a CR3022 están etiquetados. Los residuos de epítopos se definen aquí como residuos en RBD SARS-CoV-2 con superficie enterrada > 0 a 2 después de la unión Fab CR3022, según se calcula con Proteínas, Interfaces, Estructuras y Ensambles (PISA). Las abreviaturas de una sola letra para los residuos de aminoácidos son las siguientes: A, Ala; D, Asp; E, Glu; F, Phe; H, el suyo; Yo, Ile; K, Lys; L, Leu; M, Met; N, Asn; P, Pro; S, Ser; T, Thr; V, Val; W, Trp; y Y, Tyr.

(E) Se destacan varias interacciones clave entre CR3022 y SARS-CoV-2 RBD. La cadena pesada CR3022 es naranja, la cadena ligera CR3022 es amarilla y el SARS-CoV-2 RBD es turquesa. Los enlaces de hidrógeno están representados por líneas discontinuas[44].

- **INMUNOGLOBULINA HIPERINMUNE CONTRA EL SARS-COV-2**

El grupo de hemoderivados Grifols comunicó el martes que el desarrollo de una inmunoglobulina hiperinmune contra el **SARS-CoV-2, el patógeno que produce la enfermedad conocida como COVID-19,** podría estar disponible a mediados de julio[45].

En colaboración con **reguladores estadounidenses** entre los que destaca la **Food and Drug Administration (FDA), la compañía catalana** lleva desde el mes pasado recolectando plasma de pacientes recuperados para producir inmunoglobulinas hiperinmunes y **también desarrollando los** estudios necesarios para determinar la eficacia de esta terapia contra el **COVID-19.**

El grupo también **trabaja en paralelo** con autoridades sanitarias de **España** y **Alemania** para poner en marcha diversos estudios clínicos que permitan la utilización de plasma convaleciente inactivado *como potencial tratamiento* de la COVID-19[46].

- **LAS PROTEASAS**

SHANGHAI, 10 abr (Xinhua) -- Investigadores chinos en equipo determinaron la estructura cristalina de la proteasa **del virus del SARS** y descubrieron **inhibidores contra los coronavirus. Entre los compuestos que** se muestran prometedores se incluyen el **Disulfiram, Carmofur, Ebselen, Shikonin, Tideglusib y PX-12. Ebselen y N3**[47].

- **APLICACIONES BIOQUÍMICAS DE LAS NUCLEASAS.**

Aplicaciones terapéuticas

Las nucleasas son enzimas hidrolasa del tipo esterasa que degradan ácidos nucleicos al catalizar la ruptura de los enlaces fosfodiéster de la cadena polinucleotídica de los ácidos nucleicos. como por ejemplo los que se establecen en los ácidos nucleicos entre la pentosa de un nucleótido y el grupo fosfato de otro. Su acción regula la concentración dentro de las células del AMP cíclico y del GMP cíclico[48].

Las nucleasas se pueden emplear en el tratamiento de enfermedades producidas por virus, hongos, bacterias y algunos tipos de cáncer. Si el grupo catalítico está unido a un oligonucleótido anti sentido pueden producir la rotura del ARNm lo cual impide la síntesis de la proteína codificada por el gen respectivo[49].

Están descriptas 5 isoenzimas. En la actualidad hay fármacos usados como inhibidores de las fosfodiesterasas (cafeína, aminofilina, sildenafilo, etc.). Se clasifican según el tipo de ácido nucleico y el tipo de enlace que hidrolizan[50].

Las enzimas de restricción son endonucleasas que reconocen, con una alta especificidad, una secuencia, normalmente palindrómica corta (4-8 pb) de ADN de doble hebra, produciendo la rotura hidrolítica de cada hebra en secuencias concretas del ADN denominados sitios de restricción.

Tipos
Ribonucleasas: específicas del ARN, por lo que también se llaman ARNasas o RNasas.

Desoxirribonucleasas: específicas del ADN, por lo que también se llaman ADNasas o DNasa.

Exonucleasas: escinden el último nucleótido del extremo 5' o 3' de un polinucleótido. Pueden degradar por completo un ácido nucleico lineal.

Endonucleasas: cortan los enlaces fosfodiéster situados en el interior de los polinucleótidos. Estos enzimas no requieren un extremo libre, por lo que pueden cortar ácidos nucleicos circulares. Algunas endonucleasas, como la ADNasa I y la ADNasa II, son poco específicas por lo que se refiere a la secuencia de nucleótidos que hidrolizan.

Endonucleasas de restricción: son endonucleasas que reconocen y cortan secuencias de nucleótidos muy específicas; este tipo de enzima se utiliza mucho en las técnicas de ADN recombinante.

Meganucleasas: **son altamente específicas. Modifican las proteínas y son capaces de arreglar la mutación que este perjudicándola y provocando una determinada enfermedad.** No debemos confundirlas con los llamados "dedos de zinc" nucleasas que cortan al material genético[50,51,52].

Además de ir a contrarreloj para crear una vacuna, hay **investigadores trabajando** en el desarrollo de tratamientos **para los pacientes con covid-19. Por ejemplo, Sanz y Larrinaga** publicaron un artículo **en el sitio de divulgación** *The Conversation* **donde mencionan "otro tipo de tratamiento que podría ser útil en pacientes covid para evitar llegar a la etapa más crítica de la enfermedad", dicen a BBC Mundo.**

Se trata de administrar a los pacientes la proteína a la que se une el virus para poder penetrar en la célula. La proteína administrada va disuelta en el plasma y, si el virus se une a esta en vez de a la que se encuentra en las células, entonces no invade más tejidos y prevenimos la gravedad de la enfermedad", explican[53,54].

CITAS EN EL TEXTO

1.   **Noticias ONU.2020.** La OMS celebra el hallazgo del primer tratamiento para pacientes graves de COVID-19. 17 junio 2020
2.   **Gobierno de México. IMSS.2020.** Fuente: Comunicación Social. 10/05/2020 - 15:49
3.   **Investigación y Desarrollo (ID).2020.** El tratamiento con plasma sanguíneo de pacientes curados de covid-19 que busca salvar vidas 3 abril, 2020. INVDES, COM.MX
4.   **Carlos Serrano.2020.** BBC News Mundo. 2 abril 2020. @carliserrano
5.   **Ámbito. 2020.** Coronavirus: por primera vez, aplican plasma a un paciente en diálisis.14 agosto 2020
6.   **Instituto de Evaluación de Tecnologías en Salud e Investigación** IETSI. EsSalud. REPORTE BREVE N° 06 versión 2. 2020. USO DE INTERFERON PARA EL TRATAMIENTO DE PACIENTES CON COVID-19. Ultima actualización: 26 de marzo de 2020
7.   **National Health Commission & Stare Administration of Traditional Chinese Medicine.** Guidelines for the Prevention, Diagnosis, and Treatment of Novel Coronavirus-induced Pneumonia. 6ta edición. Artículo en chino
8.   Ignacio J. Molina Pineda de las Infantas. 2020.Catedrático de Inmunología, Centro de Investigación Biomédica, Universidad de Granada. May 10, 2020 3.58pm EDT
9.   **Tanaka N, Sato M, Lamphier MS, Nozawa H, Oda E, Noguchi S, et al**. 1998. Type 1 interferons are essential mediatorsof apoptotic death in virally infected cells. Genes Cells 1998;329-37
10.   **Foster GR.** 1997.Interferons in host defense. Semin Liver Dis 1997; 17:287-95

11.   Universidad de Granada.2020. provides funding as a member of The Conversation ES. Academic rigor, journalistic flair. May 10, 2020 3.58pm EDT

12.   **Kate Kelland.** 2020. Un triple antiviral muestra resultados prometedores en pruebas preliminares contra la COVID-19. 9 MAI 20205:06

13.   **Graham B.S., Mascola J.R., Fauci A.S.**2018. Novel vaccine technologies essential components of an adequate response to emerging viral diseases. JAMA. 2018; 319:1431–1432

14.   **RTVE.es/AGENCIAS.**2020.Coronavirus-Remdesivir, lopinavir, ritonavir y cloroquina: los fármacos que ya han demostrado su efectividad contra el coronavirus. 02.03.2020 | 18:20 horas

15.   **Raghu Chivukula, MD, PhD.**2020. Uso de la cloroquina para tratar el COVID-19 Preguntas y respuestas.Massachusetts General Hospital. mar | 27 | 2020

16.   Organización Mundial de la Salud (OMS). **2020.Preguntas y respuestas sobre la hidroxicloroquina y la COVID-19.19 de junio de 2020**

17.   **JOSÉ M. FERNÁNDEZ-RÚA.** 2020. Japón inicia ensayo clínico con dos fármacos conocidos para prevenir COVID-19. Biotech Magazine. abril 1, 2020

18.   **Benedette Cuffari, M.Sc.Reviewed by Emily Henderson, B.Sc.**2020. ¿Cuáles son proteasas de Furin? News-Medical.net - An AZoNetwork *S*ite. © 2000-2020

19.   **Juan Carlos Lacal Sanjuán.** Profesor de Investigación (CSIC). Centro Nacional de Biotecnología (CNB) Consejo Superior de Investigaciones Científicas (CSIC) Campus Universidad Autónoma. Cantoblanco 28049-Madrid. 7/03/01

20.   **JOSÉ M. FERNÁNDEZ-RÚA.**2020.Japón inicia ensayo clínico con dos fármacos conocidos para prevenir COVID-19. Biotech Magazine & News. abril 1, 2020

21.   **info@biotechmagazineandnews.com**. 2020

22.   **Noticias de la Ciencia y la Tecnología (NCYT).** 2020. Mesilato de nafamostat, posible fármaco contra el coronavirus de la pandemia. Actualizado sábado, 14 de noviembre de 2020 a las 21:07:39

23.   **Administración de Alimentos y Medicamentos de los EE. UU. (FDA).** 2020. La FDA aprueba el primer tratamiento para el COVID-19. October 22, 2020

24.   **Gilead Sciences**.2020. We announced the price today for our investigational antiviral for the treatment of COVID-19. We believe our unique approach will provide broad and equitable access. Read more from our Chairman & CEO: https://t.co/rrEbrDxrLk. pic.twitter.com/9ElSExqSU3. (@GileadSciences) June 29, 202

25.   **Christian Hoffmann.2020.***Traducción: Anisha Gualani Gualani, Jesús García-Rosales Delgado.* Covid Reference © 2020

26.   **Lian N, Xie H, Lin S, Huang J, Zhaz J et al**.2020. Umifenovir treatment is not associated with improved outcomes in patients with coronavirus disease 2019: a retrospective study. Clinical Microbiology and Infection [Internet]. 2020 (cited 2020 May 6); 26(7): 917-921. Available from: https://www. ncbi.nlm.nih.gov/pmc/articles/PMC7182750/pdf/main.pdf

27.   **Boriskin Y S, Leneva I A, Pecheur E I, Polyak SJ,** 2008. Arbidol: A broad-spectrum antiviral compound that blocks viral fusion. Curr Med Chem 2008; 15 (10): 997-1005. http://dx.doi.org/10.2174/092986708784049658

28.   **Barnard DL, Kumaki Y.** 2011. Recent developments in anti-severe acute respiratory syndrome coronavirus chemotherapy. Future Virol. 2011; 6 (5): 615- https://doi.org/10.2217/fvl.11.3328

29.   **Deng L, Li C, Zeng Q, Liu X, Li X, Zhang H, et al**.2020. Arbidol combined with LPV/r versus LPV/r alone against corona virus disease 2019: A retrospective cohort study. J Infect 2020. March. https://doi.org/10.1016/j.jinf.2020.03.002

30.   **Chen C, Zhang Y, Huang J, Yin P, Cheng Z, Wu J, et al.** 2020.Favipiravir versus arbidol for COVID-19: A randomized clinical trial. medRxiv 2020. April 15. https://doi.org/10.1101/2020.03.17.20037432

31.   **Zhu Z, Lu Z, Xu T, Chen C, Yang G, Zha T, et al.** 2020. Arbidol monotherapy is superior to lopinavir/ritonavir in treating COVID-19. J Infect. 2020

April. https://doi.org/10.1016/j.jinf.2020.03.060

32. **Carlos Moneriz**[1] **Cristian Castro-Salguedo**[2] Fármacos prometedores y potenciales para el tratamiento de COVID-19.2020. [1]Grupo de Investigación Bioquímica y Enfermedad, Facultad de Medicina, Universidad de Cartagena. Cartagena, Colombia. [2]Grupo de Investigación Biomédicas-GIB, Universidad de San Buenaventura. Cartagena, Colombia. Revista chilena de infectología. *versión impresa* ISSN 0716-1018. Rev. chil. infectol. vol.37 no.3 Santiago jun. 2020.http://dx.doi.org/10.4067/s0716-10182020000300205

33. **Zhang W, Zhao Y, Zhang F, Wang Q, Li T, Liu Z, et al**. 2020. The use of anti-inflammatory drugs in the treatment of people with severe coronavirus disease 2019 (COVID-19): The perspectives of clinical immunologists from China. Clin Immunol 2020; 214: 108393. https://doi.org/10.1016/j.clim.2020.108393

34. **Xu X, Han M, Li T, Sun W, Wang D, Fu B, et al**. 2020. Effective treatment of severe COVID-19 patients with tocilizumab. PNAS latest articles 2020. https://doi.org/10.1073/pnas.2005615117

35. **Fontana F, Alfano G, Mori G, Amurri A, Lorenzo T, Ballestri M, et al**. 2020. COVID-19 pneumonia in a kidney transplant recipient successfully treated with tocilizumab and hydroxychloroquine. Am J Transplant 2020. April 23. https://doi.org/10.1111/ajt.15935

36. **Mihai C, Dobrota R, Schröder M, Garaiman A, Jordan S, Becker M O, et al**. 2020. COVID-19 in a patient with systemic sclerosis treated with tocilizumab for SSc-ILD. Ann Rheum Dis 2020; 79 (5): 668-9. https://doi.org/10.1136/annrheumdis-2020-217442

37. **Luo P, Liu Y, Qiu L, Liu X, Liu D, Li J**. 2020. Tocilizumab treatment in COVID-19: A single center experience. J Med Virol 2020; March: 1-5. https://doi.org/10.1002/jmv.25801

38. **Di Giambenedetto S, Ciccullo A, Borghetti A, Gambassi G, Landi F, Visconti E, et al.** 2020. Offlabel use of tocilizumab in patients with SARSCoV-2 infection. J Med Virol 2020. April 16. https://doi.org/10.1002/jmv.25897

39. **Zhang W, Zhao Y, Zhang F, Wang Q, Li T, Liu Z, et al**. 2020. The use of anti-inflammatory drugs in the treatment of people with severe coronavirus disease 2019 (COVID-19): The perspectives of clinical immunologists from China. Clin Immunol 2020; 214: 108393. https://doi.org/10.1016/j.clim.2020.108393

40. **Karla Valencia**.2020. En que consite el Temazcal?.En Blogger desde enero de 2019

41. **CIENCIA Y TECNOLOGÍA**. AMX Contenido S.A. de C.V. 2020. ¿Qué es el Avifavir, fármaco que Rusia presentará a Latam para COVID-19? .9 julio, 2020 por Redacción Uno TV

42. **pic.twitter.com/IwLfW4LmgF**— RTCreatividad (@RTCreatividad). 2020. **July 9, 2020**

43. **British Broadcasting Corporation (Corporación Británica de Radiodifusión). BBC** News Mundo. 2020. Coronavirus: las dudas sobre Avifavir, el fármaco que Rusia quiere comercializar en América Latina para combatir la covid-19.10 julio 2020

44. **Xiaolong Tian, Cheng Li, …, Tianlei Ying,** 2020. «Potent binding of 2019 novel coronavirus spike protein by a SARS coronavirus-specific human monoclonal antibody,» Emerging Microbes & Infections 9: 382-385 (17 Feb 2020), doi: https://doi.org/10.1080/22221751.2020.1729069

45. **Meng Yuan**[1,*]**, Nicholas C. Wu**[1,*]**, Xueyong Zhu**[1]**, Chang-Chun D. Lee**[1]**, Ray T. Y. So**[2]**, Huibin Lv**[2]**, Chris K. P. Mok**[2], 2020. A highly conserved cryptic epitope in the receptor binding domains of SARSCoV-2 and SARS-CoV. *Science 08* May 2020. Vol. 368, Issue 6491, pp. 630-633DOI: 10.1126/science. abb7269

46. **By Reuters Staff**. 2020. El tratamiento de Grifols para la COVID-19 podría estar listo en julio. 21 DE ABRIL DE 20205:47 AMUPDATED HACE 7 MESES

47. **Grupo Infobae**. 2020. Tratamiento de Grifols para la COVID-19 podría estar listo en julio. Buenos Ares, Argentina. 21 de abril de 2020

48. Spanish. xinhuanet. com. **2020. Científicos chinos determinan estructura de proteasa del nuevo coronavirus para acelerar Identificación de medicamentos. Martes 17/11/2020**

49. **http://www2.uah.es/alorente/invest/nucleasas/nucleasas.htm**

50.   http://es.wikipedia.org/wiki/Categor%C3%ADa:Nucleasas
51.   http://es.wikipedia.org/wiki/Fosfodiesterasa
52.   es.LinkFang.org.Fosfodiesterasa
53.   **Devlin, T. M.** 2004. *Bioquímica,* 4ª edición. Reverté, Barcelona. ISBN 84-291-7208-4
54.   **Ana Pais.**2020. Coronavirus: 7 avances científicos que se han logrado gracias a los (enormes) esfuerzos de investigación provocados por la pandemia. BBC News Mundo. 17 septiembre 2020. @_anapais

ENCUENTROS CERCANOS

*La sobrepoblación y la invasión de los hábitats naturales **en todo el mundo incrementan el riesgo de estos SALTOS ZOONÓTICOS**.* "Estamos invadiendo bosques, selvas y diversos lugares en donde viven animales con los que nunca hemos estado en contacto, es decir, ESTAMOS FAVORECIENDO EL CONTACTO CON VIRUS QUE HAN PERMANECIDO EN ESTOS SITIOS", señala la viróloga y explica que, por ejemplo, el zika es un virus que se había descubierto hace 30 años y tenía su ciclo en el bosque, **pero no fue hasta que empezaron a entrar más personas a este tipo de hábitat que saltó a los humanos y los infectó**[1].

Los murciélagos, acota, son animales que producen muchos serviciosecosistémicos pero pueden portar un gran número de virus, así que penetrar su hábitat tampoco es buena idea. "**Lo que estamos viendo ahora con el coronavirus** y con otras epidemias son **adaptaciones alarmantes**". Explica que los virus tienen genomas que son muy diversos y normalmente están cambiando. **De un solo virus se desprenden muchas poblaciones; están experimentando con su genoma porque se replican mucho. Es así que dentro de una población grandísima de virus puede resultar que hay uno que finalmente replicará mejor en un animal o una persona.**

Pocos conocen las características que hacen a este mamífero volador tan esencial para los ecosistemas: su rol en el *control de plagas* y en la *polinización de las plantas* (Imagen 15). **El biólogo ecuatoriano Santiago Burneo es uno de esos pocos que han dedicado más de 20 años a estudiarlos y los últimos nueve a impulsar estrategias para conservar a este animal que cuenta con 170 especies en Ecuador (Imagen 14). De estas, según la UICN,**

19 están **En Peligro, Peligro Crítico o son Vulnerables. Algunos creen que los murciélagos pueden transmitir el virus que causa la enfermedad COVID-19 con sus mordeduras, aunque el biólogo y miembro de la Fundación Mamíferos y Conservación, Diego Tirira,** asegura que *solamente tres especies **en el mundo se alimentan de sangre***[2].

Imagen 15. Murcielago

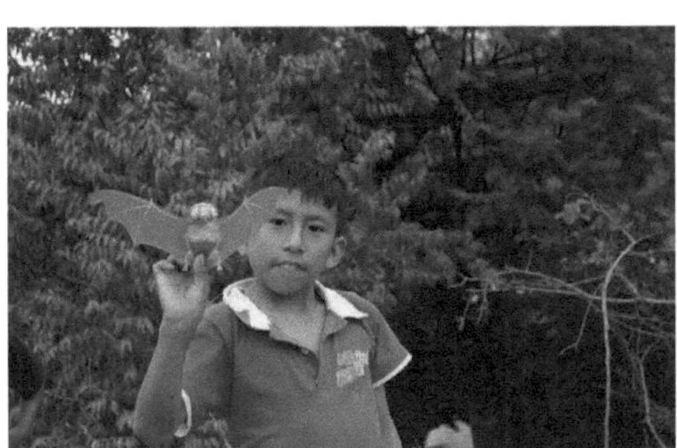

CITAS EN EL TEXTO
1.   **Susana Lopez Charretón.** 2020. Departamento de Genetica del Desarrollo y Fisiologia Molecular del Instituto de Biotecnologia de la UNAM
2.   **Ana Cristina Basantes.** 2020. Este artículo fue originalmente publicado en Mongabay Latam y lo republicamos con su autorización. 16 Abril, 2020

Especialistas de la OMS buscan respuestas sobre orígenes **del Covid-19.**

Un grupo de expertos integrado por especialistas de varios países arribaron a Wuhan este jueves 21 de enero del 2021 para investigar los orígenes de la pandemia en el lugar donde se detectó por primera vez el coronavirus, en medio de la incertidumbre sobre si Beijing (capital de China) tratará de ocultar información.
El equipo de 10 miembros fue aprobado por el gobierno del presidente Xi Jinping tras meses de disputas diplomáticas que provocaron una inusual queja pública del director de la agencia de Naciones Unidas.

Se trata de un grupo multidisciplinario integrado por expertos de **Estados Unidos, Australia, Rusia, Alemania, Japón, el Reino Unido, Países Bajos, Qatar** y **Vietnam**. El grupo está liderado por **Peter Ben Embarek**, el principal experto de la OMS en enfermedades animales que se transmiten a otras especies.

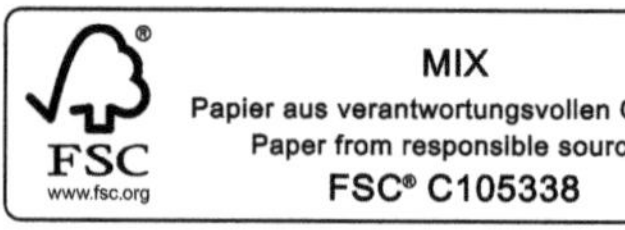

Printed by Books on Demand GmbH, Norderstedt / Germany